高职高专护理专业"十二五"规划教材

总主编 王维利

人际关系与沟通

RENJI GUANXI YU GOUTONG

主　编　陈　刚　王维利
副主编　胡　燕　陈　文
编　者　（以姓氏笔画为序）
　　　　马旭明（皖南医学院）
　　　　王维利（安徽医科大学）
　　　　尹仕果（巢湖职业技术学院）
　　　　刘　军（淮北职业技术学院）
　　　　陈　文（皖西卫生职业学院）
　　　　陈　刚（蚌埠医学院）
　　　　胡　燕（安徽医科大学）
　　　　高莉莉（阜阳职业技术学院）
　　　　黄中岩（蚌埠医学院）
　　　　戴　斌（黄山职业技术学院）

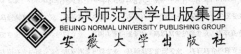

图书在版编目(CIP)数据

人际关系与沟通 / 陈刚,王维利主编. —合肥:安徽大学出版社,2011.8(2016.1重印)
ISBN 978-7-5664-0098-7

Ⅰ.①人… Ⅱ.①陈… ②王… Ⅲ.①人际关系学 Ⅳ.①C912.1

中国版本图书馆 CIP 数据核字(2011)第 076479 号

人际关系与沟通　　　陈　刚　王维利 主编

出版发行:	北京师范大学出版集团
	安　徽　大　学　出　版　社
	(安徽省合肥市肥西路 3 号 邮编 230039)
	www.bnupg.com.cn
	www.ahupress.com.cn
印　　刷:	合肥远东印务有限责任公司
经　　销:	全国新华书店
开　　本:	184mm×260mm
印　　张:	15.25
字　　数:	380 千字
版　　次:	2011 年 8 月第 1 版
印　　次:	2016 年 1 月第 6 次印刷
定　　价:	25.00 元

ISBN 978-7-5664-0098-7

策划统筹:李　梅　钟　蕾　　　　　　责任编辑:钟　蕾　崔兴道
装帧设计:李　军　　　　　　　　　　责任印制:赵明炎

版权所有　侵权必究

反盗版、侵权举报电话:0551—65106311
外埠邮购电话:0551—65107716
本书如有印装质量问题,请与印制管理部联系调换。
印制管理部电话:0551—65106311

编写说明

受安徽大学出版社之邀,安徽医科大学护理学院携手全省高校护理学院(系)、医学专科院校护理系的教师和部分医院临床高级护理人员,共同编写了这套护理学专科专业教材。编写这套教材的目的很明确:一是为安徽省护理专业的教材建设打下基础;二是为安徽省护理专业教师提供一个教学交流的平台;三是为安徽省护理学科"十二五"规划的完成与发展做出贡献。编写全程都做了精心的设计。本套教材的编写思路和要求如下:

● **态度知识技能并重** 学做人——是教育的基本要求,也是职业教育的重点;尊重他人与自己、认知社会与职业,提高学生的情商反映在教学的每一个环节;教师有责任以课堂教学为平台、以教材为媒介,帮助学生提高情商,帮助学生认知护理专业的职业价值;这在每册教材的每一章学习目标和内容中都有所体现。学知识——是学生的主要任务;能提高学生获取知识的积极性是优秀教材的特性之一;本套教材期望通过新颖活泼的编写方式来予以体现。学技能——是学生应用知识从事护理职业的关键。技能按其性质和表现特点,可区分为动(操)作技能和智力技能(如归纳、演绎、分析、写作之类)两种。护理专业学生的操作技能培养与教材中操作原则、流程的编写密切相关,而智力技能涉及教材内容编写的方方面面,我们强调在教材编写中,注意各种技能之间的相互影响,努力以学生已形成的技能来促进其新技能的形成,即技能正迁移;在教材内容编写中做到明确、准确、精确、有意义、有逻辑、有系统,前后呼应,融会贯通,避免学生已形成的技能阻碍了新技能的形成,即技能负迁移是本教材努力追求的。

● **编写体例新颖活泼** 学习和借鉴优秀教材特别是国外精品教材的写作思路、写作方法以及章节安排;摒弃传统护理专业教材中知识点表述按部就班、理论讲解抽象和枯燥无味的弊端;学习和借鉴优秀人文学科教材的写作模式,风格清新活泼。抓住学生的兴趣点,让教材为学生所用,便于学生自学,尤其是避免学生面对教材、面对专业课程产生畏难情绪。

● **注重人文知识与专业知识的结合** 教材中适当穿插一些有趣的历史和现实事例;注重教材的可读性,改变专业教材艰深古板的固有面貌,以利于学生在学习护理专业知识的同时,提高其人文素质素养,起到教书育人的作用。

● **以学生及职业特征为本** 现代教育观和职业教育规范要求我们教师在编写这套教材时,努力做到以学生为中心,以学生未来从事的护理职业特征为本,并且考虑到医疗卫生改革的现状和临床护理发展变化的趋势。在教材编写中多设置提问、回答等互动环节,为学生参与教学提供必要条件;教材发挥的作用是在学生听教师授课的同时,还要自己动手、动脑;强调锻炼学生的思维能力以及运用知识解决问题的能力。

● **与时俱进更新教材内容** 将最新的知识、吸收到教材中。教材中用到的示意图、实物图、实景图、流程图、表格、思考题等都要注重其前沿性,让学生开拓知识视野。

目前,我国护理学已由原来医学一级学科下设的二级学科增列为国家一级学科,这为我国护理专业的发展提供了很好的契机。在这套教材出版后,我们期望全体参加编写教师仍然能保持团队合作的精神,安徽医科大学护理学院愿意继续携手安徽省医学院校护理专业各学科教师,以校际学科教研组的形式开展学科学术研究和教学合作与交流,共同讨论使用本套教材时发现的问题与解决问题的方法,为这套教材再版做好准备。

王维利
2011 年于合肥

前 言

为贯彻落实安徽省教育"十二五"发展规划纲要，进一步推动我省护理教育事业健康快速地发展，培养社会需要的应用型护理人才，由安徽大学出版社和安徽医科大学护理学院共同组织省内护理教育专家编写了安徽省高职高专护理专业"十二五"规划教材，《人际关系与沟通》就是其中一本。

本书的作者在广泛查阅了国内外文献资料的基础上，吸收了人际关系与沟通的新理论、新知识和新经验。在内容的安排上，体现了从人际关系与沟通理论的学习到护理实践中沟通技能的应用，从一般性沟通到治疗性沟通的运用，并在实践的基础上首次提出"治疗性沟通系统"的概念和知识体系，有利于提升护生在护理工作中正确处理人际关系的能力，帮助护生建立一座通往事业成功的"桥梁"，实现护生的职业价值。

在编写过程中，紧扣国家护士执业资格考试大纲，力求做到适用性与科学性、先进性、启发性、创新性相结合，注重理论基础的构建，强调沟通技能的运用，在每章的开始通过案例进行导入，提出学习目标，每章的结尾都配有小结、练习题及案例分析等，帮助学生巩固和运用本章所学知识，对提高护生的人文素质修养、人际交往和沟通能力具有重要指导作用。本书可作为高职高专护理教育的教材，也可供各级护理人员学习参考。

本书有8个院校的护理教育者和专业教师参与编写，实现了集思广益、优势互补的写作原则，使教材更具科学性、代表性和适用性。在编写过程中得到了编者所在单位领导的大力支持，在此表示衷心的感谢！也因为有多个单位和作者参编，写作风格和学术水平不尽相同，书中难免有不足之处，敬请广大师生和读者批评、指正。

陈 刚

2011 年 6 月

目录

1 第一章 人际关系概论

第一节 人际关系概述 ………………………………………………… 2
一、人际关系的内涵 ………………………………………………… 2
二、人际关系的特点 ………………………………………………… 4
三、人际关系的类型 ………………………………………………… 5
四、护理人际关系 …………………………………………………… 7

第二节 人际关系的功能 ……………………………………………… 8
一、人际关系功能的概念 …………………………………………… 8
二、人际关系的主要功能 …………………………………………… 9

第三节 协调人际关系的基本原则 …………………………………… 12
一、平等尊重原则 …………………………………………………… 12
二、诚实信用原则 …………………………………………………… 12
三、理解宽容原则 …………………………………………………… 14
四、互利互助原则 …………………………………………………… 15
五、礼貌适度原则 …………………………………………………… 16

18 第二章 人际沟通概论

第一节 人际沟通的概述 ……………………………………………… 18
一、沟通的内涵 ……………………………………………………… 18
二、人际沟通的内涵 ………………………………………………… 21
三、人际沟通的类型 ………………………………………………… 23

第二节 人际沟通的层次 ……………………………………………… 25
一、按沟通的深度分类 ……………………………………………… 25

二、按沟通的效果分类 …………………………………………… 27
　第三节　人际沟通的影响因素 …………………………………………… 27
　　一、个人因素 …………………………………………………… 27
　　二、社会因素 …………………………………………………… 30
　　三、信息因素 …………………………………………………… 31
　　四、信息渠道因素 ……………………………………………… 32
　　五、组织因素 …………………………………………………… 33
　　六、环境因素 …………………………………………………… 33

36　第三章　人际关系与沟通的相关理论

　第一节　人际激励理论 …………………………………………………… 37
　　一、需要理论 …………………………………………………… 37
　　二、归因理论 …………………………………………………… 40
　　三、期望理论 …………………………………………………… 42
　　四、公平理论 …………………………………………………… 42
　　五、人际激励理论在护理工作中的应用 ……………………… 43
　第二节　人际认知理论 …………………………………………………… 44
　　一、人际认知的概念 …………………………………………… 44
　　二、人际认知过程中的三个成分 ……………………………… 45
　　三、人际认知的效应和偏见 …………………………………… 46
　　四、人际认知理论在人际交往中的应用 ……………………… 49
　第三节　人际吸引理论 …………………………………………………… 51
　　一、人际吸引的概念 …………………………………………… 51
　　二、人际吸引基本理论 ………………………………………… 51
　　三、影响人际吸引的因素 ……………………………………… 53
　　四、人际吸引理论在构建和谐护患关系中的应用 …………… 58

61　第四章　护理工作中的治疗性关系

　第一节　护患关系的性质和特点 ………………………………………… 62
　　一、护患关系的概念 …………………………………………… 62
　　二、护士在护患关系中的作用 ………………………………… 62
　　三、病人对护士的角色期望 …………………………………… 62
　　四、护患关系的性质与特点 …………………………………… 63

五、市场经济条件下的新型护患关系 …………………………………… 64
　第二节　护患关系的类型 …………………………………………………… 65
　　一、技术性关系与非技术性关系 …………………………………………… 66
　　二、心理相容型关系和心理不相容型关系 ………………………………… 68
　　三、护患关系的冲突 ………………………………………………………… 69
　　四、护患关系的实施要点 …………………………………………………… 71
　第三节　护患关系的分期 …………………………………………………… 73
　　一、开始期 …………………………………………………………………… 73
　　二、工作期 …………………………………………………………………… 74
　　三、结束期 …………………………………………………………………… 74
　第四节　建立良好护患关系的意义 ………………………………………… 74
　　一、影响护患关系的因素 …………………………………………………… 74
　　二、建立良好护患关系对护士的要求 ……………………………………… 77
　　三、建立良好护患关系的意义 ……………………………………………… 78

第五章　护理工作中的其他人际关系　81

　第一节　护士与病人家属的关系 …………………………………………… 82
　　一、病人家属的角色特征 …………………………………………………… 82
　　二、护士与病人家属关系的影响因素 ……………………………………… 83
　　三、护士与病人家属关系的沟通策略 ……………………………………… 85
　第二节　护士与医生的关系 ………………………………………………… 86
　　一、医护关系模式 …………………………………………………………… 87
　　二、护士与医生关系的影响因素 …………………………………………… 87
　　三、护士与医生关系的沟通策略 …………………………………………… 89
　第三节　护士之间的关系 …………………………………………………… 90
　　一、护士之间的交往与矛盾 ………………………………………………… 90
　　二、护士之间关系的沟通策略 ……………………………………………… 93
　第四节　护士与医技、后勤人员的关系 …………………………………… 96
　　一、护士与医技、后勤人员的交往与矛盾 ………………………………… 96
　　二、护士与医技、后勤人员关系的沟通策略 ……………………………… 97

99 第六章 护理工作中的语言沟通

第一节 语言沟通概述 ……………………………………… 100
一、语言沟通的概念和作用 ………………………………… 100
二、语言沟通的类型与环境 ………………………………… 101

第二节 护理工作中的交谈 ……………………………… 103
一、交谈的概念与特点 ……………………………………… 103
二、交谈的基本类型 ………………………………………… 103
三、交谈的层次 ……………………………………………… 104
四、交谈的影响因素 ………………………………………… 105
五、交谈的常用技巧 ………………………………………… 106
六、语言交谈中的修养 ……………………………………… 107

第三节 书面语言沟通 …………………………………… 109
一、书面语言沟通的概念与作用 …………………………… 109
二、书面语言沟通的基本原则 ……………………………… 110
三、书面语言沟通在护理工作中的应用 …………………… 112
四、提高书面语言沟通的能力 ……………………………… 114

第四节 现代传播媒介与沟通 …………………………… 116
一、现代传播媒介与特点 …………………………………… 116
二、现代传播媒介在沟通中的应用 ………………………… 117

120 第七章 护理工作中的非语言沟通

第一节 非语言沟通概述 ………………………………… 121
一、非语言沟通的概念和重要性 …………………………… 121
二、非语言沟通的特点 ……………………………………… 121
三、非语言沟通的类型 ……………………………………… 122

第二节 护士非语言沟通的主要形式与要求 …………… 123
一、护士的仪表服饰 ………………………………………… 123
二、护士的动作姿态 ………………………………………… 129
三、护士的面部表情 ………………………………………… 142
四、护士专业性触摸 ………………………………………… 145
五、护理工作中的距离 ……………………………………… 147

第三节 非语言沟通对护理工作的意义 ………………… 149
一、非语言沟通的作用 ……………………………………… 149

二、非语言沟通对护理工作的意义 …………………………………… 150

154 第八章 治疗性关系中的沟通技巧

第一节 倾听与提问 …………………………………………………… 154
一、倾听 …………………………………………………………………… 154
二、提问 …………………………………………………………………… 157

第二节 共情与安慰 …………………………………………………… 161
一、共情 …………………………………………………………………… 161
二、安慰 …………………………………………………………………… 164

第三节 鼓励与说服 …………………………………………………… 167
一、鼓励 …………………………………………………………………… 167
二、说服 …………………………………………………………………… 171

第四节 其他沟通技巧 ………………………………………………… 174
一、语气 …………………………………………………………………… 174
二、节奏 …………………………………………………………………… 176
三、幽默 …………………………………………………………………… 177
四、沉默 …………………………………………………………………… 179
五、告知 …………………………………………………………………… 180
六、核实 …………………………………………………………………… 181
七、案例分析 ……………………………………………………………… 182

186 第九章 治疗性沟通系统

第一节 概述 …………………………………………………………… 187
一、治疗性沟通系统的提出背景 ………………………………………… 187
二、治疗性沟通系统的概念及特征 ……………………………………… 189

第二节 关系性沟通 …………………………………………………… 191
一、关系性沟通的概念 …………………………………………………… 191
二、关系性沟通的要素 …………………………………………………… 191
三、关系性沟通对护士的要求 …………………………………………… 192

第三节 评估性沟通 …………………………………………………… 194
一、评估性沟通的概念 …………………………………………………… 194
二、评估性沟通的内容与形式 …………………………………………… 195
三、评估性沟通的实施 …………………………………………………… 196

四、评估性沟通对护士的要求 …………………………… 200

第四节　治疗性沟通 …………………………………………… 200

　　一、治疗性沟通的概念 …………………………………… 200

　　二、治疗性沟通的原则 …………………………………… 201

　　三、治疗性沟通的过程 …………………………………… 202

　　四、治疗性沟通对护士的要求 …………………………… 205

第五节　治疗性沟通系统的工作范例 ………………………… 206

　　附：治疗性沟通系统实践报告 …………………………… 207

214　第十章　护理工作中与特殊病人的沟通

第一节　与特殊年龄病人的沟通 ……………………………… 214

　　一、与儿童病人的沟通 …………………………………… 214

　　二、与老年病人的沟通 …………………………………… 217

第二节　与特殊病情病人的沟通 ……………………………… 220

　　一、与传染病病人的沟通 ………………………………… 220

　　二、与精神疾病病人的沟通 ……………………………… 222

第三节　与特殊时期病人的沟通 ……………………………… 225

　　一、与急诊病人的沟通 …………………………………… 225

　　二、与孕产期病人的沟通 ………………………………… 227

　　三、与临终病人的沟通 …………………………………… 229

232　参考文献

第一章

人际关系概论

案例

小丁与小秦是某医学院护理专业同班同学，毕业实习在同一家医院。在实习期间，两人都能遵守医院的规章制度，护理操作技能也很熟练。小秦由于性格等方面的原因，下班后就回到住处，与带教老师及其他医护人员关系一般；而小丁平时与带教老师及其他医护人员沟通较多，工作之余经常帮助大家忙这忙那，人际关系融洽。后来，她们实习的这家医院招聘护士，小丁如愿以偿留下，而小秦却落选了。小秦认为自己在校时成绩比小丁好，护理操作技能也不比小丁差，只是不如小丁能说会道，为什么在就业竞争中失败了呢？小秦百思不得其解。

问题：
1. 小秦在就业竞争中失败的原因何在？
2. 小丁的成功对你有哪些启示？

本章学习目标

1. 掌握协调人际关系的原则。
2. 熟悉人际关系的概念及功能。
3. 了解人际关系的分类。
4. 探讨对待人际交往和人际关系的正确态度。

古希腊著名哲学家亚里士多德在其著作《政治学》中说："一个生活在社会之外的人，同人不发生关系的人，不是动物就是神。"这就是说，人不能离开社会关系存在，不能脱离人际关系，人际关系是人们所必需的。了解人，就要了解其所处的人际关系。

第一节 人际关系概述

一、人际关系的内涵

（一）人际关系的概念

我们每个人都生活在社会之中，不是孤立的。都与周围的人发生各种各样的交往，建立和发展多重复杂的人际关系（interpersonal relationship）。人的存在是各种人际关系发生作用的结果，人正是通过和别人发生作用而发展自己，实现自己的价值。人际关系是无处不在的，只要有人存在的社会，就会有人际关系；人际关系又是错综复杂的，每个人在不同时间、不同场合都扮演着不同的社会角色，与不同的人形成不同的人际关系，如在家有亲子关系、兄弟姐妹关系，在学校有师生关系、同学关系，在单位有同事关系、上下级关系等。由于人际关系具有多样性、复杂性等特点，所以对什么是人际关系，学者们有不同的理解。大致说来，有以下几种观点：

人际关系是指人与人之间的关系，包括社会中所有的人与人之间的关系，以及人与人之间关系的各个方面。

人际关系是人与人之间产生意义的互动过程。

人际关系是人们在进行物质交往和精神交往过程中发生、发展和建立起来的人与人之间的关系。

人际关系是人与人之间遵循彼此所扮演的社会角色的规范、彼此交互影响的互动关系。

人际关系是为了满足人类的某种需要，通过相互交流或互动形成彼此间比较稳定的心理关系。

人际关系是指社会成员之间通过交往而形成的感情格局，维系格局的纽带是双方的感情。

此外，还有一些观点认为：人际关系就是社会关系；人际关系就是人与人之间的心理关系；人际关系就是人与人之间在社会活动中相互交往与联系的关系等。

总之，从不同专业领域和不同的视角，对"人际关系"可以有不同的定义。从广义上看，它泛指人们在社会交往过程中所形成的各种关系，即社会关系，具体包括经济关系、政治关系、法律关系、伦理关系、心理关系等。从狭义上说，是指个人与个人之间通过相互交往和作用而建立和发展起来的比较稳定的心理关系或心理距离。案例中，小丁和小秦以及她们与其带教老师、同事的关系都是狭义的人际关系。

狭义的人际关系定义可以从以下几个方面理解：

第一，人际关系主要是指个体与个体之间的关系，其主体与对象都是个人，具有显著的个体性。这就与组织团体间关系、公共关系区别开来，后者具有社会性、组织性的特点，而人际关系的本质体现在具体的个人与个人之间的互动过程中。换言之，社会关系强调现实关系的整体方面，非个性方面，而人际关系则更多地从个体、个性方面来表现现实。显然，在案例中，小丁和小秦所在的学校与实习医院之间的工作交往关系属于公共关系，而不是我们所要探讨的人际关系。

第二，人际关系的实质是人与人之间的心理关系或心理距离。这与其他社会关系层面上的经济关系、政治关系、法律关系、伦理关系等具有本质的区别。当然，人际关系必然要受到上述各种社会关系的制约和影响，以至于离开这些关系，人际关系也无从建立。诸如经济关系、政治关系之类的社会关系主要是物质关系和社会意识关系，而人际关系的形成发展有独特的运行和发展规律，其核心就是人的心理因素。因为人际关系的亲疏主要取决于人际心理距离的远近，人与人之间的心理距离越近，人际关系就越亲密；反之，人际关系就越疏远。如果把人际心理外在的影响因素等同或替代内在的心理因素，就无法真正揭示人际关系的真谛。

第三，人际关系是人际交往（interpersonal communication）的结果，并以人际交往为媒介。人际关系如何，取决于人与人交往状态和质量，有什么样的人际交往就有什么样的人际关系；离开了人际交往，就无所谓人际关系。人际关系又以人际交往为媒介，人际关系是在人们直接的乃至面对面的交往过程中逐渐形成发展起来的，人际交往是连接人际关系的渠道与桥梁，没有人际交往，人际关系就无从建立。要建立良好的人际关系就必须注意人际交往的质和量，讲究人际沟通的技巧与方法，使双方的心理需求得到尽可能的相互满足。

第四，人际关系以人们的需要为基础，以情感为纽带。需要是建立人际关系的动力，人际关系的好坏，主要反映了人们在相互交往中的需要能否得到满足的心理状态。如果交往双方的需要能得到一定程度的满足，就会产生喜欢、亲近或愿意交往的情绪反应，人们的心理距离就会缩短；反之，就会产生厌恶、憎恨等情绪反应，心理距离就会加大。因此，需要的满足是建立人际关系的心理基础。另一方面，人际关系总是带有鲜明的情绪和情感色彩，是以情感为纽带表现出来的。人们相处中呈现出来的满意、愉快或疏远、冷漠的情绪状态是人际关系好坏的基本评价指标。人际关系所具有的情绪性，使人与人之间的心理距离成为可以直接观察的心理关系。

一般说来，人际关系与沟通侧重于从心理角度研究人际关系的形成和发展规律，并以此指导人们实践，优化人际关系，应该属于社会心理学的范畴。因此，本书的"人际关系"是狭义上人际关系概念。

> **链接**
>
> **关于人际关系的一个隐喻**
>
> 一群豪猪在寒冷的冬天相互接近，为的是通过彼此的体温取暖以避免冻死，可是很快它们就被彼此身上的硬刺刺痛，相互分开。当取暖的需要又使它们靠近时，重复了第一次的痛苦，以至于它们在两种痛苦之间翻来覆去，直至它们发现一种适当的距离使它们既能够保持互相取暖而又不被刺伤为止。这是德国哲学家叔本华关于人际关系的一个比喻。它说明：人与人之间需要交往，但也应有一定的距离；既有"身体距离"，也有"心理距离"。"身体距离"即"私人空间"；"心理距离"即"孤独感"。

（二）护理人际关系的概念

"护理人际关系"（nursing interpersonal relationship），又称"护际关系"，是指在护理职

业活动中产生和发展的所有人际关系的总称,主要包括护士与病人及其家属之间的关系、护士与医生之间的关系、护士与护士之间的关系、护士与医技人员以及工勤人员之间的关系。有人把上述各种关系统称为广义的"护际关系",把护士与病人及其家属之间的关系称为狭义的"护际关系"。

二、人际关系的特点

(一)客观性和社会性

人际关系是从人类产生以来就客观存在的一种社会现象,它的形成与发展规律具有客观性,是不以人的意志为转移的,但是可以研究、发现和利用;它的功能与作用具有客观性,是不可否认抹杀的。重视对人际关系客观规律的研究,有助于建立和谐的人际关系,构建和谐社会。

人际关系的社会性体现在人们在赖以生存的劳动中结成了相互依存的关系,人无法离开社会而独立生存。通过人际沟通,个体实现社会化,从自然人成长为社会人;通过人际沟通,个体获得社会支持与自我成长。社会性是人的本质属性,是人际关系的基本特点。现代社会,随着交通、通讯和网络技术的发展,人们的活动范围不断扩大,活动频率逐步增强,活动内容日渐丰富,人类成为一个联系日趋紧密的整体,人际关系的社会属性也在不断地增强。

(二)确定性和变化性

人的一生要经历多种人际关系,如一出生就自然构成了与父母之间的血缘关系,上学后又构成师生关系,工作后又构成上下级关系与同事关系。这些关系的出现是可预见的,在这些人际关系中扮演的各种角色也是可以明确的。但人生又是一个动态发展的过程,突发的事件不可预测,细节也无法估计。所以,明确的可预见的人际关系中又存在着性质、形态、交往模式等方面的变化。

(三)心理性与情感性

人际关系是人与人之间的心理距离,反映着个体或团体寻求社会满足时的心理状态,其变化及发展取决于人际互动的双方社会需要满足的程度。如果双方在沟通过程中都获得了各自的社会需要的满足,就会产生喜爱、快乐、感激等正性的情感,发生并保持友好或亲密的心理关系;反之,会产生憎恨、厌恶、悲伤等负性的情感,会造成人际关系的疏远与敌对。

(四)多重性与复杂性

每个人都在社会交往中扮演着不同的角色,如工作时是为病人解除痛苦的护士,在家里可能是丈夫或妻子;在竞争时与同事是对手,在合作时与同事是朋友。在扮演各种角色的同时,往往会强化某一角色或弱化另一角色,这就使人际关系具有多重性的特点。而人际交往时各方的动机各不相同、方式千差万别,交往时的心理感受又因人而异,这些因素则导致了人际关系的复杂性。

三、人际关系的类型

人际关系的类型多种多样，常见的分类方式主要包括按亲和状态分类、按维系纽带分类、按交往地位分类和按交往心理状态分类。

（一）按亲和状态分类

1. 和谐关系　和谐关系是指人际交往中，人与人之间相处和睦而形成的比较融洽的人际关系，如要好的同学关系、夫唱妇随的夫妻关系等。和谐关系可以造成一种良好的气氛，使人与人之间相互理解、信任、关心和友爱，也能使正常的、健康的、合理的心理需要得到较好的满足，从而产生开朗、乐观的情绪，对工作、生活更加热爱，并使整个群体保持一种稳定的、融洽的秩序。例如，和谐的护患关系有利于护患之间信任情感的建立，同时促进病人情感需求的满足和身体的康复。

2. 对立关系　对立关系是指人际交往中，人与人之间因某种原因导致矛盾和冲突的关系，如矛盾较深的同事关系、即将离婚的夫妻关系等。对立的人际关系会使人与人之间情感冷漠甚至发生冲突，形成一种紧张气氛，使人感到压抑、孤寂、苦闷，并最终导致人的心理变态，对生活、对人生、对工作都会抱一种消极、失望的态度，使群体秩序难以安定，甚至酿成群体的危机。例如，护患之间的冲突如果不能及时有效地处理，将会影响护患之间的信任情感和良好护理氛围的建立。

需要提醒的是，和谐关系与对立关系是指人与人交往状态而言，与交往频率无关。比如，即使是一般熟人关系，如果双方礼貌相待、和睦相处，也是和谐关系；而偶然同坐一车的路人关系，如果因琐事争吵甚至打架，也是对立关系。

（二）按维系纽带分类

生活在社会中的人们常常是以某种内在的纽带关系联系起来，如果以人际关系联结的内在纽带来划分，可将人际关系划分为血缘关系、地缘关系、业缘关系、趣缘关系等。

1. 血缘关系　是指以血缘为纽带而结成的关系。在此，要特别说明的是，我们所论述的血缘关系扩大了其内涵，将血缘关系和姻缘关系合在一起加以论述，包括父母子女关系、夫妻关系、同胞兄弟姐妹关系等。血缘关系不仅是人类社会最原始、最久远的人际关系，而且也是一种互动性最强、对人的影响最大的人际关系。

血缘关系有以下几个特点：第一，血缘关系是先赋的、与生俱来的，是个人无法选择的；第二，血缘关系在人的一生中是交往频率最高、持续时间最长久的一种关系；第三，血缘关系的基础是血缘和情感，血缘是无法切断的，其情感也是自然、深沉、率真的；第四，血缘关系对人的成长和发展影响甚大。

2. 地缘关系　是指依据人们的出生地或共同生活居住地域而结成的关系。地缘关系的主要表现形式是邻里和同乡，同出生或同居住在一个村、一个乡、一个县、一个城市的人，在相互交往中往往会产生一种自然而然的亲和感，他们在风俗习惯、思想观念、生活方式等方面有许多共识，容易产生亲近性。俗话说"美不美，家乡水"、"亲不亲，故乡人"，就是这种亲近性的反映。

地缘关系属私人性人际关系,交往双方在职业、个性等方面可能有很大差异,但就同居住区居民这一点来看是共同的,也是平等的。地缘关系主要依靠社会道德和公民道德、社区文化习俗等来调节。

3.业缘关系　是指以人们的职业生活为纽带而结成的关系。业缘关系涉及在职业活动中人与人之间结成的经济关系、政治关系、思想文化关系等。业缘关系有其自身的特点,这些特点由职业活动的特征所决定。在案例中,小丁、小秦与医护人员、病人的关系就是业缘关系。

在业缘关系中,每个人的职业角色不同、所处的地位不同,因而所赋予的权利、义务也不同。在职业群体中,每个人都应自觉履行自己的职责,协调好同级、上下级、同行、不同行业之间的关系,遵守职业道德规范,为达成共同的组织目标而尽职尽责。

4.趣缘关系　是指以人们的专业技术特长或兴趣爱好为纽带结成的人际关系。趣缘关系活动方式多以聚会为主,结交面宽。现代社会随着网络的发展,又出现了网络趣缘关系。

趣缘关系以"专"会友,以"趣"结识,如专家学者组成的专业学会、协会、研究会等社团组织,定期、不定期地开展学术研究活动,就某一主题进行学术探讨,各抒己见、百花齐放、百家争鸣。又如对琴棋书画有浓厚兴趣的人结成琴棋协会、书画协会;对歌曲、戏剧、舞蹈、武术有兴趣的人结成合唱团、戏剧社团、舞蹈队、武术队等。情趣相投者可在相互交往中拜师求艺、提高水平、寻觅知音、切磋技艺、取长补短、共同发展。

> **链接**
> **现代中国人人际关系两大特征**
>
> 第一,差序格局依然存在。中国社会结构关系最明显的特征为"差序格局",即人际关系网是以血缘为核心向外辐射而成的"同心圆"状格局,"像水的波纹一般,一圈圈推出去,越推越远,也越推越淡薄"。位于最中心位置的是家庭成员、近亲以及少数挚友,往外围是同事、同学、朋友等。这种差序格局在当前的中国城市中仍然是主要的人际交往方式之一。
>
> 第二,业缘和趣缘群体增多。同事之间由于在生产方式、生活习惯以及思维模式等方面都表现出较强的同质性,因此群体内的交往比较频繁,构成了现代人际关系网不可或缺的一个环节。另外,城市中的"俱乐部"、"沙龙"、"协会"等趣缘关系内的群体成员因为有共同爱好,定期集会,彼此交流情感和生活经历,所以其联系较为紧密,是都市人进行交往的又一种重要形式。

(三)按交往地位分类

美国心理学家雷维奇利用"雷维奇人际关系测量游戏"方法,通过对 1000 对夫妇的研究,根据交往双方的地位,归纳出主从型、合作型、竞争型以及对上述三种情况进行不同组合的七种人际关系。

主从型人际关系是一方处于主导、支配的地位,而另一方则处于服从、被支配的地位。

合作型人际关系的双方有共同的目标,为了达到共同的目标能够配合默契,互相让步和忍耐。

竞争型人际关系的双方有着相互冲突的目标,为了达到各自的目标,常会竭力去争取胜利,互不相让。

由这三种人际关系类型又衍生出以下几种组合:主从—合作型、竞争—合作型、主从—合作—竞争型,以及容易变化的无规则型。

雷维奇的七种人际关系类型,尽管其根源来自对夫妇关系的测试,但是对于大部分具有经常性的互动者之间的关系来说,具有一定的参照意义。对于人们选择什么样的人际关系以及如何处理好与他人的关系,也具有一定的指导意义。

(四)按交往心理状态分类

这是加拿大精神病科医生柏恩博士提出的分类方法,他在1964年出版的《人们玩的游戏》一书中,从心理上分析人际交往这一复杂现象,提出了"PAC理论"。这种分析理论认为,个体的个性是由三种比重不同的心理状态构成,这就是"父母"、"成人"、"儿童"状态。取这三个词的第一个英文字母,父母(parent)、成人(adult)、儿童(child),所以简称为人格结构的"PAC分析方法"。

"父母"状态以权威和优越感为标志,通常表现为统治、训斥、责骂等类似传统家长的作风和态度。当一个人的人格结构中P成分占优势时,其行为表现为凭主观印象办事,独断专行,滥用权威。这类人常说:"你应该……"、"你不能……"、"你必须……"。

"成人"状态表现为注重事实根据和善于进行客观理智的分析。这种人能从过去存储的经验中,估计各种可能性,然后作出选择和决策。当一个人的人格结构中A成分占优势时,其行为表现为待人接物冷静,慎思明断,尊重别人。这类人常说:"我个人的想法是……"。

"儿童"状态像婴幼儿的冲动和情绪化,表现为服从和任人摆布,一会儿温顺可爱,一会儿乱发脾气。当一个人的人格结构中C成分占优势时,其行为表现为遇事退缩,感情用事,喜怒无常,不加考虑。这类人常说:"我猜想……"、"我不知道……"。

根据PAC分析理论,人际交往关系存在着以下十种类型:PP对PP型、AA对AA型、CC对CC型、PC对CP型、CA对AC型、PA对AP型、PC对AA型、CP对AA型、CP对AA型、CP对CP型。例如,在PP对PP型的人际关系中,甲乙双方都表现出一种颐指气使的武断,如甲方说:"你把这任务完成一下。"乙方却说:"你不见我正忙着吗?找别人干去吧!"再如在CA对AC型人际关系中,一方表现为小孩子脾气,而另一方则表现为有理智的行为。这在同事之间、夫妻之间经常会发生。

四、护理人际关系

(一)护理人际关系的内涵

护理人际关系是探讨和研究护士在从事医疗护理、卫生保健工作中,同社会、医院、人群所发生的各种交往关系以及如何与人有效沟通的学问。它属于社会人际学的分支,是社会人际学的基本原理、规范在护理领域中的具体运用。因此,护理人际关系属于狭义人际关系的范畴。它的任务是研究护士与病人(含病人家属)、护士与医生、护士与护士、护士与医院其他人员等各种人际交往的规律,以及人际沟通的策略、技巧和艺术。

(二)良好护理人际关系的意义

1.有利于提高医疗护理质量和效率　良好的护理人际关系是做好护理工作的基本保证,它可以直接促进护士与病人之间、护士与其他医务人员之间的相互信任和密切协作,使病人积极主动地参与和配合,使医院医疗护理活动顺利进行,有利于促进病人的康复。同时,良好的护理人际关系有利于医院管理水平的提高,是避免、减少和防范医疗纠纷的有利条件。如果医护之间、护护之间互相猜忌提防,彼此态度冷漠,缺乏协作精神,这不仅影响护理质量,还会使当事人耗费大量精力去处理那些人为的琐事。这种内耗的存在,必然降低护理工作的效率,这就是人们常说的"一个和尚挑水吃,两个和尚抬水吃,三个和尚没水吃"。案例中,实习生小秦虽然认识到知识和技能对护理工作的重要性,但没有能够真正理解良好的人际关系对于护理工作的开展、护理质量的提升具有重要意义,导致她在就业竞争中失败。

2.有利于营造良好的健康服务氛围　在社会群体中,人与人之间的友好交往,会形成一种良好的社会心理氛围。同样,在护理工作中,护士与服务对象之间的相互理解、相互信任和关怀,也会促进良好心理氛围的形成。这种良好的心理氛围,一方面能使护士合理的心理需求得到不同程度的满足,从而产生心情舒畅、愉快的积极情绪,激发其对工作的极大热情;另一方面能使病人在治疗、护理、康复等方面的需求得到尽可能的满足,解除或转移焦虑、恐惧、抑郁、烦闷、紧张等消极心理,增强康复的信心。

3.有利于整体护理模式的实施　整体护理从生物—心理—社会医学模式出发,把人作为一个整体对待,在护理中把单纯的照顾病人的生活和治疗疾病的护理,扩展为全面兼顾病人在生物以及心理、社会方面的需要(包括人际交往的需要),使病人在向健康人转化的同时,保持良好的情绪和心态,这正与良好护理人际关系的要求是统一的。另外,良好的护理人际关系能促进护士与其他医务人员团结协作,密切配合,保证整体护理行为的实施。

4.有利于护士加强修养,提高素质　处在良好的人际关系中的护士,心情轻松愉快,态度积极主动,不断丰富和发展自己的良好个性,精神、心理需要得到满足,容易养成健康健全的人格。同时,在和他人和谐相处的过程中,也能学习别人的优点和长处,陶冶自己的性格和情操,不断提高自身综合素质。

第二节　人际关系的功能

一、人际关系功能的概念

(一)功能

"功能"一词,《辞海》解释为"事功和能力",或者"功效,作用"。物理学中的"功"概念,是由"工作"一词发展而来,又总是与"能"联结在一起,表示能量传递的数值。哲学社会学中的功能主义学派认为,所谓"功能"即是一事物对整体或社会所起的作用,就是起到满足需要的作用。综上可以概括为:"功能"就是一个事物或系统在与周围事物或环境发生相互作用时表现出来的特性、能力或根本属性。通俗地说,功能就是表示能做到什么,能发挥什么作用,它是事物本质的重要特性之一。不同质的事物具有不同的功能,不同事物的功能是区别事物本质的一个标志。同时,功能又是一种对象型的范畴,它虽然是事物的固有属性,但必须在与其他事物相互联系、相互作用中才能体现出来。因此,从这个角度说,功能本身就是一个"中性"的范畴,无利弊、好坏之分。

(二)人际关系功能

人际关系功能是指人际关系在现实生活中对个人和社会所显示出来的作用。依据人际关系对个体和对整个社会所起的作用,可以将人际关系分为个体功能和社会功能两种。所谓人际关系的"个体功能",是指人际关系对处在其中的个人所起的作用;人际关系的"社会功能",是指人际关系对整个社会发展所起的作用。人际关系的功能趋向是与人际关系的状态密切相关的,人际关系良好,其所起的作用必然是积极的,这就是人们通常所说的"正向功能";反之,人际关系紧张,呈对抗或对立状态,其所起的作用则一定是消极的,这就是人们所说的"负向功能"。护士为做好本职工作,创造良好的人际环境,应尽力发挥人际关系的正向功能,避免负向功能。

二、人际关系的主要功能

(一)人际关系的个体功能

1.信息交流功能　每个人的生存发展都离不开信息加工与交流。尽管人类已经创造了多种多样的信息交流途径和方式,但人际交往仍然是最重要的、不可缺的信息传播渠道和手段。每个人都是一个社会信息源,在各种各样的人际交往中,交往双方互为主体与对象,既是信息的传授者,也是信息的接受者。通过人际交往和人际关系接受社会信息,不断增强能力,完善个性。

2.社会化功能　个体社会化从社会心理学的角度讲,是指个体在特定的社会情境中,通过自身与社会的双向互动,逐步形成社会心理定向和社会心理模式,学会履行其社会角色,由自然人转变为社会性的人并不断完善的长期发展过程。这个过程从每个人的角度来理解,是一个人从不知到知、从知之不多到知之甚多、从不成熟到成熟的社会生长过程。对任何一个人来说,社会化都是毕生的课题;从社会的角度来理解,社会化又是传承社会规范、社会角色要求、社会发展目标、以及与社会发展紧密相连的价值观、以至社会生活基本知识、劳动技能及全部文化的过程。从此角度理解,个体社会化也是社会得以延续的根本途径。个人社会化的主要任务是掌握基本的生活技能,接受并认识各种社会生活、社会行为规范,树立明确的个人生活目标,承担不同的角色任务,为适应社会生活打下良好基础。

人际交往是个体社会化的重要途径。个人社会化是一个复杂的过程,涉及多种因素,需要多种条件。从实现社会化的途径来说,需要经过社会教化和个体内化。社会教化是社会化的外部动因;个体内化是个体社会化的内部动因。社会教化和个体内化相辅相成、互为条件、互相促进。社会教化和个体内化都需要通过特定的方式才得以完成。在个体实现社化的过程中,良好的人际关系起着不容忽视的促进作用,人际交往是个体实现社会化的重要途径。这是因为人际交往不仅是传递社会化信息的重要渠道,更是学习社会规范的重要途径。社会教化和个体内化的过程,从一定的意义上来说,就是个体学习、掌握并遵循一定的社会行为规范的过程。也就是说,人们接受并履行社会行为规范是个体社会化的最重要的内容之一。

3. **身心健康功能**　由人际交往建立和发展的人际关系,可以满足个体与他人互动的心理需求,使个体获得关怀、接纳,满足个体爱与归属、尊重与自我实现的需求,增进心理健康和幸福感。研究发现,良好的人际关系可以交流情感、增加工作热情和快乐、增强自信。英国哲学家弗兰西斯·培根有一句名言:"如果你把快乐告诉一个朋友,你将得到两个快乐;而你如果把忧愁向一个朋友倾诉,你将被分掉一半忧愁。"人的一生总是伴随着快乐与愁苦,而建立良好的人际关系则是趋乐避苦的重要方式。对许多人来说,生活中最快乐的事就是结交朋友,而最痛苦的事就是人际关系的恶化。

如果说过去认为人际关系对个体心理健康的功能是显性的,那么,它对个体的身体健康的作用更多是隐性的。现代医学的发展越来越清楚地显示,人际关系对人的身体健康也有直接或间接的影响作用。相关研究表明:一方面,良好的人际关系既有利于疾病之后的康复,也能够避免或减少某些疾病的发生。例如离婚与分居者最容易患精神疾病,从未结过婚的单身者患精神疾病的比例要比已婚者高;有良好的人际关系的人患抑郁症、精神分裂症的概率几乎为零。另一方面,良好的人际关系对人的寿命也有明显影响。一般来说,交际广泛、家庭和睦、儿女孝顺者寿命就长;就业人员、已婚者、有孩子的夫妇其身体状况要比无业者、单身及没有孩子的人要好得多。

4. **自我认识功能**　心理学认为,个体对自我的认识就是自我意识。它指的是作为主体的人对自己存在的认识和把握以及对自身及其与外部世界关系的意识,这也是个体意识发展的高级阶段。人的自我意识的保持和自我价值感的确立是通过社会比较来实现的,一个人只有将自身置于社会背景之中,通过将自己与别人比较,才能确立自己的价值。案例中的小秦通过与小丁在人际关系中的比较,会加深对自我的认识。所以,人需要了解别人,也需要通过别人来了解自己。这就需要同别人进行交往,需要同别人建立并保持一定的人际关系。

一个人必须不断地通过社会比较获得充分信息,使自己相信自己是有价值的,才能保持其稳定的自我价值评判。如果社会比较的机会被长期剥夺,则会使人因缺乏自我状况的社会反馈信息而导致个人价值感丧失的危机,并使人产生高度的自我不稳定感。按照美国社会学家霍曼斯"社会交换"理论的观点,人都是希望自己被别人赞赏和肯定的,当一个人自我不稳定感产生后,自然而然地会引起其高度焦虑感,并促使其去同他人交流,进行有意无意的社会比较,获得有关自我状况的社会反馈,了解自我,使自己的行为具有明确的方向,并使自我价值感重新得以确立。

(二)人际关系的社会功能

1. **激励竞争功能**　人际关系是对立统一的矛盾关系,关系的双方既有统一的一面,也有对立的一面,这种对立的一面在市场经济条件下就是竞争的一面。随着市场经济的逐步完善和改革开放的深入,所有的人都走向市场,参与到竞争的行列。面对这个激烈竞争的社会现实,每一个现代人都要敢于正视。因为在当前形势下,区分高低、优胜劣汰,主要是通过公平、合理的竞争来实现的。从人际关系角度讲,同学之间、朋友之间、同行之间,在某些特殊场合都可能成为竞争对手,这已是客观的事实。辩证地看,竞争既可使人与人之间关系紧张、松散,产生离心力,也可以激励人奋发向上,焕发斗志。比如在一个企业中,由于某种原因需要调整人员,同一个班组要有去有留,这就产生了竞争。如果在竞争互帮互学、共同发展,彼此就会密切了关系,加深了友谊。合理的竞争代表社会的进步,它能激发主体发愤图强、勤奋上进。因此,要引导人们用公平竞争观对待竞争,要树立竞争是市场经济发展的必然产物的观念,认识到有竞争才能有激励,有激励才有进步,在竞争中互相激励,互相进步,共同发展。

2. 协调整合功能　人际关系是对立统一的矛盾关系,既有对立面,也有统一面。人际关系的对立面既然有激励竞争功能,其统一面就必然有协调整合功能。这种协调整合功能表现在:人际关系的统一面(即相互需要、满足需求的属性)能在社会生活中协调人们的行为,使之保持平衡,避免发生相互干扰和矛盾冲突,并整合个体的力量,促成分工协作,形成合力。现代整体护理工作模式中,特别重视和强调护士与病人、医生以及其他医务人员之间的团结协作,密切配合。

除此之外,人际关系还有教育功能、凝聚人心、维持秩序等社会功能,这些功能都是激励竞争功能和协调整合功能的发展和延伸。

链接

免费午餐的"效应"

美国著名的福特汽车公司新泽西的一家分工厂,过去曾因管理混乱,几乎濒临倒闭。为了挽救该厂,总公司派去了一位很能干的人物。他到任后的第三天,就果断地决定,以后员工的午餐费由厂里负担,希望所有的人都能留下来聚餐,共渡难关。在每天中午大家就餐时,经理还亲自在食堂的一角架起了烤肉架,免费为每位员工烤肉。一番辛苦没有白费,在那段日子,员工们餐桌上谈论的话题都是有关组织未来走向的问题,大家纷纷献计献策,并把工作中的问题主动拿出来讨论,寻求最佳的解决途径。2个月后,企业业绩回转;5个月后,企业奇迹般地开始赢利了。

这位经理的决定是有相当风险的。但他发现了问题的症结:偌大的厂房里,一道道流水线如同一道道屏障隔断了工人们之间的直接交流;机器的轰鸣声、试车线上滚动轴发出的噪音,更使人们关于工作的信息交流越发难以实现。因此他冒着成本增加的危险改善了企业不良的人际关系,使所有的成员又都回到了和谐的氛围中去了。尽管机器的噪音还是不止,但已经挡不住人们内心深处的交流了。而人际交流后产生的巨大合力,终于挽救了这个濒临破产的企业。

第三节 协调人际关系的基本原则

一、平等尊重原则

（一）平等的含义及重要性

平等是社会进步的表现。自古以来，平等一直是人们向往、追求和奋斗的目标。从庄子的"天地与我并生，万物与我为一"，到我国历代农民起义提出的"均贫富，等贵贱"。从《美国独立宣言》中的"所有的人生而平等是天赋人权"，到马克思的"自由人联合体"，无不体现着人类对平等的渴望与追求。但在等级制的社会里，人际间的平等交往是不可能达到的。随着社会分工和生产社会化的要求，平等交往成为必然。从商品生产和交换的角度看，第一需要平等协作，第二需要平等交换。因为协作和交换是自愿的，它的前提是承认协作者和交换者的自主权和独立性，人们在交往中具有各自的选择权。因此，交往必须平等。

平等是两个人正常交往的前提。在人际交往的过程中，如果要使别人从内心深处接纳我们，就必须保证别人在与我们相处时是平等的。也就是说，要让别人在一种平等、自由的氛围中与我们进行交往。如果交往的双方所处的地位不平等，一方必然受到另一方的限制，那么这种关系就注定不能长久，必定缺乏深刻的情感联系。因此，交往必须平等，平等才能深交。

（二）平等尊重原则的具体要求

要做到真正的平等，就必须学会在平等的基础上尊重他人。这样才能消除彼此的戒备心理，实现双方的心灵沟通，营造良好的交际氛围。

第一，在人格上平等尊重他人。人际关系的平等首先指的是人格的平等。无论地位、财富、职业、能力有何差别，每个人的人格尊严都是平等的。与人交往不能挑战其人格尊严，所以乞者不受"嗟来之食"。这种尊重不仅是物质上的给予和帮助，而且是精神上的承认和接纳。因此，人们在交往中对任何人都应一视同仁，切忌居高临下、高人一等。只有交际双方做到了互相尊重，才能建立真正和睦友好的人际关系。

第二，在行动上平等尊重他人。尊重他人的理念应渗透于人际交往的一言一行。尊重他人不能只停留在心中，要善于用语言、行为、表情等表达出来。若事事挑剔别人、埋怨别人、盛气凌人，就谈不上理解与尊重。著名企业家李嘉诚先生会主动给默默无闻的后辈双手递上名片，小小一个动作，便让对方感受到了真诚与平等。

平等尊重是一个重要的道德规范。就个人而言，它是一种良好的道德修养。古人云："尊人者，人恒尊之。"可见，平等尊重是人际交往的基础。

二、诚实信用原则

（一）诚实原则的含义及要求

诚实即忠诚老实，就是忠于事物的本来面貌，不隐瞒自己的真实思想，不掩饰自己的真实感情,不说谎,不作假,不为不可告人的目的而欺瞒别人。作为德性范畴,"诚"是指真实无妄,不自欺。"诚者,真实无妄之谓"(朱熹:《四书章句集注·中庸章句》)。诚实待人是人际交往得以延续和发展的保证,人与人之间以诚相待,才能互相理解、接纳信任,才能团结相处,才能取得事业的成功。交往中要诚实待人,实事求是;要胸怀坦荡,言行一致。只有这样,才能取得别人的信任,才能建立良好的人际关系。诚实待人,必须做到以下三点:

第一,对他人真诚,即客观诚实。"己所不欲,勿施于人",能站在对方的立场思考问题,在心理学上叫做"换位思考"。

第二,对自己内心真诚,即主观诚实。要了解自己的内心,正如古希腊德尔斐神庙门楣所刻的:"认识你自己。"平常所说的"心口一致"只是"主观诚实"的一部分内容,"主观诚实"还要求主体主动地去认识自己。真诚看似容易,其实很难,就像德国哲学家维特根斯坦说的:"没有比不欺骗自己更困难的事情。"

第三,要言行相一致,包括言语和行动这二者内部以及相互之间的一致性,简称为"言行诚实"。这个层次就是在日常生活中保持言谈举止的真诚,不惺惺作态、不哗众取宠、不欺骗人。

(二)信用原则的含义及要求

在中国伦理思想史上,"诚实"和"信用"总是连在一起的,所谓"诚则信矣,信则诚矣"《二程集·河南程氏遗书》(卷二十五)。也就是说,"诚"和"信"是内在统一的,诚是基础,推"诚"则见"信",即通常所说的"诚信"。讲诚实必然要守信用,但讲"信用"更强调人与人交往遵守诺言,讲究信用。所谓"与朋友交,言而有信"(《论语·学而》),强调的就是这一点。

中华民族历来讲究信用,在人与人的交往中,从古到今都把信用看得相当重要。人们常说:"一诺千金"、"一言既出,驷马难追",都讲的是"守信"二字。为什么在人际交往中要守信用呢?我们知道,当一个物体向一个方向运动时,根据惯性原理可以知道它继续运动的方向。在人际交往中强调的"信",就如同对惯性的判断一样,能够把握彼此,预见对方行为后果。一个讲信用的人,能做到前后一致、言行一致、表里如一。因此人们可以根据它的言论去判断他的行动,进行正常的交往。而一个人不讲信用、前后矛盾、言行不一,别人便无法判断这个人的行为动向。这就像古人所说的那样,"人而无信,不知其可也"。自然,和这种人是无法进行正常交往的。

那么"信用"包括哪些含义呢?

一是在人与人的交往中,说真话而不说假话,这叫"言必信"。这与"诚实"的要求完全一致。古人说:"以诚感人者,人亦诚而应。"你诚实待人,人亦诚实待你。如同人照镜子一样,你给镜子是什么样子,镜子就给你反映出什么样子。

二是遵守诺言,实践诺言,这叫"行必果"。比如在交往中严格遵守约定的时间,就是守信的一个重要标志。例如,两人约定时间、地点相会,其中一人不到或不按时到,能取信于人吗?前苏联教育家马卡连科说过,时间的准确性"是对自己和同志的尊重"。当因特殊原因不能遵守约定时,一方要提前告知另一方并作出必要的解释。

但在市场经济条件下,诚信这一传统美德却遇到了前所未有的挑战。经济生活中的诚信缺失,潜规则作用力的日益扩张,逐步蔓延到政治生活、社会生活和人际关系领域,社会上出现的弄虚作假、言而无信、尔虞我诈,甚至怀疑一切等问题,严重地阻碍了诚信社会的建立。因此,加强诚信友爱的社会主义人际关系建设,显得尤为重要和迫切。

三、理解宽容原则

(一)理解宽容的含义

理解是沟通的桥梁,是填平沟壑的土石,它能使人与人之间情感的平行线出现角度与交点,甚至达到完全的吻合。面对同样的事情,有人用理解、感谢的目光看,有人用麻木、无所谓的目光看,还有人用挑剔、指责的目光看。他们由此得出的感受不同,结论当然也相差甚远。因此,当你抱怨别人不理解自己时,先看看自己待人的态度如何,想想自己是否理解了他人。我们生活的这个多元世界,事物本来就是纷繁复杂的,由于个人知识、经历有限,总会出现我们无法理解的事物,这就需要宽容对待,求同存异。

宽容是一种精神,是一种境界,是衡量一个人气质涵养、道德水准的尺度。古人关于宽容的言论很多,如"唯宽可以容人,唯厚可以载物";"宰相肚里能撑船";"得饶人处且饶人";"退后一步海阔天空";"知足常乐,能忍自安"等。在人际交往中,宽容是必不可少的润滑剂。一个胸怀坦荡的人,在交往中往往能够宽容、体谅对方,虚怀若谷,不计得失,容易被他人接纳、信任,从而建立起良好的人际关系。反之,心胸狭窄,斤斤计较,挑剔苛求,以己之长、比人之短,则会造成交际双方感情疏远,使自己成为不受欢迎的人。

(二)理解宽容原则的要求

要做到理解宽容,首先应学会将心比心。孔子说:"己所不欲,勿施于人。"站在别人的立场上为别人着想,理解别人,体谅别人。养成将心比心的习惯,就不会因为别人的一些"冒犯"而拒人于千里之外。比如,病人来到医院住院时,其对情境的自我控制能力有限,甚至连自由都受到一定的限制,此时心理上有一定的自我防卫和排斥情绪,是可以理解的。因此,当护士抱怨病人态度差时,应当理解病人的痛苦,宽容病人的某些不合作行为,只有这样,才能建立和谐的护患关系。

其次,学会大事清楚,小事糊涂。所谓"大事",就是重大事情和原则性问题;所谓"小事",就是日常琐事、小的问题。大事清楚是原则问题不让步,小事糊涂是不计较小的得失和不纠缠小事,不因小失大。晚清历史人物曾国藩在岳麓书院读书的时候,有一位同学性情暴躁,因为曾国藩的书桌放在窗前,那人就说:"我读书的光线都是从窗户进来的,让你遮住了,赶快挪开!"曾国藩果然照他的话移开了桌子。从这里可以看到,青年时代的曾国藩的涵养与气度已经不凡了。

再次,应当严于律己。人们最容易犯的错误是对自己过于宽容,对他人过于苛刻。其实,对他人的苛求,便是对自己的纵容;对他人的宽容,便是对自己的限制。你想要别人如何宽容你,就应该如何宽容别人;给别人留一点空间,自己也能得到一片蓝天。

> **链接**
>
> 关于理解宽容的名言
>
> 忍一时风平浪静,退一步海阔天空——中国俗语
>
> 量小失众友,度大集群朋——中国俗语
>
> 海纳百川,有容乃大;壁立千仞,无欲则刚——中国古代政治家　林则徐
>
> 世界上最宽阔的是海洋,比海洋更宽阔的是天空,比天空更宽阔的是人的胸怀——法国作家　雨果

最后,可以尝试自我解脱。理解宽容意味着你不会再为他人的错误惩罚自己,对人对己都可成为一种无需投资即可获得的"精神补品"。人与人之间,不可能没有摩擦,如果都"以眼还眼,以牙还牙",就会陷入永无休止的报复之中,危机四伏,永无宁日;只有宽容,才能将摩擦减少到最低限度,稳定人际关系。

理解宽容,折射出一个人处世的经验、待人的艺术和良好的涵养,可谓是人际交往中的一种哲学。交往中,对别人要有宽容之心;苛刻待人,或者得理不让人,最终将会成为孤家寡人。

四、互利互助原则

(一)互利互助原则的理论基础

人际关系的倾向是相互对应的。人们都希望别人能够承认自己的价值、支持自己、接纳自己。喜欢我们的人,我们才会去喜欢他们;愿意接近我们的人,我们才愿意接近他们。所以对于疏远我们、厌恶我们的人,我们的反应也是相应的,对他们也会疏远或厌恶。

人是理性动物,其一切行为都有符合心理逻辑的充足理由。心理学家霍曼斯提出,人与人之间的交往本质上是一个社会交换过程,人们都希望交换对于自己来说是值得的东西,希望在交换过程中得大于失或至少等于失。不值得的交换基本上不会去实施,不值得的人际关系也没有理由去维持,不然人们就无法保持自己内心的平衡。

人又是社会的人。无论是谁,都有一定的需要,因而也有一定的价值观,以及由这些价值观派生出来的得失观念。人们的一切交往行动以及一切人际关系的建立与维持,都是人们根据一定的价值观进行选择的结果。对于那些对自己来说是值得的或得大于失的人际关系,人们就倾向于建立和保持;反之,则逃避、疏远或终止。

(二)互利互助原则的要求及内容

在和他人交往中,要想得到别人的关心、注意和爱护,应该首先对他人关心、爱护。要想自己被别人所接纳,就必须了解人们在人际关系方面的价值倾向,使别人感到同我们交往是值得的。当一方需要帮助时,另一方要力所能及地给对方提供帮助。也只有这样,我们同别人的关系才能够建立、维持和发展。古人早就指出,"投之以桃,报之以李";"受人滴水之恩,当以涌泉相报"。案例中,小丁为带教老师、其他医护人员帮忙看似是单方面的,但我们完全有理由相信,当小丁在生活和学习中需要帮助时,他们也一定乐意伸出援助之手。

人际之间的互利互助包括物质和精神两个方面。比如相互赠送礼品、相互安慰等就是

互利的。当然,互助互利原则不同于经济领域的等价交换,它是道德的产物,是内在修养的外在体现。坚持互助互利原则,就要破除极端个人主义,与人为善,乐于帮助别人。同时,又要善于求助于别人。别人帮助我们克服了困难,我们感到欣慰,他们也会感到愉快,这也可以进一步加强双方的情感交流。

五、礼貌适度原则

(一)礼貌原则的含义及要求

礼貌和礼节、仪表、仪式一样,是礼仪的重要组成部分。它是在人际交往中通过语言、动作等表现出来的谦虚和恭敬。作为交往原则的礼貌,指交往双方基于对对方的尊重,通过言谈举止表现出来的谦逊、恭敬的态度。礼貌原则是人际交往中又一重要的基本原则。

中国作为几千年的文明古国,素以"礼仪之邦"著称于世。礼在中国传统文化中占据中心的位置。孔子教导自己的弟子说:"不学礼,无以立。"礼貌是礼仪的基础。一个人不懂礼貌,就什么礼仪也谈不上。礼貌是一个人接人待物时的言谈举止、态度、表情等的外在表现。所以,透过礼貌可以反映和表现出一个人的文明程度和品德修养。

礼貌原则要求人们在人际交往中言行举止都要有礼貌。在人际交往中,首先我们要注重仪表的规范。要了解、掌握并遵循国际上通行的服饰礼仪的 TPO 原则,即时间(time)原则、地点(place)原则、场合(occasion)原则。

语言的文明礼貌是护理人际交往和谐的重要基础,其主要表现是护士在人际交往(特别是护患沟通交往)过程中使用礼貌用语。比如:您好——表示尊敬、知礼和祝福;请——委婉的提示、谦恭的邀请;祝——诚挚的情谊、良好的愿望;对不起——谦让、自责;没关系——理解宽容的胸怀,深厚的涵养。如此等等礼貌用语,都能令人倍感温暖、关切、融洽和无拘束。对病人而言,这些礼貌用语能使之感到精神上的支持和理解,保持平和乐观的心态,增强对护士的信任感,从而能更积极地配合疾病的治疗。

在人际交往中,礼貌的非语言行为也很重要。非语言行为具体包括表情、姿势、肢体动作、空间距离、副语言等多种形式,它们是语言的重要辅助手段。在交往中可能会出现不能、不变或不愿完全用有声语言表达的情形,这时非语言行为就显得尤为重要。礼貌的非语言行为要求表情和颜悦色、举止大方得体、交往距离适中恰当。非语言行为直接形成一个人的外在整体形象,也表现了行为者的风度、修养、气质及人格魅力,现在许多行业都要求工作人员微笑服务,就是要求把非语言行为运用到工作中。护士被人们称为"白衣天使",是善和美的化身,微笑的表情、得体的举止、端庄的仪态是理所当然的行为要求。

(二)礼貌的适度及其要求

现代化的今天,我们一方面要强调在人际交往中要讲究礼貌,但也要注意礼貌的适度。"适度"的含义是指在讲礼貌的同时还要注意把握分寸,适当得体。这是人际交往的一条重要原则。

交往中的适度礼貌首先表现为态度行为的适度得体,即注重礼仪、讲究场合、恰如其分、举止得体、进退有据、不卑不亢。切忌态度轻慢、粗鲁无理、卑躬屈膝、行动委琐、漠然置之、随随便便。孔子曾说:"上交不谄,下交不渎。"就是说,在人际交往中,既不要对上低声下气、丧失人格,也不要对下傲慢无礼、盛气凌人。

其次,也不能在不需要的场合过于强调礼貌。也就是不能事事讲繁文缛节,"用礼过度";在公共场合、初次交往场合要注意礼貌,如在出席会议、参加面试时,就应注意讲礼貌;而在一些私人场合就不应太强求礼貌,如在与亲人、朋友交往时,太过礼貌反而显得关系疏远,这就叫"过犹不及"。

最后,适当得体的礼貌要求我们不能把自己的"礼貌"强加给别人,对别人提出过多的礼貌要求,吹毛求疵。礼貌是对自己修养的要求,而不是用来约束衡量别人的。更不能以"礼"压人,得理不饶人。只有这样,才能得到人们的理解和尊重,获得交际的成功。

人际关系,是一种最基本的关系,也是一种最复杂的关系。从主观上,我们希望尽善尽美地处理好各种人际关系;但客观上,我们却常常为各种人际关系间的纠葛与矛盾所烦恼和痛苦。案例中,小丁的成功就业启示我们,良好的人际关系对我们的生活、事业有着非常重要的意义,它不仅为我们营造了一个轻松愉悦的人际环境,而且有助于我们提高生活、工作的质量,甚至获得强大的外部支持。如果我们能够遵循以上协调人际关系的基本原则,就可以帮助我们进行融洽的人际交往,营造出和谐的人际环境。

本章小结

本章主要介绍了人际关系的概念、类型、功能,提出了协调人际关系的基本原则,目的是使我们在现实生活中正确掌握和运用这些原则,建立和发展和谐的人际关系。

本章关键词:人际关系;人际关系功能;协调人际关系的原则。

课后思考

1. 什么是人际关系,它与社会关系有何区别和联系?
2. 按照不同标准,人际关系可分为哪些类型?
3. 人际关系有哪些个体功能?
4. 协调人际关系应遵循哪些基本原则?
5. 案例分析:

护士甲和乙是某医院同一科室的两名护士,两人关系一向很好,几乎无话不谈。最近,又有一名新护士丙进入该科室,并且很快成为护士甲的好朋友,护士乙见她们关系很亲密,心中经常掠过一丝不快。有一天,当护士乙去单位接护士丙的班时,看到护士甲和护士丙有说有笑,但一见到她到来,马上就停下来不说了,和她说几句客套话后,两人就走了。护士乙怀疑她们二人在说自己的坏话,心中很气愤。第二天,护士丙接班时间到了后,仍没及时赶到,护士乙认为护士丙是新来的,居然摆资格,更是气不过,就径自下班回家了,而当时还有一名病人在输氧。后来,护士丙因为上班途中遇交通事故未能及时赶到医院,导致医疗事故发生。

试分析护士乙协调人际关系过程存在的问题。

(尹仕果)

第二章

人际沟通概论

案例

王女士,30岁,回族,外企白领,已婚未育。近日,出现持续发热、虚弱、盗汗、全身浅表淋巴结肿大、体重下降明显、头晕、恶心、呕吐、口腔和黏膜发炎等症状。经检查确诊为艾滋病住院。小张是责任护士,要对王女士进行住院评估。

问题:
1. 小张对王女士的住院评估属于人际沟通的哪种类型?
2. 小张与王女士沟通时要注意哪些影响因素?

本章学习目标

1. 掌握人际沟通的概念、影响要素。
2. 熟悉人际沟通的类型、层次。
3. 了解沟通的要素。
4. 认知"以病人为中心"护理理念的重要性。

每个人的生活都需要与外界进行沟通,以了解外界的信息、传递自己的思想和情感。研究发现,沟通在人的社会生活中占有重要地位,人在清醒状态下,大约有70%的时间都在进行着各种各样的沟通,提升沟通的质量是现代生活的标志之一。沟通的重要性已受到人们越来越多的重视,人际沟通在护理工作中的作用也得到了广泛的认可。

第一节 人际沟通的概述

一、沟通的内涵

(一)沟通的含义

1. 沟通的词源 《辞海》对"沟通"的解释:"《左转·哀公九年》:'秋,吴城邗,沟通江淮。'原指开沟而使两水相通,后泛指彼此相通,如:沟通东西文化。沟通即为了既定的目标,把信息、思想和情感在个人或群体间传递,并达成共同协议的过程。"

《大英百科全书》对"沟通"的解释:沟通是"用任何方法,彼此交换信息。即指一个人与另一个人之间用视觉、符号、电话、电报、收音机、电视或其他工具为媒介,所进行的交换信息的方法"。《韦氏大辞典》关于"沟通"的定义:沟通就是"文字、文句或消息之交流,思想或意见之交换"。

"沟通"概念为世界所瞩目,始于1945年11月16日在伦敦发表的联合国教科文(UNESCO)宪章:"为用一切Mass Communication手段进行各国之间的相互了解而协同努力。"这里的communication,是指两个或两个以上的人之间,甲的思想、信息传播给乙、丙、丁等。此后,几乎全世界都使用这个词。其意是指承担某一特定思想和信息内容的符号系统,通过媒介大量地传递给不定量的公众。

"沟通"有广义和狭义之分,广义的"沟通"是指一切信息沟通过程;狭义的"沟通"是指人际沟通与群体沟通。本书侧重的是人际沟通。

2.沟通的定义　有学者将"沟通"定义为:信息发送者遵循一系列的共同规则,凭借一定媒介,将信息发给信息接受者,并通过反馈以达到理解的过程。还有学者认为,沟通是人与人之间交换意见、观点、情况或感情的过程,这一过程是通过语言和非语言行为来完成的。

从传递信息的角度,特别是从护士工作职能特性的要求出发,综合各种"沟通"的概念,我们把"沟通"定义为:沟通是为了既定的目标,使信息、思想和情感凭借一定的符号载体,通过媒介在个人或群体间传递,并通过反馈以达到理解的过程。

从"沟通"的定义,可以得出"沟通"的内涵:符号载体、传递、理解等。

(1)符号载体:在沟通过程中,观念或信息并不能像有形物品那样由发出者直接传递给接受者,它的传播必须借助一定的符号载体。所有观念或信息都通过符号载体进行传递,如语言、表情、身体动作等。

(2)传递:沟通首先是意义上的传递。如果观念或信息没有被传递出,则意味着沟通没有发生。

(3)理解:有效的沟通不仅要传递相关的信息,还需要被理解。两个语言完全不相通的人在一起交流,这样的沟通是有障碍的,也无法得到准确的互相理解。完美的沟通应该是信息经过传递后,接受者感知到的信息与发送者发出的信息完全一致。

通过沟通,护士可以和病人进行交流,取得病人的信任,获得病人全面、准确的健康信息,并以此为依据,为病人制定相应的护理计划,促进病人的康复,满足病人生理和心理的各方面需要。

(二)沟通的要素

沟通的要素主要包括环境、信息发出者、信息、渠道、信息接受者及反馈等六个要素。这些要素紧密联系,共同组成动态的、多维的复杂沟通活动。

1.环境　环境包括客观环境和主观环境。客观环境是指沟通发生的场所,如教室、图书馆、办公室、街道等。不同的沟通场所会影响沟通的渠道选择、内容和反馈,随着沟通的场所发生变化,沟通的渠道、内容和反馈也会相应地发生变化。如:在安静的图书馆内进行沟通就不能大声喧哗,沟通的内容和反馈的效果也相应受到限制,而在街道上的沟通可能就不会受到这样的约束。主观环境包括沟通对象的身心发展水平、沟通活动中的心理预期、反应,以及沟通双方的心理氛围等。主观环境能直接影响沟通活动的进展和效果。护士在临床护理工作中,如果能选择恰当的场合和营造良好的沟通氛围,就可以更有效地进行沟通,提高沟通的效果。

2. 信息发出者 信息发出者是对信息进行编码和传递的人。编码是指把想法和情感转换成符号,以及把它们组成信息的认知思考过程。信息的发出者把需要沟通的信息根据自己理解并编码成适当的语言、文字、符号、表情或动作后再进行传递。编码的结果受信息发出者的教育程度、价值观、心理发展水平、生活背景、自身素质等因素的影响。

3. 信息(message) 信息是指沟通时所要传递和处理的思想、观点、意见、情感、态度和指令等。信息会因信息发出者的不同而被编码成不同的形式,同样的信息内容可能会因此而传递完全不同的信息。因此,护士应该在有一定了解的基础上,清楚、直接地表达自己及使用对方熟悉的方式发送准确的消息,以达到有效的沟通。

4. 渠道 渠道是指信息发出者传递信息的工具或途径。信息传输的渠道多种多样,如书面文件、信件、口头表达、电话、电视、网络等。信息传输应根据信息内容、发出者和接受者的差异性选择相应的渠道。在信息传递过程中,如果信息的渠道选择不当,就有可能导致信息传递中断或失真。一般来说,信息发出者在传递信息时使用的途径越多,信息接受者就越能更多、更快、更准确地理解信息内容。美国护理专家罗杰斯1986年的研究表明,单纯听过的内容能记住5%,看过的内容能记住30%,讨论过的内容能记住50%,亲自做的事情能记住75%,教给别人做的事情能记住90%。护士在对病人进行健康教育时,应该根据实际情况,更多地综合运用多种信息传递渠道,这样病人获得的信息就会更加全面和准确。

5. 信息接受者 信息接受者是指接受信息的人。经渠道传递的信息,需要经过信息接受者接收并接受之后,才能达成共同的理解,最终形成有效的沟通。信息接受的过程包括接受、解码和理解三个阶段。首先,信息接受者要出于信息接收的状态,能接收到通过不同渠道传递过来的信息符号;其次是解码,即将符号信息转换成意义信息,变成可理解的内容,信息接受者将接收到的各种信息符号进行解码,转换成信息内容;最后,对信息内容进行理解。

6. 反馈(feedback) 反馈是由信息接受者返回到信息发出者的信息,也称为"反映"。反馈可以显示信息发出者发出的信息是否被理解了,反馈的结果可以直接决定沟通是否有效。因此,在沟通过程中,信息发出者应该时刻注意搜寻来自信息接受者的反馈,包括语言、表情、行为等,以确认发出的信息是否被准确地理解了。如果发出的信息没有被完全准确地理解,则需要进行下一轮的沟通。在沟通过程中,信息发出者和信息接受者的角色随着沟通的需要进行转换,从而使沟通呈现动态互动的过程。护士在护理工作中,要耐心、细致地与病人进行沟通,观察病人的言行,以确保健康教育或护理咨询被病人准确理解。案例中,小张在对王女士进行住院评估的过程中,通过反馈,沟通双方就会发生信息发出者和信息接受者角色的不断转换。

(三)沟通的类型

广义上的"沟通"包括人与人之间的沟通、人与机器之间的沟通、机器和机器之间的沟通。根据人与人之间沟通发生的范围和规模不同,可将"沟通"分为以下类型:

1. 自身内沟通　自身内沟通是指发生在个体自身内部的沟通,它包括思想、情感和个体看待自己的方式。由于自身内沟通是以自我为中心,所以沟通中的信息发出者和信息接受者都是自己。信息是由思想和情感构成的,大脑是渠道,它对个体的所思所想进行加工。这样,个体对自己说的话也会有反馈,可能会改变某些想法而用其他的取而代之。在自身内沟通中,个体不用直接与他人接触,个体的经验决定了与自己"交谈"的方式。孔子在《论语》中说过:"吾日三省吾身。"自省是对自己思想行为的反思、省察,体现了人的理性思考。人在自省时,对过去做个小结,并对未来有所计划,总结经验教训,以供今后发展参考,这样,人在思考之中就对自己有了更深刻的了解和认识。

2. 个体间沟通　个体间沟通是在一对一的基础上进行的沟通,通常是在非正式、不规则的环境中进行的。这种沟通大多发生在两个人之间,外界的影响可能很小,因为面对面的交流可以得到更多的反馈机会,交谈者有更多的机会去表达自己的观点以及检验信息是否被正确理解。

3. 群体沟通　群体沟通是指在一定群体组织内的成员之间、群体与群体之间的信息、情感交流。群体沟通要比个体间沟通复杂,群体内的每个人都随时有可能成为信息发出者或信息接受者,信息的发出和反馈更加频繁,最常见的有座谈会等。

4. 大众传播　大众传播是特定传播者利用报纸、杂志、书籍、广播、电影、电视、互联网等大众媒介向社会大多数成员传递消息、知识的过程。大众传播与其他沟通相比,在信息发出者和大量信息接受者之间插入了一种或多种联系两者的传播工具。大众传播具有组织性、受众多、规模大、快速性、反馈低、公开性等特点。

二、人际沟通的内涵

人际沟通是建立人际关系的起点,是人际关系发展和形成的基础,是改善和发展人际关系的重要手段。人际沟通状况决定了人际关系的状况。护士拥有良好的人际沟通能力,有利于增进护士与病人的关系,有利于促进护患双方的身心健康,也有利于创造和谐的工作环境。

人际沟通(interpersonal communication)就是人们运用语言或非语言符号系统进行信息交流沟通的过程。若把人的观念、思想、感情等看作信息,人际沟通就可看作信息沟通的过程。

(一)语言符号系统

语言符号系统是利用语言进行的言语沟通。语言是社会约定俗成的符号系统,是人类最重要的沟通工具,也是信息传递最有力的手段。

1. 语言的分类　语言可以分为口头语言(oral speech)和书面语言(written speech),即语音符号系统和文字符号系统。在面对面的沟通中,最常用、收效最快的沟通方式就是口头语言。例如,会议、座谈、演讲及当面谈话都可以直接、及时地交流信息。书面语言不受时间和空间的限制,可以长时间保存,可以远距离传递,信息发出者可以充分地考虑语词的恰当性。人们通过书面语言可以了解历史,了解世界,开阔眼界。

2. 语言的复杂性和策略性　语言的复杂性是因为不同的国家有不同的语言,不同的地区有不同的方言。仅我国,现代汉语就有七大方言。语言使用状况也比较复杂,不同的群体有不同的专业术语,医生、律师、科学家等群体都有各自的专业术语。语言本身的这种复杂性和其在沟通中的作用,就要求在沟通时,语言的运用要根据不同的对象和环境而改变,不然沟通就有可能在任何一个环节出现脱节。

语言的策略性是因为在沟通过程中,表达同一意图的言语形式并非唯一。沟通双方需要根据不同的文化背景、社会约定俗成的规则、社交礼仪、沟通对象、特定的情境等因素,采取不同的沟通策略。

（二）非语言符号系统

非语言符号系统是指在人际沟通过程中,凭借动作、表情、实物、环境等进行的信息传递。通过非语言符号系统进行的沟通能补充、调整、代替或强调语言信息。绝大多数的非语言信息具有特定的含义,在传达时是习惯性的和无意识的。非语言符号系统一般有以下几种形式。

1. 视—动符号系统　不同的体态姿势、丰富的面部表情等都能在沟通中传达相应的信息。比如,微笑代表友好和赞同、紧握拳头代表愤怒、点头代表同意、皱眉往往意味着疑问、搓手或拽衣领表示紧张、拍脑袋表示自责,耸肩表示不以为然或无可奈何,等等。当今,越来越多的人通过网络进行沟通,于是在网络上就衍生出了很多的表情符号,这些表情符号生动形象,可以反映出信息发出者在发出信息时的语气和感情,很好地弥补了因无法面对面交流而产生的沟通影响。

2. 时—空组织系统　人际空间距离可以表现出人与人之间关系的密切程度。在沟通过程中,不同的人际关系、不同的沟通对象以及不同的场景,会选择不同的沟通距离,如果人们违反了这些规则,就会引起对方不舒服的感觉。如在乘坐火车时,因为座位是相对设置的,人们为了避免眼神直接接触的尴尬,会采取看窗外、读书看报、听音乐或睡觉等方式。通常陌生人之间的空间距离会较大,但在特定情况下则不一样,比如在拥挤的公共汽车上或拥挤的电梯里,人们由于距离太近,常常会产生紧张感。

3. 目光接触系统　目光接触即人际沟通中眼神的交流,是一种广泛的非语言交流形式,具有非常重要的作用。相互之间的目光接触,可以加强表达效果。在谈话中,迎合对方的目光,意味着你对谈话的专注和兴趣;但当对方回答问题故意避开和你的眼神接触时,也许意味着事实还另有隐情,或者对你所说的话根本就不感兴趣。心理学的研究表明,人们在观察对方时,关注最集中的地方就是眼睛。眼睛是心灵的窗户,一个人的语言可以修饰,但眼神信息却是很难掩盖的,我们甚至可以常常透过一个人的眼神来归纳对方的品质,是温和的、真诚的,还是凶残的、狡猾的。

4. 辅助语言系统　音质、音幅、声调、言语中的停顿、语速快慢等因素,都能强化信息的语意分量。辅助语言可以表达语言本身所不能表达的意思。一位非言语沟通研究者估计,沟通中39％的含义受声音的表达方式的影响,在英语以外的语言沟通中,这个百分比可能更高。

三、人际沟通的类型

(一)按沟通功能分类

1. 工具式沟通　工具式沟通的主要目的是传递信息,是信息发出者将信息、知识、想法、要求传达给信息接受者,以传递信息,影响信息接受者的思想、态度等,进而改变其行为。

2. 感情式沟通　感情式沟通的主要目的是沟通双方表达情绪状态,解除紧张心理,获得对方精神上的同情、支持和谅解等,从而满足个体心理上的需要和改善人际关系。护理工作中,护士和病人进行感情式沟通,以建立良好的护患关系,更多地掌握病人的心理状况和生理状况,更好地制定沟通计划和提供全面的护理服务。

(二)按沟通符号分类

1. 语言沟通　语言沟通(language communication)即使用语言符号系统进行的沟通。语言是把我们的思想组织起来成为有意义符号的工具和手段,是一种最准确、最有效、运用最广泛的沟通方式。但是只有当信息发出者和信息接受者准确地理解了信息的内容,语言性沟通才是有效的。因此,护士在与病人进行沟通时,一定要选择合适的、病人能理解的词语与病人进行交流,切忌使用一些难懂的医学专业术语,致使病人及其家属不易理解而影响沟通效果。案例中,小张对王女士的住院评估主要是采用问答的方式,按沟通符号分类,属于语言沟通。

2. 非语言沟通　非语言沟通(nonverbal communication)即使用非语言符号系统进行的沟通。有研究显示,在日常的交流中,人们所采用的沟通形式有大约60%～70%是非语言性沟通。常见的非语言性沟通形式有仪表和身体的外观、身体的姿势和步伐、面部表情、目光的接触、手势及触摸、距离等。非语言性沟通是语言性沟通的有效补充。例如:请分别表达出"护理专业的学生素质是最好的"这句话"高兴的、难过的、愤怒的、惊讶的、委屈的、鄙视的、傲慢的"的含义,如果用语言来表达的话,表达出这么多种含义就很困难。但如果分别在"护理专业的学生素质是最好的"这句话后面加上一些表情符号,就很容易表达了。

(三)按沟通流向分类

1. 纵向沟通　纵向沟通是指上下级之间的沟通,如护理部主任与护士长之间的沟通、护士长与护士之间的沟通等。纵向沟通的类型和形式有:下行沟通、上行沟通。

下行沟通就是指上级作为信息发出者与下级进行的一种自上而下的沟通形式。主要用于上级对下级传达政策、下达任务与目标,提供关于组织程序和行动的情况,具有指令性、法定性、权威性和强迫性等特点。下行沟通存在的主要问题是:太长的沟通链会导致信息的扭曲,而且沟通链越长,信息失真的可能性越大。国外一份对100多家公司的研究报告表明,信息经过五个管理层次的传递后,只有20%的内容可以传递给目标对象。这就是为什么往往有好的决策方案,却没有好的执行结果的一个极为重要的原因。

上行沟通是自下而上的沟通,具有非命令性、主动性、积极性、民主性、广泛性等特点。上行沟通传递的信息主要包括工作汇报、问题反映、请求支持、建议书,等等。上行沟通可以使上级能及时得到下级的多种信息反馈和意见。理想的沟通状态应是将丰富有价值的信息从下级持续不断地传递给上级，以保证上级做出及时的响应与调整。从这个意义上讲，上行沟通与下行沟通同样重要。

2. 横向沟通　横向沟通指的是组织内部横向部门和人员之间进行的沟通，也称为"平行沟通"。横向沟通具有非命令性、协商性和互动性等特点。这种沟通有助于组织之间或成员之间任务的协调、信息的共享、问题的解决和矛盾的化解以及误解的消除。横向沟通大多采取个人接触、电子邮件、备忘录等形式。

（四）按沟通渠道分类

1. 正式沟通　正式沟通（formal communication）是指通过正式的组织程序，在一定的组织机构中按照组织规定的线路和渠道进行的信息传递。如，上级向下级下达指令、发送通知，下级向上级呈送材料、汇报工作，组织之间的公函往来、各种会议、文件等。正式沟通采用的渠道都是比较固定和规范的，传递的信息准确全面，不足之处是相对速度较慢。

2. 非正式沟通　非正式沟通（informal communication）是指通过正式规章制度和正式组织程序以外的其他各种渠道进行的沟通。如组织成员私下的交流、朋友聚会、各种传闻、小道消息等。非正式沟通的沟通对象、时间及内容等各方面都是未经计划和难以辨别的，是由沟通双方的感情和动机上的需要而形成，没有明确的规范和系统，不受组织体制的约束，是正式沟通的有效补充。非正式渠道所传递的信息内容大多是新的观点、新的知识，因而它注重交流的速度、互动性、创造力、开放轻松的环境以及无拘无束的形式。如电子邮件、信函、通知、小组会议、私人之间的交流等等。因此，非正式沟通具有沟通形式灵活、自由度大、消息传播速度快、内容广泛等特点，可以传播一些不便于正式沟通的信息，而且由于在这种沟通中比较容易把真实的思想、情绪、动机表露出来，因而能提供一些正式沟通中难以获得的信息。也正是因为如此，非正式沟通难以控制，传递的信息往往不确切，易于失真、曲解，容易传播流言蜚语而混淆视听，这就需要通过正式沟通来确认。

（五）按沟通目的分类

1. 询问型沟通　询问型沟通是指以得到相关信息为目标的沟通。通常通过提问的形式来进行。体现在护理工作中就是护士收集病人相关信息的过程。通过询问型沟通，护士可以获得病人的既往病史、病情、健康状况、心理状况、护理需求等。这些信息的获得可以为护士制定合理有效的护理措施提供可靠的依据。在临床护理工作中较为常见的有住院评估、询问病人的身体状况等。案例中，小张对王女士的住院评估主要是为了获得病人的信息，按沟通目的分类，属于询问型沟通。

2. 告知型沟通　告知型沟通是指以告诉对方信息、思想和情感为目标的沟通。告知型沟通可以通过言语、通知等形式。如通知某件事情、告知病人医院的规章制度、用药须知等。

3. 征求型沟通　征求型沟通是指以征求对方意见和建议为目标的沟通。在日常生活和工作中，常常需要征求别人的意见作为参考，为决策提供更多的信息。护士在为病人进行护理诊断和制定护理计划时，常常需要征求护士长或其他护士的意见和建议。

4. 说服型沟通　说服型沟通是指以改变对方态度、观点、思想和情感为目标的沟通。说服型沟通不是简单的信息传递过程,而是要通过沟通来说服对方,改变其观点和态度,所以要注意方式方法,切忌简单粗暴,要采用合理的沟通技巧和方法。

（六）按沟通内容分类

1.信息沟通　信息沟通是指信息的传递与交流。整个物质世界和人类社会充满着信息和信息交换,人们的衣、食、住、行,人们的一切活动都离不开信息,因此信息沟通也是最常见的一种沟通。

2.思想沟通　思想沟通是指意识形态,包括哲学观点、政治观点、法律观点以及伦理道德方面的沟通。

3.心理沟通　心理沟通是指心理活动方面的交流。包括情感沟通、兴趣沟通、性格沟通等。在临床护理工作中,护士常常要采用心理沟通来打消病人的顾虑,缓解病人紧张和害怕的心理。

（七）按沟通意识分类

1.有意识沟通　有意识沟通是指在沟通中能意识到自己的沟通目的,即具有一定目的性的沟通。如通常的谈话、授课、了解病情、住院评估、健康教育等。案例中,小张对王女士进行住院评估时,双方都能意识到沟通的目的,按沟通意识分类,属于有意识沟通。

2.无意识沟通　无意识沟通是指在沟通中没有意识到信息的交流。比如在安静的图书馆内,虽然管理员没有告诉学生保持安静,但每个人都自觉地保持安静；再如,上课铃响了,老师走上讲台,嘈杂的教室马上就安静下来。

（八）按沟通反馈分类

1.单向沟通　单向沟通(one-way communication)是指单向信息流动的人际沟通。在沟通时,沟通双方的地位不变,一方只发送信息,另一方只接受信息而不向对方反馈信息,如做报告、大型演讲等。实际上,严格意义上的单向沟通是罕见的,信息接受者会以各种形式(语言或非语言符号)或多或少将反馈信息传递给信息发出者。单向沟通具有接受者面广、信息传递速度快、容易形成误解等特点。

2.双向沟通　双向沟通(intercommunication)是指双向信息流动的人际沟通。在沟通时,信息发出者与信息接受者之间的地位不断变换,信息沟通和反馈多次循环往复进行,如交谈、协商等。双向沟通具有信息内容传递较为准确,有利于联络双方感情,信息传递速度相对较慢等特点。案例中,小张对王女士的住院评估属于双向沟通。

第二节　人际沟通的层次

一、按沟通的深度分类

美国心理学家鲍威尔(Powell)认为,沟通交流分五个层次,即礼节性的沟通、陈述事实的沟通、交流看法的沟通、分享情感的沟通、尖峰式沟通。

(一)礼节性的沟通

礼节性的沟通为社交应酬式交谈,多为应酬需要,也是建立下一步沟通的开始。这一层次的沟通双方信任程度及参与程度较低,沟通内容局限于一般的寒暄和应酬,一般用于初次见面和打开话题。如:"你吃饭了吗"、"今天天气真的不错啊"、"早啊"等。护士在工作中,可以运用礼节性沟通,缓和和病人之间陌生、尴尬的局面,为进入更深层次的沟通做准备。

(二)陈述事实的沟通

陈述事实的沟通只是简单地陈述一个人的实际情况,将已经发生的事情表述清楚,不涉及个人感情、看法、评价、态度、人与人之间的关系等。这是相互了解与沟通的第一步,对于了解相对完整的事实与经过很重要。处于这一层次的沟通时,护士可以从病人那里获得病人的家庭、身体、病症、既往病史等情况,病人可以从护士那里得到病情的护理措施和要求,但是沟通还是处于比较浅显的层次,双方之间的交流还不涉及意见、情感、态度等。通过这个层次的沟通,双方可以加深了解和信任,把沟通引向更深层次。

(三)交流看法的沟通

交流看法的沟通是较高层次的沟通,即相互交流、分享个人的想法与判断。当沟通达到这一阶段时,相互的信任基本建立起来了,或者是有较明显的解决冲突的愿望。在此层次上,双方容易引起共鸣,获得认可或产生同情感,这是了解对方内心对事实看法、想法的必经步骤。护士在和病人交流的过程中,首先应认真完整地了解其相对全面的看法,在沟通时注意给病人恰当的鼓励,表露出对病人的信任和帮助的意愿,使病人愿意继续交换看法,沟通就可以向下一层次进行了。

(四)分享情感的沟通

在分享情感的沟通中,某个人对某件事情,不仅有看法,还会出现相应的情绪感受与反应,并愿意向对方说出自己的想法和态度,在意彼此间的情感和分享感觉。由于情感是非常细腻和私密的,要想能分享情感,必须建立互相完全信任的基础。护士必须对病人做到坦诚相待、设身处地为病人着想、全心全意地为病人服务,这样才有可能和病人进行分享情感的沟通。

(五)尖峰式沟通

尖峰式沟通也称为"共鸣性沟通",它是一种短暂的、高度一致性的感觉,是沟通的高峰。达到这种沟通层次时,有时沟通双方不需要任何语言就能够完全理解对方的体验和感受,也能理解对方希望表达的意思。在这一层次的沟通中,双方信任程度及参与程度最高。

护士和病患在日常沟通中,护士常常掌握着沟通的主动权,因此,护士要根据不同的沟通层次,采用不同的沟通技巧,逐步和病患建立信任,将沟通不断引向更深层次。

二、按沟通的效果分类

(一)沟而不通

沟而不通是指沟通的双方花了时间和精力去沟通,但没有达到预期的目的,也称"无效沟通"。造成"沟而不通"的原因很多,如语言不通、文化差异、身体障碍、不善于倾听、自以为是、存在偏见、缺乏反馈、缺乏沟通技巧等。

(二)沟而能通

沟而能通是指沟通的双方通过沟通可以达到预期目的的沟通。虽然沟而能通,但是不同的沟通还会有不同的沟通效果,因此,要想沟通的效果达到最佳,就要选择恰当的沟通方式、合适的沟通技巧、真诚的沟通态度、共同的沟通规则等。

(三)不沟而通

不沟而通是指沟通双方不需要进行沟通就能达到彼此信息的传递,是人与人之间在高度默契时形成的沟通。即人们常说的"心有灵犀一点通",甚至不用说话就知道对方的体验和感受。不沟而通是需要沟通双方长期间进行交流,互相建立很深的了解,思想、态度和观点达到高度的默契程度才能达到的沟通意境。

第三节　人际沟通的影响因素

人际沟通受很多因素影响,具体包括个人因素、社会因素、信息因素、信息渠道因素、组织因素及环境因素等六个方面。

一、个人因素

个人因素是指沟通效果受信息发出者和信息接受者影响的因素,具体可分为心理因素、身体因素、文化因素、表达因素等四个方面。

(一)心理因素

1. **个性特质**　个性是一个人相对稳定的思想和情绪方式,是一个人在思想、性格、品质、意志、情感、态度等方面不同于其他人的特质,这个特质的外在表现就是他的言语方式、行为方式和情感方式等。任何人都是有个性的,也只能是一种个性化的存在,个性化是人的存在方式。个性的缺陷,会对沟通产生不良影响。一个虚伪、卑劣、欺骗成性的人传递的信息,往往难以被人接受。瑞士心理分析家荣格根据个体心理活动倾向于外部还是倾向于内部,把人的个性分为内向(倾)型和外向(倾)型。属于外向型性格的人心理活动倾向于外部:活泼开朗、感情易外露、待人接物决断快、独立性强,但比较轻率;缺乏自我分析和自我批评精神、不拘小节、善社交,反应快。属于内向型性格的人心理活动倾向于内部:感情深沉,待人接物谨慎小心,处理事情缺乏决断力;但一旦下决心常能锲而不舍,较能进行自我分析与自我批评;自律不善社交,反应慢。护士要针对不同个性的病人特点,采取合适的方式,避免个性中不利于沟通的因素,加强沟通,建立稳固和谐的护患关系。

2.认知程度 认知程度是指人们认识活动的过程,即个体对感觉信号接收、检测、转换、简约、合成、编码、储存、提取、重建、概念形成、判断和问题解决的信息加工处理过程。沟通双方因为个人认知发展等因素的不同,在对同一信息或事物的认知深度、广度等方面都存在差异,这种差异性会影响沟通的效果。

3.自我效能 自我效能是指一个人在特定情景中从事某种行为并取得预期结果的能力,它在很大程度上指个体自己对自我有关能力的感觉。自我效能也是指人们对自己实现特定领域行为目标所需能力的信心或信念,简单来说,就是个体对自己能够取得成功的信念,即"我能行"。

美国心理学家阿尔伯特·班杜拉(Albert Bandura)认为,自我效能分为结果预期和效能预期。结果预期是指个体对自己的某种行为可能导致什么样结果的推测;效能预期是指个体对自己实施某行为能力的主观判断。个体在日常生活中,会对自己的沟通能力有一个自我效能,在沟通前会对即将发生的沟通行为和结果进行推测和判断。如果个体在沟通中能经常获得成功的体验,自信心就会增强,在对待沟通方面的主动性和自我效能就会增强,有利于个体在沟通中的表现和发挥。相反,如果个体在沟通中经常得到失败的体验,就可能会对沟通产生畏惧、困惑的感受,造成沟通恐惧的心理,影响沟通的效果。对沟通有恐惧心理的人,轻者为了保护自己而表露出有碍进一步沟通的信息,重者甚至无法与人交谈。这种沟通上的心理障碍除直接对沟通产生影响外,因为沟通者不能获得人际沟通所附带的积极意义,所以其社会功能必然要受到严重影响。比如说,在生活习惯上比较孤独封闭;在学习态度上会比较消极退缩;在人际接触中会逃避,因此减少了被认识与被赏识的机会,反而增加了被误解与被排斥的可能;沟通恐惧的长期体验会降低个人的自尊心等。

4.情绪体验 情绪体验是指情绪发生时的主观感受。情绪发生时并非所有的内部体验都是情绪,但直接的主观体验是情绪现象不可或缺的组成部分。而且每种具体的情绪体验在主观感受上是相对稳定的。情绪总是在一定的情境中产生的,而人所处的情境又是变化无穷的。情绪体验由强度、紧张度、快感度和复杂度四个维度组成。沟通者在沟通前、沟通中不同的情绪体验,会对沟通产生直接的影响。在特定的情绪状态中,常常会失去对信息应有的控制和接受。比如:当信息发出者处于愤怒、暴躁的情绪体验时,说话的时候往往就很难控制自己的音调和表情,对一些平常的语言也会有超出平常的表达;当信息接受者处于悲痛的情绪体验时,往往对外界的信息会有错误的理解甚或完全排斥外界传递来的信息。在护理工作中,往往会遇到心情急躁、悲观、心情悲痛的病人或家属,在和这些不同情绪体验中的人进行沟通时,护士应有敏锐的觉察力,一定要把握好分寸,控制好自己的情绪,采用合适的沟通方式,以确保沟通的有效进行。

5.态度观念 态度观念是指人对其接触客观事物所持的相对稳定的心理倾向,并以各种不同的行为方式表现出来,它对人的行为具有指导作用。主要是因为对信息的态度不同而对沟通产生的影响。在沟通时,不同的人对信息有不同的态度,可能会习惯性地接收一部分信息,而摒弃另一部分信息,所选择的侧重点也不相同。很多人对与他们自身利益有关的信息感兴趣,而与他们利益无关的信息则往往被忽略。此外,沟通时,双方的态度如何也直接影响了沟通的结果。如:真心坦诚的态度有助于沟通的进行,缺乏实事求是的态度容易造成沟通障碍。

(二)身体因素

1. 永久性的生理障碍　永久性的生理障碍会影响人际沟通,如色盲、色弱、失明;耳背、耳聋;弱智、智障、痴呆;哑巴、肢体残疾等。

2. 短暂性的生理阻碍　短暂性的生理阻碍是指因身体短期的不适引起的沟通阻碍。这种阻碍是短时间内的,身体不适消失了,生理阻碍也随之消失。如身体器官的疼痛、困倦、疲劳、饥饿、晕厥以及女性在月经期间情绪上的波动等生理因素,都使沟通者在沟通时,无法集中注意力而影响沟通效果。

3. 累积性的年龄增长　累积性的年龄增长是指随着年龄的增长,人的知识、经历、观点、沟通的技巧等都会慢慢积累,影响人与人之间的沟通。比如一个年少时桀骜不驯、夸夸其谈、以自我为中心的人,经过岁月的磨砺,可能会变成一个出言谨慎、成熟稳重的人。年龄的增长也会使得身体的机能不断受到限制,如视力逐渐退化、口齿逐渐含混、听力逐渐下降,这些变化对沟通也会产生影响。

(三)文化因素

1. 文化差异　文化差异会影响信息的传递,因为每一个社会都通过自己的语言及文化来看这个世界。文化差异会在以下方面影响所传递的信息:第一,除非信息发出者用信息接受者所能理解的形式来沟通,否则,信息接受者无法接收信息。第二,信息本身必须经过翻译,而且改变的程度必须达到最低。第三,信息也要适应当地文化的处境。有个故事很好地体现了文化的差异性:一个美国老师在一个中国家庭中当家庭教师,当上课中途孩子们很热情地请老师休息一下吃些水果时,老师却会理解为:"我是不是看起来很老,力不从心了?"

2. 特有习俗　习俗就是习惯,风俗;个人或集体的传统、传承的风尚、礼节、习性;不同民族、国家之间形成了固有的习俗。沟通的双方应该了解对方的特有习俗,以免在沟通中造成沟通的障碍。案例中,王女士是少数民族,小张作为责任护士,要了解回族的相关习俗,在与王女士的沟通中,要注意避免与回族的习俗相冲突。

链接

说送礼

王先生是一家经营食品添加剂商店的老板,经常与俄罗斯商人有业务往来。有一天,他的一位朋友给他从新疆英吉沙带来了一把精致的民族小刀,后来他就把小刀送给了和他经常有业务往来的一个俄罗斯商人。他这么做本来是想增进友谊、加强合作,结果却让俄罗斯商人很生气。后来经过翻译解释才知道,在俄罗斯,送礼不得送刀和手绢。刀意味着交情断绝或彼此将发生打架、争执;而手绢则象征着离别。

---

3. 宗教信仰　宗教信仰是一种意识形态,与人类的生产、生活、工作和学习等各个方面有着千丝万缕的联系。我国有佛教、道教、基督教、伊斯兰教、天主教等,各宗教都有自己的

教义。宗教差别也会成为沟通障碍,不同宗教或教派的信徒,其观点和信仰各异。在与宗教人士沟通时,要考虑到不同宗教的特点,本着尊重、民主、平等、和谐、融洽的方式,避免因为语言不当而让对方产生误解,造成严重的后果。

4.教育背景　　沟通双方由于教育背景的差别,对信息的译码和解码也就不一样,可能会导致信息的传递和接收环节中信息的传递失真。教育背景又分为受教育程度和受教育专业差异。不同的受教育程度对很多事物、观念的理解不一样,增加了交流的困难;而受教育专业上的差异则会使人产生一些固有的思维方式以及很多的专业术语,在交流的时候可能会产生障碍。比如艺术类的学生和理科、工科类的学生在有些事物方面的观念会有所不同;很多专业有其自身的专业术语,外行人可能就听不懂等。

> **链接**
>
> **秀才买柴**
>
> 　　从前有一个秀才上街去买柴,他见到了卖柴的人就对卖柴的人说道:"荷薪者,过来。"这个卖柴的是个农民,没念过什么书,也就听不懂这位秀才说"荷薪者(担柴人)"三个字是什么意思?但是卖柴的人却听懂了"过来"两字儿,于是这个卖柴人就把柴担到了秀才的面前。这时秀才接着再问:"其价如何?"卖柴的听不懂这句话,但是他听到这句话里面有个"价"字,于是就告诉秀才价钱。秀才接着说道:"外实而内虚,烟多而焰少,请损之。"(其意思为:你的木柴外表是干的,里头却是湿的,燃烧起来会浓烟多而火焰小,请减些价钱吧!)卖柴的人因为听不明白秀才所说的是什么意思,就担着柴走了。

"秀才买柴"的故事提醒我们,要想进行有效的沟通,必须采用信息接受者容易接收的方式,使用信息接受者容易理解的信息符号。因此,护士语言要具有规范性,禁忌用医学术语或者医院常用的省略语,词汇要朴实、准确、明晰,尽量口语化,让病人一听就明白你所表达的意思,以便配合你的护理诊断和治疗。

(四)表达因素

每个人在沟通中都有特定的表达方式和特点,如语速、语调、音质等。有研究显示,在交往中语速对于第一印象有重要影响。讲话急促表达的是激动兴奋,并可能具有表现力和说服力。但讲得太快会使对方神经紧张。抑扬顿挫的语调比平铺直叙的语调更能唤起别人的注意力,语言表达方式的变化,尤其是语调的变化,可以使相同的词语表达不同的含义。例如"谢谢"一词,可以动情地说出,表示真诚的谢意;也可以冷冷地吐出,表达轻蔑的意思。表达因素中的语速和语调等因素,可以通过后天的训练加以调整。

二、社会因素

(一)职业背景

在日常的工作中,会因为不同的职业背景而形成一种特有的职业沟通方式和文化。教师因为特殊的劳动方式和劳动对象,决定了教师的语言行为有特定的要求。例如:语言表达准确,逻辑性强,语言符合标准,语言生动形象、通俗流畅、抑扬顿挫、富有节奏感、富有启发性和感召力等。护士是天使的象征,要求工作时必须提供科学准确的信息、诚恳礼貌的谈吐、优雅端庄的举止、和谐得体的妆容、规范整洁的衣装等。护士在与病人沟通时,涉及病人病情和情感方面的话题时,切忌信口开河,对病人提供不恰当或不科学的信息。一定要确保沟通信息的准确,体现对病人的关心,这样才能获得病人的认可,才能进行有效的沟通。

(二)社会阶层

社会中每个个体都处于一定的社会地位,由于地位各异,通常具有不同的意识、价值观念和道德标准,从而造成沟通的困难。不同阶层的成员,对同一信息会有不同的、甚至截然相反的认识,他们对同一政治、经济事件往往持有不同的看法。许多研究表明,地位的高低对沟通的方向和频率有很大的影响。例如,人们一般愿意与地位较高的人沟通,因为信息趋向于从地位高的流向地位低的。

三、信息因素

(一)信息的来源

信息的来源也影响信息的传递和接受。信息源所使用的传播技术,包括信息源的语言文字表达能力、思考能力以及手势、表情等方面的表达优劣程度;信息发出者的态度,包括自信、尊重对方、竭力使对方对沟通感兴趣等;信息源的可靠程度等。通过正式沟通渠道传递的信息值得信赖,而通过小道消息传来的信息就不能够轻易接受。

(二)信息的组合

信息的组合是指语言符号和非语言符号的排列与组合次序。信息传递时有首因效应和近因效应,即先呈现的信息和最近呈现的信息容易被记住。信息的组合在沟通中具有技巧性和实用性的特点。同样的信息,如何准确无误地进行传递而又让对方乐意接受,需要信息的发出者巧妙运用信息组合的技巧。

信息的内容直接影响沟通双方,如果是对方感兴趣的、对其有利的信息,就容易被接受和传递;若是其不感兴趣或对其不利的信息,就不容易被接受和传递。简明扼要的信息相对于复杂难懂的信息更容易被接受和传递;包含语言和非语言符号的信息比单一的语言或非语言符号的信息更容易被接受和传递。

> **链接**
>
> **"屡战屡败"和"屡败屡战"**
>
> 　　清代曾国藩,在镇压太平天国义军时,几遭挫折,连连失败。他打算请求皇上增援军队,于是就草拟了奏章,其中讲到战绩时,不得不承认"屡战屡败"。一位师爷看了这个后,马上联想到不久前发生的一幕;一员大将面奏时,也曾讲到"屡战屡败",因触龙颜而遭贬谪。他不禁为主子捏了把冷汗。但是,对皇上又不容谎报军情,他在"屡战屡败"前苦思良久。突然灵机一动,将"战"与"败"字调换一下位置。这样"屡战屡败"变成"屡败屡战",从而使这句话的意思发生了质的变化。"屡战屡败"表现为无能,"屡败屡战"却表现为英勇。次日,皇上听了曾国藩的面奏"臣屡败屡战"后,果然龙颜大悦,认为他在失败面前斗志不失、百折不挠。这个例子为我们充分揭示了信息组合在沟通中的作用。

(三)信息的处理

　　信息的处理即是要选择合适的语言符号和非言语符号来表达信息,同一个信息用不同的语词和语气来表达,会有不同的效果。因此,在人际沟通中要掌握沟通技巧,因人而异,选择对方容易理解和接受的方式。

四、信息渠道因素

(一)渠道的选择

　　相同的信息经过不同的信息渠道传递,其效果也会不一样。因此,在沟通之前,要分析沟通对象和信息的特点,注意选择适当的信息渠道,使之与传播的信息相符合,并符合接收者的需要。比如,教儿童数数时,借用实物会让孩子理解起来更容易;演讲时,使用投影仪或电脑展现的图表、图画等信息令人印象深刻;和盲人交流的时候,面部表情就没有了效果;和哑巴进行交流的时候,就要通过手语或文字等途径。在有些场合,也要注意信息传递渠道的选择。如报告会的现场,报告人时间超时了,听众就不能站起来大声说话提醒,而只能采取写小纸条等方式告之。

(二)渠道的综合

　　健全人的五种感官都可以接收信息,综合运用多种信息接受渠道有利于信息接受的全面准确。美国传播学家艾伯特·梅拉比安(Albert Mehrabian)通过实验,把人的感情表达效果量化成了一个公式:信息传递的100%=7%的语言+38%的语音+55%的态势。在英语的学习中,专家建议边看、边读、边写,也就是综合运用多种信息接收渠道进行信息的记忆,这样记忆效果就会更好。因此,我们在沟通中,可以根据情况,综合选用多种信息渠道,灵活运用非语言符号系统的功能,使信息传递更加全面、准确、容易接收。

五、组织因素

(一)组织的层次

信息传递层次越多,它到达目的地的时间就越长,造成信息的损耗和失真就会越多,信息失真率也就越大,越不利于沟通。组织结构不健全、沟通渠道堵塞、缺乏信息反馈,也会导致信息无法传递。合理的组织机构有利于信息沟通。但是,如果组织机构过于庞大、中间层次太多,也影响信息沟通的及时性和真实性。信息从最高决策传递到下属单位不仅容易产生信息的失真,而且还会浪费大量的时间,影响信息传递的及时性。同时,自上而下的信息沟通,如果中间层次过多,同样也会浪费时间,影响效率。处于不同组织层次的成员,对沟通的积极性也不相同,同样会造成沟通的障碍。

(二)组织的执行

信息在组织中进行传递时,一个纪律涣散、执行力不强的组织,其传递信息可能就较为迟缓;而一个纪律严明、执行力强的组织,其传递信息可能就比较迅速。如在抗洪抢险的过程中,人民军队接到国家指令后立刻就动员了广大的士兵投入到救援的工作中。此外,沟通时,处于组织中不同层次的人有可能把接收到的信息自己甄别,层层过滤,按照自己理解的意思对信息进行传递。在甄选过程中,还有可能掺杂了大量的主观因素,尤其是当发送的信息涉及传递者本身时,往往会由于心理方面的原因,相关信息被忽略或隐藏,造成信息失真。

(三)组织的氛围

不同的组织氛围会影响沟通,气氛活跃、人际关系融洽、团结一致、鼓励表达不同意见、凝聚力强的组织氛围能促进沟通,在这样的组织内可以充分交流信息、发表自己的观点。而气氛紧张、人际关系复杂、人人勾心斗角、凝聚力差的组织氛围,就会影响信息的交流和传递。

六、环境因素

(一)物理环境

1.安静程度　安静程度是影响沟通的重要因素。在安静的环境中,通过口语沟通的信息能够被有效传递,信息的接受者能够准确地接收信息。而在一个充满噪音的环境中沟通,既影响沟通双方的情绪,又影响沟通的效果。当信息发出者发出信息后,外界的干扰可以导致信息失真,造成另一方无法接受信息或误解信息含义,发生沟通障碍。如机器声、汽车的喇叭声、电话声、物体碰撞声、嘈杂的脚步声、人的喧哗声等都会影响沟通的正常进行。但是过于安静的环境同样也会影响沟通,比如在安静的阅览室,只能小声地沟通,沟通的双方要克制住沟通过程中兴奋的表情、声调和动作。因此,护士与病人或家属沟通时,应该选择一个安静的环境,注意排除噪声源,以增强沟通效果。但是涉及病人隐私的信息就要注意适当控制自己的音量,不要无意中泄露病人的隐私而使病人失去对护士的信任,对病人造成心理上的伤害。

2.舒适程度　环境的舒适程度受很多因素的影响,如温度、光线、色调等。室温过高、过低都会使沟通双方难以集中注意力,产生烦躁不安等情绪;阴暗的光线,使沟通双方的面部表情符号无法传递,影响沟通的效果;冷色调的病室,身着白色工作服的护士,可能会让病人产生一种压抑感,从而限制和影响护患间的沟通。沟通环境的布置也会影响沟通双方的心情。单调、庄重的环境布置和氛围,有利于集中精神,进行正式而严肃的会谈,但也会使沟通者因紧张、压抑而词不达意;色彩鲜丽的环境布置和活泼的氛围,可使沟通者放松、愉快,有利于随意交谈。如医院的儿科病房大多采用暖色调,张贴卡通画、放置玩具,营造温馨的环境。此外,沟通双方的姿势也影响沟通效果,舒适的姿势有利于较长时间的沟通,将沟通引向更深层次;处在不舒服姿势下的沟通则很容易被中断。

3.距离程度　有研究发现,沟通双方在沟通过程中所保持的距离不同,会影响沟通者的参与程度。一般说来,在较近距离内进行沟通,容易形成融洽合作的气氛。而当沟通的距离较大时,则容易造成敌对或相互攻击的气氛。因此,护士在和病人交流的时候也要控制好距离。

4.隐秘程度　病人的某些病史、病情以及生理、心理问题在医护人员眼中是很正常的,不足为奇,有可能在沟通时忽视病人或家属的感受,使病人和家属心有顾虑,不敢和医护人员畅所欲言。因此,在条件允许的前提下,要注意环境的隐秘性。如妇科检查中,要有一定的隐秘性,检查过程中最好没有他人打扰;询问病史和诊断病情时尽量控制音量,避免他人听到。案例中,小张作为王女士的责任护士,因工作需要了解到王女士的隐私,一定要注意为其保密,不准随意议论其病情。

(二)心理环境

心理环境是指沟通发生之前、之间沟通双方的心理状态。沟通总是在一定的背景中发生的,任何形式的沟通都会受到心理环境的影响,包括沟通者的情绪、态度、关系等。如分别在教师办公室和学生宿舍里,教师和学生就会形成不同的心理环境。在教师办公室,学生一般会显得紧张、提防性高、出言谨慎;而在学生宿舍内的交流,学生就会较为轻松,说话言语相对自由。沟通发起的一方在沟通发生之前以及沟通过程中要注意对方因沟通方式和内容而引起的心理变化,从而适当地对沟通的方式和内容进行调整,以便沟通顺利进行。如果没有营造好合适的心理环境,很有可能在沟通还没有开始的时候就注定了沟通的失败,也有可能在沟通的过程中突然发生沟通双方情绪上的突变而影响沟通。一个有经验的护士,在与病人及家属进行沟通时,不仅要考虑沟通的内容、方法,还要通过观察对方的语言和非语言符号来了解对方的心理变化,使沟通朝自己预定的目标进行,达到预期的沟通效果。

本章小结

本章介绍了沟通的要素,人际沟通的含义、类型、层次以及影响因素。护士应该在日常的工作中注意将人际沟通的层次引向深入,避免人际沟通受相关因素的影响。

本章关键词:人际沟通;语言和非语言符号系统;类型;层次;影响因素。

课后思考

1. 沟通由哪些要素组成？
2. 人际沟通的影响因素有哪些？
3. 案例分析：一位心理学家做过这样一个实验。在一个刚刚开门的大阅览室里，当里面只有一位读者时，心理学家就进去拿椅子做在他或她的旁边。实验进行了整整80个人次。结果证明，在一个只有2位读者的空旷的阅览室里，没有一个被试者能够忍受一个陌生人紧挨自己坐下。心理学家坐在他们身边后，被试验者不知道这是在做实验，更多的人很快就默默地离开到别处坐下，有人则干脆明确表示："你想干什么？"这个实验说明了在人际沟通中需要注意哪些问题？

（马旭明）

第三章 人际关系与沟通的相关理论

案例

李先生因车祸致颅脑外伤,入院即行颅内血肿清除术。现已是术后第5天,仍昏迷不醒。由于病情危重,他的儿子小李一直陪伴在身边。值班护士小张正在办公室写护理记录。这时李先生的儿子来到办公室,说液体快输完了。

值班护士立即停下记录,准备换液。因为李先生接下来的液体中要加入先锋霉素,所以她没有马上去病房,而是先到治疗室去配制药液。这时李先生的儿子又来到办公室,很不耐烦地提高嗓门说:"怎么搞的,等那么长时间还不来换液?搞什么搞?"

双方因此而发生口角。

问题:
1. 双方为什么会发生口角?
2. 应该怎样做?为什么?

本章学习目标

1. 掌握"人际认知"、"印象管理"、"人际吸引"的概念。
2. 熟悉人际激励理论、人际认知理论和人际吸引理论。
3. 了解人际激励理论、人际认知理论和人际吸引理论在人际交往、护理工作中的应用。
4. 正确运用人际关系与沟通相关理论,提高护士的人际交往和沟通能力。

在现实社会中,每一个人都生活在各种关系之中,人与人之间相互联系、相互影响、相互作用。以血缘为纽带,会结成亲密的亲属关系,例如父母子女、兄弟姐妹;在社会生产活动基础之上,又会建构起同事、师生、医患、护患等关系;因为情感的介入,恋爱关系、朋友关系得以形成。总而言之,人与人之间的各种关系相互交织、纷繁复杂。面对众多复杂的人际关系,应该如何处理呢?在这些社会联系及社会关系的范围内,只有通过良好的交往,才能够把个人与他人很好地联系起来,按照一定的方式结合为集体;只有通过良好的交往,才能够在建立的集体活动中分工与合作;只有通过良好的交往,才能够实现共同活动和相互交换等活动。简言之,只有通过良好的交往,才能够有效实现人类的物质生产和满足精神需求。因此,学习和研究人际关系的基础理论,并以理论指导实践,有利于处理好学习、生活和工作中的人际关系,有利于自身与他人的身心健康、工作顺利。

第一节　人际激励理论

人际激励理论是人际关系理论的一个重要组成部分。从本世纪二三十年代以来,心理学家、社会学家、管理学家们就从不同角度探讨了应怎样激励人,即调动人们积极性、处理改善人际关系等问题,并形成了许多关于激励的理论,如需要理论、归因理论、期望理论、公平理论等,这些理论均是对人际关系理论的贡献。

一、需要理论

需要理论着重研究激励的动力因素,这一理论受人本主义思想影响比较大。其中著名的是马斯洛的需要层次论、奥尔德弗的 E.R.G 理论、麦克利兰德成就需要论等。

(一)马斯洛需要层次理论

1945 年,美国心理学家马斯洛出版了《调动人的积极性理论》一书,在这本书中他提出了需要层次理论。需要层次理论把人的需要分为生理需要、安全需要、友爱归属需要、尊重需要和自我实现需要等五个层次。而后在 1950 年出版的《激励与个性》专著中,他又把人的需要分为七个层次:生理需要、安全需要、友爱归属需要、认知需要、审美需要和自我实现需要(见图 3-1)。

马斯洛需要层次理论的主要观点如下:

1. 人最迫切的需要是激励人的行为的直接原因和动力,而某一时期内最重要的需要的强烈程度,取决于这种需要在需要层次序中所处的位置,以及低于这种需要的需要是否得到了满足。

2. 需要的激励处于一种动态水平中,它依次逐渐发展变化。当前最迫切的需要决定着人的行为。当低层次的需要得到满足后,就会上升到较高层次的需要。只有当高级需要得到了满足,才能产生令人满意的主观效果。

3. 需要的满足次序是从低级到高级的,如果有颠倒或超越的情况,也是正常的。这是因为人的个性和教育在发挥作用。

4. 每个人都具有七种需要,只不过在不同时期、不同年龄阶段,所表现出来的各种需要的强烈程度不同而已。

在需要层次理论中,马斯洛把人类的生理需要作为需要层次的根本的观点是符合常理的;把社交、尊敬和自我实现的需要作为较高层次的需要也是科学的。同时,马斯洛需要层次理论中把低层次的需要与高层次的需要区分开来,并且指出低层次的需要是人和动物所共有的,而高层次的需要则为人所特有。马斯洛把人类的需要看成为多层次多水平,从而提出了逐步实现的观点,这对护理实践有一定的借鉴意义。但是,必须指出,需要层次仅仅是一个典型的模式而已,只是一种预测行为的手段,不能把它看成绝对的模式。这是因为每个人都有自己的个体差异。而且,马斯洛的需要层次理论忽视了人的需要的社会实质。

自我实现需要(寻求自我成就和实现个人才能、理想和信念)

审美需要(匀称、整齐、真善美)

认知需要(知道、了解和探索)

尊重需要(达到目的、有能力、得到承认)

友爱归属需要(与别人交往、被接受、有所归属)

安全需要(感到安全、无忧无虑、没有危险)

生理需要(饥饿、口渴等)

图 3-1 马斯洛需要层次图

马斯洛需要层次理论对于临床护理工作具有很好的指导意义。在护理工作中,护士可以使用马斯洛需要层次理论帮助预测病人的需要,对病人在住院期间可能出现的问题,积极采取预防措施,满足病人尚未表达出来的需要。根据需要层次理论,对病人进行全面的、阶段性的评估,认识及辨别病人在某个治疗和康复阶段的需要是否已被满足,对尚未满足的需要给予帮助。根据病人的需要,确定解决护理问题的先后顺序,制定相应的护理措施,从而帮助病人恢复机体的平衡与稳定,促进病人身心健康。

人际关系的建立和发展需要考虑个体需要满足的情况。人们最迫切需要的满足,如人际关系中情绪的愉悦,可以激励人际关系向良好的方向发展。

根据马斯洛的需要层次理论,案例中的李先生和他的儿子,在生理、安全、友爱、尊重、认知等方面的需要都没有被满足,而护士小张的友爱、尊重、认知的需要也没有得到满足,所以双方发生口角。在这个案例中,护士小张应该事先主动向李先生的儿子解释和说明自己要配制药液,这样就可以避免案例中冲突的发生了。

(二)奥尔德弗的 E.R.G 理论

1. ERG 理论起源与内涵　美国耶鲁大学的克雷顿·奥尔德弗(Clayton Alderfer)在马斯洛提出的需要层次理论的基础上,提出了一种新的人本主义需要理论。奥尔德弗认为,人存在着三种核心的需要,即生存的需要、相互关系的需要和成长发展的需要,因而这一理论被称为"ERG 理论"。其中生存的需要即指人们基本的物质生存需要,它包括马斯洛提出的生理和安全需要。相互关系的需要,即指人们对于保持重要的人际关系的要求。它们与马斯洛的社会需要和自尊需要是相对应的。奥尔德弗把成长发展的需要独立出来,它表示个人谋求发展的内在愿望,包括马斯洛的自尊需要分类中的内在部分和自我实现层次中所包含的特征。

2.ERG理论的特点　ERG理论并不强调需要层次的顺序,而是认为某种需要在一定时间内对行为起作用,而当个人的这种需要得到满足后,就可能去追求更高层次的需要,也可能没有这种上升趋势;当较高层次的需要受到挫折时,个人可能会寻求低层次的需要。ERG理论还认为,某种需要在得到基本满足后,其强烈程度不但不会减弱,反而可能会增强,这些都体现了ERG理论的灵活性和广泛适用性。ERG理论与马斯洛需要层次理论相比,它用三种需要替代了五种需要,并且强调人在同一时间可能有不止一种需要起作用。

3.ERG理论的局限性　奥尔德弗的ERG理论在需要的分类上并不比马斯洛的理论更完善,对需要的解释也并未超出马斯洛需要理论的范围。如果认为马斯洛的需要层次理论是带有普遍意义的一般规律,那么,ERG理论则偏重于带有特殊性的个体差异,这表现在ERG理论对不同需要之间联系的限制较少。

(三)麦克利兰德成就动机理论

哈佛大学教授戴维·麦克利兰德(David McClelland)是当代研究动机的权威心理学家。从20世纪40~50年代开始,他对人的需要和动机进行研究,并提出了著名的"三种需要理论",他认为个体在工作情境中有三种重要的动机或需要。

1.成就需要(Need for achievement)　麦克利兰德认为,具有强烈的成就需要的人渴望将事情做得更为完美,获得更大的成功。在争取成功的过程中享受克服困难、解决难题、努力奋斗的乐趣,以及成功之后的个人成就感,但是他们并不看重成功所带来的物质奖励。麦克利兰德发现高成就需要者会不断寻求那种能发挥其独立处理问题能力的工作环境,希望得到有关工作绩效的及时明确的反馈信息,从而了解自己是否有所进步。同时高成就需要者喜欢设立具有适度挑战性的目标,不喜欢凭运气获得的成功,不喜欢接受那些在他们看来特别容易或特别困难的工作任务。总之,高成就需要者事业心强,有进取心,敢冒一定的风险,比较实际,大多是进取的现实主义者。

2.权力需要(Need for Power)　权力需要是指影响和控制别人的一种愿望或驱动力。不同人对权力的渴望程度也有所不同。权力需要较高的人喜欢支配、影响他人,喜欢对别人"发号施令",注重争取地位和影响力。他们喜欢具有竞争性和能体现较高地位的场合或情境,也会追求出色的成绩,但他们这样做并不像高成就需要的人那样是为了个人的成就感,而是为了获得更高的地位和权力或与自己已具有的权力和地位相称。权力需要是管理成功的基本要素之一。

3.亲和需要(Need for affiliation)　亲和需要就是寻求被他人喜爱和接纳的一种愿望。高亲和动机的人更倾向于与他人进行交往,这种交往会给他带来愉快。高亲和需要者渴望友谊,他们喜欢合作而不是竞争的工作环境,希望彼此之间的沟通与理解,他们对环境中的人际关系更为敏感。有时,亲和需要也表现为对失去某些亲密关系的恐惧和对人际冲突的回避。亲和需要是保持人与人之间社会交往和人际关系和谐的重要条件。

以上三种需要理论对护士的工作有重要启示,不同社会文化背景的人成就需要、权力需要及亲和需要不同,在临床护理工作中,面对不同的病人需要,应该采取不同的激励方式。

二、归因理论

(一)归因的概念

归因是指人们对他人或自己的所作所为进行分析,指出其性质或推断其原因的过程,也就是把他人的行为或自己的行为原因加以解释和推断。归因理论是关于人们推断和解释他人与自己行为原因的社会心理学理论。人们用这种理论来解释、预测和控制他们的环境,以及随这些环境而出现的行动,从而达到有效地控制人际关系的目的。一个人行为产生必有其原因,在寻求行为的原因时,或者把它归于个人或者把它归于环境,它以一种无规律的形式影响成绩的好坏。只有首先了解行为的根本原因是内在的还是外在的,然后才能有效地控制个体的行为。归因理论在临床护理的治疗性沟通中具有很重要的指导作用,本文主要介绍海德的归因理论以及韦纳的成败归因理论。

(二)海德归因理论

归因理论是奥地利社会心理学家海德首先在其1958年出版的《人际关系心理学》中提出来的,以后一些学者在此基础上提出了一些新的理论,70年代后成为研究的热点。海德的兴趣在于,人们在日常生活中是怎样发现什么是原因、什么是结果的。他认为,人们有两种强烈的需要:一种是形成对周围环境一贯性理解的需要,另一种是控制环境的需要。为了满足这两种需要,就要预测人们将怎样行动。就一般的人而言,都或多或少能够做到这一点。在治疗性沟通中,如果能让肿瘤病人认识到生活方式和环境的改善有益于康复,将促进病人发生正性的行为改变。

海德主张从行为结果入手来探索行为的原因。他将个人行为产生的原因分为内部和外部两大类。内部原因是指个人自身所具有的、导致其行为表现的品质和特征,包括个体的人格、动机、需求、情绪、心境、能力、努力等;外部原因是指个人自身以外的、导致其行为表现的条件和影响,包括环境条件、情境特征、提供的奖励或惩罚、任务难度、运气、他人影响等。对因果关系的大部分认知中,核心问题在于某一特定的行为或事件归因于内在状态还是归因于外在力量。归因于内在状态,称为"内在归因";归因于外在力量的,则称为"外在归因"。例如,一位肿瘤病人,他想知道自己的患病是由于个体自身没有注意生活方式还是由于工作环境(原料、辐射等污染)或压力的影响。因为海德认为,个人的行动是由人和环境互相作用而成,如果个人内在的因素强于环境的因素,就会做出内在归因;如果环境因素强于个人内在的因素,就会做出外在归因。又因为在客观现实生活中改变自身比改变环境要容易,因此,在治疗性沟通中,护士要学会引导肿瘤病人做出内在归因,这样将有利于病人在自身康复进程中从改变自己开始做起。

(三)韦纳成败归因理论

美国心理学家韦纳(B. Weiner)创造性地将归因理论和动机理论有机地结合到一起。他认为,归因影响到个人期望的改变和情感反应,而这种归因后果影响个人后继行为的动机。韦纳把人们对行为成败原因的分析归纳为以下六个原因:

1. 能力　根据自己评估个人对该项工作是否胜任。
2. 努力　个人反省、检讨在工作过程中是否尽力而为。
3. 任务难度　凭个人经验判定该项任务的困难程度。
4. 运气　个人自认为事件成败是否与运气有关。
5. 身心状态　工作过程中，个人当时身体及心情状况是否影响工作成效。
6. 其他因素　此次事件的成败因素中，除上述五项外，尚有其他有关人与事的影响因素（如别人帮助或评分不公等）。

以上六项因素作为一般人对成败归因的解释或类别，韦纳按各因素的性质，提出了三维模式，即控制点、稳定性、控制性。

控制点是指当事人自认为影响其成败因素的来源，是来自个人条件（内控），还是来自外在环境（外控）。稳定性是指当事人自认为影响其成败的因素，在性质上是否稳定，是否在类似情境下具有一致性。可控性是指当事人自认为影响其成败的因素，在性质上是否能由个人意愿所决定。以上列举的六项影响个人成败因素中，能力属于内部的、稳定的、不可控的因素；努力属于内部的、不稳定的、可控的因素；任务难度属于外部的、稳定的、不可控的因素；运气属于外部的、不稳定的、不可控的因素。身心状态属于内部的、不稳定的、不可控的因素；其他因素是外部的、不稳定的、不可控的因素。韦纳认为，一个人成功或失败的原因取决于控制点、稳定性与控制性三者的共同作用。

韦纳认为，"控制点"和"稳定性"这两个维度是相互独立的，控制点和稳定性对成就动机起着绝对的作用。如果个人将某项任务的成功归因于稳定的原因，比如他的能力很强，那么他自然会期望自己在以后类似情境中能继续成功。如果个人将成功归因于随环境变化而变化的不稳定因素，如运气不错，那么个人对下次成功的期望就会降低。相反，对某项任务上的失败，如果个人将失败归因于个人难以改变的稳定因素，如能力差，那么他对以后类似的任务显然也会做失败的打算；如果个人把失败归因于不稳定的因素，如运气不好或自己不够努力，则会对以后的成功抱有更高的期望。例如，学生对于考试失败的归因，有的同学把考试失败的原因归因于自己能力差，那么这些同学对于以后的考试将不会有太高的期望，会对以后的学习也做失败的打算；而如果一些同学把考试的失败归因于自己考试运气不好，那么这些同学将会在以后的考试中抱有更高的期望，促使自己在以后的考试中获得成功。

（四）归因理论的应用

1. 心理健康　人们对于许多问题的认识，明显地取决于他们对消极事件的解释，而不在于消极事件本身。例如，在面对肿瘤确诊时，一位病人可能会积极应对，寻找可控因素追求康复；而另一位病人可能因为患病而觉得痛苦，感觉自己很不幸，因无法控制沉沦而无法自拔。在这个例子中，前者把患病主要归因于"人吃五谷杂粮，哪有不生病之理"，做出了外在归因，接着这位病人将会改变生活方式，为找出康复途径而积极努力。而后者可能做出"自己很倒霉"、"自己很无能、也很无助"的结论，从而做出了内在的不可控归因。在对问题进行归因的情况下，归因训练对心理健康是有帮助的。归因训练的一个办法是引导个体改变对失败因果的解释，把关注点从对稳定的、不可控的原因改变到不稳定的可控的原因。对消极事件的内在不可控归因将会降低个人的自尊，但是如果个人将消极事件做出外在可控归因，即把原因置于个人之外,将有效降低消极的影响与应对。

2. 冲突　　在组织中,个体间或群体间常常因为权力或影响力进行斗争,同时长期的不满以及对岗位的刻板偏见等都可能引起冲突。许多研究结果显示,归因在冲突中起着重要作用。最近研究显示,有一个影响冲突的因素称为"身不由己"。"身不由己"是指个体把某种引起双方不满、具有冲突性质的行为归因于自己不可控的原因。如果对方相信这种行为是身不由己的,那么引起对方的报复和愤怒倾向就会减弱。相反,如果对方认为这种行为不是这回事,那么应对行为的策略就会增加冲突。例如,在案例中,护士小张在得知病人李先生的液体输完后并没有直接去病房,而是先到治疗室去配置药液。而病人的儿子小李并不知道换液体前要配药,认为护士对病人缺少关爱、反应迟钝,于是与护士小张发生了冲突。在本案例中,如果护士小张听到病人儿子小李的要求后,主动谢谢他支持工作,并能耐心地告诉小李,必须先仔细配好药,然后再去给病人李先生换液,或许护士小张与病人儿子小李二人之间就不会发生口角了。

三、期望理论

期望理论是美国心理学家弗罗姆1964年在《工作与激励》一书中提出来的。期望理论是指通过考察人们的努力程度,及其所获得的最终奖酬之间的因果关系,来说明激励过程中人们通过选择合适的行为,从而达到最终的奖酬目标。这个理论要点如下:

1. 内心期望与外显行为　　当人们内心有某种需要时,又有达到这个需要的明确途径、实现这个需要目标的可能性时,其积极性最高,往往表现出个体的主动性和创造性。

2. 期望值与激励水平　　激励水平取决于行为的期望与行为的效价的乘积。用公式表示如下:

激励水平(M)＝期望值(E)× 效价(V)

激励水平(M)主要是指个体动机的强烈程度,期望值(E)是指人们对自己的行为导致所想得到的工作目标的主观概率,即对实现目标的可能性估计,而效价(V)是指对某一目标的重视程度与评级高低,即人主观上认为实现这个目标的价值所在。

3. 影响期望值的因素　　这个理论认为,影响激励的因素除期望值与效价外,还有关联性(指工作绩效和所得报酬之间的关系)、能力、报酬及个人选择的特定行为方式等因素。

这个理论在人际关系上具有较大的应用价值。在人际关系中,人们只有自觉地客观评价自己努力的结果,预测别人的行为对自己的影响,对需要实现的目标做出正确的主观估价,才能提高激励水平,主动与别人建立良好的人际关系。换句话说,在人际关系的处理中,合理评估和确定期望值是很重要的,过高和过低都不利于人际关系的健康发展。这一点对建立和处理好护患关系也有指导作用。但是这个理论也存在着明显的不足,它把人们的激励行为简单化,过分夸大了主观因素对人的影响,而忽视了外界环境、物质奖励对人的作用;强调了个体,而忽视了群体、社会对个人的作用。

四、公平理论

公平理论是美国心理学家亚当斯于1965年提出来的。公平理论是研究在社会比较中探讨个人所作的贡献与他所得到的报酬之间如何平衡的一种理论。它侧重于研究公平性对人际关系的影响。因此,这个理论也称作"社会比较理论"。

亚当斯把人的社会活动看作以自己的潜能同社会交换的过程,这一过程以个人期待公平结果为前提。期待公平是个人内部愿望,他人的情况是个人确定公平标准的依据之一。当个体发现自己付出多获得少,或者获得多付出少时,就会体验到心理上的紧张感,并会出现以下几种行为:(1)改变自己的付出量;(2)在活动过程中给他人施加影响,以改变他人的获得与付出;(3)选择不同的人进行比较;(4)歪曲对自己或他人付出和获得的认识;(5)离开当前的情景。亚当斯认为,当一个人察觉出他工作的努力与由此工作而得到的报酬之比,同其他人的投入与结果之比相等时,就显得公平;否则,就不公平。总之,这种公平与不公平是在社会比较中得来的。人们能否得到激励,不仅取决于他们得到的报酬,更重要的是取决于别人所得到的报酬与自己所得到的报酬是否公平。人们通过与周围其他人比较,采取多种措施减少和消除不公平,以维持个体的激励状态(如图3-2)。这样就可以在人与人之间,或工作与绩效之间维持一种平衡关系。

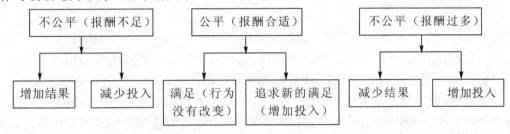

图3-2 公平理论中的平衡调节

公平理论揭示了个体是在与其他人的比较中评价自己、发现自己,把他人的行为及其结果作为自己的参照系。如果个体在与他人比较中觉得自己的行为及其结果是不公平的,个体在群体中将会以竞争的面目出现,这往往会造成人际关系紧张。然而,如果个体在与他人的比较中觉得自己的行为及其结果是公平的,那么他在群体中就以团结、合作的面目出现,有利于造成一种激励的心理气氛,容易形成良好的人际关系。因此,在人际关系中应该增加公平性而减少不公平性。公平理论对管理工作,尤其是对护理队伍管理和调动护士工作积极性是有指导意义的。

五、人际激励理论在护理工作中的应用

目前,人际激励理论在临床护理管理中得到广泛应用,应用比较多的是需要与目标激励、归因与情感激励和公平与信任激励。

(一)需要与目标激励

目标是引起行为的最直接动机,目标激励是以科学、合理的目标去激励人们的精神,调动人们积极性的激励方法。作为护理管理者,可以根据医院的要求,设定适当、合理的总目标,让护士根据自己的需要,例如,职称晋升、业务水平的提高等,设定各阶段的目标及制定实现该目标的相应措施,尽量使之和个体发展目标有机地结合起来。组织各种学习使护士清楚地认识到21世纪是科学技术高速发展的时代,由于医学、护理学新理论、新技术、新方法不断涌现并应用于临床,对护士有了更高的要求。护士只有通过不断的学习和临床运用,

才能跟上发展步伐,适应社会的需求。

(二)归因与情感激励

应用韦纳的成败归因理论,从控制点和稳定性两个维度激发护士的成就动机,这涉及情感管理。越是具有浓厚的情感管理,越能带来最佳的管理效果。日常工作中,护理管理者若能从各方面关心护士,了解她们的难处和苦处,及时给予关心、帮助和引导,做护士的朋友,就是对护士最大的激励。融洽的上下级关系营造出愉快的工作环境,这有利于提高管理者的非权力性影响力,使下属产生亲切感,增加护士工作的配合度,调动护士的工作积极性。在管理过程中,护理管理者要善于把激励化作温情、理解和关怀,以情感为纽带来凝聚人心、凝聚力量,使每一个被管理者都体会到它的存在,从而激发工作的热情,提高护理工作的质量。

(三)公平与信任激励

信任的作用是巨大的。而公平与信任之间也有密切的联系。护理管理者对护士予以信任,应尽可能公平地让每位护士参与病区管理,让持有不同特长的护士分别担当教学、设备仪器、药物、卫生等方面的管理工作,使她们感到自己是主人,对病区、集体有极大的认同感和归属感,从而激发其工作干劲和热情,为完成工作任务和目标竭尽全力。同时,信任也能增进管理者与护士间的信息沟通,达到思想交流。对护士工作上的业绩及时给予肯定,鼓励护士为病区工作献计献策,并定时召开民主生活会,研讨工作中存在的问题及改进措施,更好地促进护理工作的开展。

其实,不仅在护理管理,即使在护患关系中,同样可以应用人际激励理论,建立和发展良好的护患关系。

第二节 人际认知理论

人际关系的建立均以社会认知的结果为基础。心理学研究表明,人际关系的内容及效果受到彼此知觉情景的影响及制约,而社会知觉也按照一定的社会心理规律对人产生不同的心理效应。要了解人的社会行为及人际关系的实质,必须首先了解人的社会认知活动。

一、人际认知的概念

(一)认知的概念

认知是指认知主体在自身思维之内以一种特殊的活动方式占有被认知对象的结果。广义:指人的认识活动,包括知觉、记忆、思维、想象、学习、语言理解和产生等心理现象。狭义:指人的感觉、知觉和思维。认知具有三个层次:第一,感觉和知觉;第二,意象(表象);第三,概念思维。其中,感觉和知觉是认知过程中最基本的层次,它是人类感官直接接受外界的信息而形成的关于外部世界的初步的表达,具有直接性和形象性。意象和概念是认知的重要成分。

（二）人际认知的概念

"人际认知"（social cognition）的概念最初是于1947年由美国心理学家布鲁纳（J. S. Bruner）提出的。他认为，知觉过程受社会心理因素的制约。一般情况下，人在与他人的交往过程中，首先会运用个人经验与体会来判断他人的内心世界。社会认知就是个体对他人、自己及人际关系的心理状态、行为动机和意向做出的推测与判断过程，也称为"印象形成"，包括感知、判断、推测和评价等一系列的心理活动过程。人际认知理论对我们建立良好的医护关系、护际关系和护患关系，都有很好的指导意义。

二、人际认知过程中的三个成分

人际认知形成过程中包含着三个成分，它们是认知的对象，即行动者；认知的主体，即知觉者；以及交往的情景。如果将护士、教师或发言人等置于行动者的角色，那么病人、学生或听众等就是知觉者，病区、教室或会场等现场实况就是交往情景。当然，行动者与知觉者的角色是可以互换的。

（一）行动者

行动者是被形成印象的人。在护患之间的人际交往中，行动者的非言语线索、谈吐、举止方式，表现出来的态度、兴趣、爱好、反映着个性特征的行为等，都为知觉者即病人提供了形成印象的一定信息。知觉者往往是根据这些信息来综合和概括行动者的印象。例如，对最初印象形成起着关键作用的非言语线索有，行动者的头发颜色、体态、性别、种族、外貌、衣着、行走姿势，尤其是面部表情等。

同时，行动者的行为是影响其总体印象形成的重要因素。在一项研究中，研究人员让被研究者阅读一些有关个体的行为描述。这些个体的行为描述反映出在社会期望性的程度上是不同的。一组描述表明，行动者做了利他行为，就是为一个先前对行动者不友好的人做一件好事；第二组描述了行动者做了一件回报他人善意的好事；第三组描述了行动者拒绝帮助另一个行为自私的人；第四组描述了行动者拒绝做一件好事来回报早先对行动者友好的他人。然后研究人员要求被研究者提供有关行动者的整体印象。研究结果表明，知觉者的印象随着行动者的行为的不同而发生变化。首先，受到最积极评价的是做了回报他人善意的好事的行动者，其次是为先前对行动者不友好的人做好事的行动者。而对于不去帮助自私的人的行动者和不去回报他人善意的行动者，则分别受到不大积极评价的和最差评价。如果这项研究结果在临床护患关系的重复实验中得到进一步论证，那就提示护士的行为应注意符合社会期望。

（二）知觉者

由于对于他人的印象形成是在知觉者头脑中形成的，因此对于他人的印象形成不可避免地会受到知觉者的心理状态和信息加工过程的影响。知觉者对人的看法、定势，与他人交往的实践经验，自己的态度、动机、兴趣、个性，以及交往时的心境等，都会在印象形成的过程中发挥作用。同时，不同知觉者之间存在的个别差异也会影响印象的形成。

总之,知觉者有诸多因素会影响印象的形成。例如,思维定势就是其中的一个。思维定势是指观察者以连续一贯、相同的方式知觉不同人们或事物的一种心理倾向。思维定势是由信念、认知方式、动机等因素影响的结果。

因此,在临床护理中,要建立良好的护患关系,护士就应对病人的社会文化背景多加了解。

(三)交往情景

交往的情景会对印象形成产生影响。在足球场上,许多观众在观看比赛时大声地吼叫,但是这种行为并不会令人产生深刻的印象,因为足球爱好者在看球时大声吼叫是极为普遍的和正常的现象。但是,当人们在图书馆看书时,一个人突然大声地吼叫,就非常引人注目,给人留下一个很深的印象。由此可见,同一种行为,在不同的交往情景中对印象形成有不同的作用。

交往情景中其他因素也会影响到印象形成中线索的选择,例如,行动者与观察者在交往情景中的空间位置,也就是一个物理环境变量,会影响到知觉者对行动者的外表和行为的知觉。同样,其他的物理环境特征,如背景的照明水平,对行动者行为线索也有着显著性影响,这种影响与知觉者的线索选择有密切关系。

因此,在临床护理工作中,尤其是在进行治疗性沟通时,选择和设计适宜的交往情景是十分重要的。

三、人际认知的效应和偏见

人际交往中,双方的认知都会受到许多复杂因素的影响,如主观感受、环境、文化背景、当时的心理状态等。这些因素可能会使对他人的认知发生偏差。

(一)对他人知觉的顺序效应

当进入一个新的单位参加录取面试、接待一位刚入院的病人,或者会见一位重要的人物的时候,人们总是竭尽努力,希望给他人留下良好的第一印象。因为这一现象反映了人们的一种普遍的认识,即第一印象是极为重要的。心理学家所做的研究结果初步证实了这些。

1. 优先效应 也称"首因效应",它是指在信息呈现顺序中,首先呈现的信息比后来呈现的信息在印象形成中有更大的权重。

阿希(S. Asch)是首先对这个领域进行研究的。其实验是这样进行的:阿希用了一个简单的程序,他让被研究者看有六个形容词的表。每个形容词都描写了一个人的稳定的内在特质。阿希给一半被研究者按照这样排序的一组形容词:聪明的;勤奋的;冲动的;爱批评的;顽固的;嫉妒的。而给另一半被研究者的形容词顺序与前面相反:嫉妒的;顽固的;爱批评的;冲动的;勤奋的;聪明的。通过观察这两组形容词的排序,我们可以看出第一组形容词的排列顺序则是从积极的描述到消极的描述,而第二组形容词的排列顺序是从消极的描述到积极的描述。那么,这种不同的排列顺序对形成印象有差别吗?实验结果表明,阅读从积极的描述到消极的描述的一组被研究者,与阅读从消极的描述到积极的描述的一组被研究者相比,前一组被研究者对这个人的评价是更善交际、更幽默、心情更愉快。

阿希的实验证明,印象形成中的优先效应是存在的。所以,在与人的交往中,留给人们的第一个印象是十分重要的。它会影响人们对这个人行为的解释、归因。

> **链接**
>
> **人际认知的第一印象效应**
>
> 《三国演义》中凤雏庞统当初准备效力东吴,于是去面见孙权。孙权见到庞统相貌丑陋,心中先有几分不喜,又见他傲慢不羁,更觉不快。最后,这位广招人才的孙仲谋竟把与诸葛亮比肩齐名的奇才庞统拒于门外,尽管鲁肃苦言相劝,也无济于事。众所周知,礼节、相貌与才华绝无必然联系,但是礼贤下士的孙权尚不能避免这种偏见,可见第一印象的影响之大!
>
> 无独有偶,美国总统林肯也曾因为相貌偏见拒绝了朋友推荐的一位才识过人的阁员。当朋友愤怒地责怪林肯以貌取人,说任何人都无法为自己的天生面孔负责时,林肯说:"一个人过了四十岁,就应该为自己的面孔负责。"虽然林肯以貌取人也有其可圈可点之处,我们却不能忽视第一印象的巨大影响作用,因而必须通过提高自身修养来整饰自己的形象,为将来的成功奠定基础,搭好台阶。

2.新近效应 有时,在印象形成中不会产生优先效应或优先效应不起作用。相反,我们所获得的最新的信息会对于形成的印象有强烈的影响,这种现象称为"新近效应",也称"近因效应"。例如,当最后的信息逐渐不引起人们的注意的时候,如果在对某个人形成最后印象之前回忆有关这个人之前所描述的特征,那么第一印象的作用就会减少。在这种情况下,在形成最后印象时新近提到的特征便会起到重要的作用。在上述阿希的实验程序中,如果要求被研究者,每当呈现一个形容词之后就对某个人进行一次判断,那么,被研究者开头所呈现的信息作用就会减弱。此外,如果在开头的信息与最后的信息之间有较长时间的间隔,或者,在间隔时插入其他的与形成印象无关的事情,也会削弱优先效应,显示出新近效应。

对他人知觉的顺序效应也与人际交往的时间和熟悉程度有关。两个陌生人初次接触,那么优先效应起的作用大一些。然而,随着交往次数的增加、熟悉程度的增加,新近效应可能有更大的影响。但研究表明,对印象形成的整体判断来说,开头的信息与后来的信息相比,开头的信息影响较大。

了解优先效应和新近效应对临床护理实践是很有意义的。例如,在对病区病人进行小组健康教育上,优先效应也可能存在。开始时,那些学习较差的病人,尽管有了进步,但仍然会被护士评价得不如开始时表现就好的病人。所以我们要注意第一印象(也包括新近效应)的副作用,不能仅仅看到病人的局部某些方面,而是要全面地历史地看待病人,不要因此而影响正确地评价正在康复学习中的病人。

(二)晕轮效应

在生活中,我们如果对一个人形成了某种印象后,这种印象有可能影响我们对他的其他特质的判断。这就是说,一旦我们对一个人形成了大体上的印象后,我们往往会以与这种印象相一致的方式去估价他所有的特征或特点,这就叫做"晕轮效应"。

尼斯贝德和威尔逊做的研究说明了晕轮效应的影响。在研究中,他们让大学生看一个教师的录像。录像分两类,一类是教师在录像里以一种非常友好、热情的方式行动。另一类是教师在录像里以一种疏远、冷淡的方式行动。研究者让学生分别看其中一个录像,并要求学生指出对教师的喜欢程度以及对教师的外貌、语言、行为进行评价。研究结果显示,教师不同的行为方式对学生的反应产生了重要的影响。看了教师以"热情"方式行动的录像的学生比后者更喜欢这位教师。同时研究发现,这种现象扩展到了对教师个别特征的反应。前者学生对教师的外貌、语言、行为做出了积极的评价,而后者学生对教师的外貌、语言、行为却做出了消极的评价。

尼斯贝德和威尔逊得出的结果表明,晕轮效应可能常常对社会知觉施加影响。一旦我们形成了对一个人的初步印象,那么我们会按照这个印象去解释他的所有其他的特征。

在实际生活中,"晕轮效应"常常使得人们对其他人产生偏见。例如,第一印象的影响。如果在一次招聘中有两个应聘者,招聘人对其中一个应聘者有着良好的第一印象,那么招聘人往往会把有良好第一印象人想象得比另外一个应聘者有更多的技能和发展的可能性,更适合这项工作。"晕轮效应"往往会使人做出不公道的行为,然而我们很难认识到它的存在。所以,"晕轮效应"值得我们警觉,要注意防止它的产生。

(三)定型

定型亦称为"定势"。定型是认为某个特定社会群体拥有同样的某些特质或特点的信念。

定型发生在各个不同的职业、年龄、种族、民族、性别、地域等方面。例如,我们通常认为,南方人身材矮小,灵活精明;北方人身材魁梧,豪爽率直;商人奸诈狡猾;教师文质彬彬。男子更理性,有能力,有决断力,有独立性、支配性,善于处理危机;女子则更情绪化,乐于助人,有耐心,敏感,温柔。犹太人聪明机智,贪婪吝啬;日本人工作勤奋,彬彬有礼;英国人绅士风度,因循守旧等。

在现实生活中,虽然有些定型是积极的,但大部分定型是消极的。因为绝大多数人不知道定型对判断他人的影响,并且容易过分泛化,所以定型常常是很不准确的。定型容易导致对他人的知觉和判断的错误。这些错误表现在:首先,定型会使得我们认为某个特定社会群体中的所有成员都拥有相同的特征。但是,人与人是有个体差异的,群体中的成员之间在任何一种特征上都有极大的区别。其次,定型会使我们认为某个特定社会群体中的所有成员同另一个群体的所有成员是完全不相同的。例如,足球运动员和芭蕾舞演员毫无共同之处。但实际上,足球运动员和芭蕾舞演员具有一些共同点,他们都是聪明、努力、有耐心的人。此外,由于人们错误地用假定来区分群体的少数几个显著特征,所以定型促进了不准确的印象形成。例如,皮肤的颜色是区分种族的一个显著特征。如果用肤色来区分群体,就会使人往往认为这些群体的其他差异也是由于种族的不同引起的。例如,人们觉得在标准的智力测验中白人学生比黑人学生获得更高的分数,因此认为造成这种现象的原因是因为种族的不同,从而对不同种族的社会经济、教育和文化等方面存在偏见。

因此,当我们形成有关某个人的印象时,我们不应该仅仅从该个体属于的那个群体的特征出发,因为定型的存在有时会形成不准确的印象,而是应该更加全面、客观地进行评价。只有这样,才能对个体形成正确的印象。

(四)印象形成的结果——自我实现预言

当我们一旦对他人形成了一个印象后,我们常常依据这个印象采取行动。在上述"晕轮效应"实验中,认为教师是冷淡的学生与那个教师保持着一段距离,互相作用减少了。学生们保持距离的行动促成了教师的行为,之后,教师对学生的接触也减少了,这种行为结果使学生肯定了对这位教师冷淡的印象。这个现象就叫做"自我实现预言"。

所谓"自我实现预言"是指人们能够使得其他人按照人们对这些人的期望来行动。对于这种现象有好几个实验可以说明,其中著名的是罗森塔尔和雅各布森的实验。研究者告诉小学教师们,他们班级中的某些学生学习成绩在这一学年中将会突飞猛进。研究者随机地选择三分之一学生作为成绩的"跃进者",并在学年结束时测定了学生的智商。这次实验结果表明,被指定为成绩"跃进者"的儿童在一年之后智商显著地提高。显然,在这个实验中,教师的期望以某种方式传递给了学生,而学生则按照教师给予的期望进行,这就是人们所说的"皮格马利翁"效应。传说皮格马利翁是古塞浦路斯的一位国王,他擅长雕塑。一次,他用象牙雕出了一位栩栩如生的少女,以至于他自己爱上了这尊雕像。他热切真挚的爱感动了爱神阿芙洛狄忒,爱神赋予了雕像以生命,皮格马利翁与雕像少女终成眷属。罗森塔尔的实验所揭示的现象与皮格马利翁神话中期望变成现实的道理相同,所以将预言自动实现效应称为"皮格马利翁"效应。

罗森塔尔和雅各布森的实验经受得住别人的检验,有研究者在中学智力迟钝的儿童中所进行的实验也出现了这种现象。

期望产生行为的改变这一问题不仅在理论上而且在临床护理实践中都是一个重要的问题。在理论上,我们要寻找我们的知觉和期望传递给这些期望的对象的过程。在临床护理实践上,帮助病人能最大限度地传递积极的、建设性的期望,减少消极的知觉和期望的传递。

四、人际认知理论在人际交往中的应用

(一)印象与印象管理的概念

1. 印象的概念　什么是印象?一般来说,"印象"是指我们对别人的看法。从本义上说,印象包含了我们对认知对象各方面的突出特点,它所反映的是印象的总体特征。但是在很多情况下,我们并不是等到把握了对象的全部特征之后才形成对他的印象,有时候甚至只需要看一下一个人的照片或者跟他说几句话就可以形成一种最初的印象。

2. 印象管理的概念　"印象管理"是心理学家库利、戈夫曼等人提出的。他们认为,一个个体总是希望获得别人或社会的赞同,并想控制社会交往的结果,所以,我们每个人都非常注意自己在他人面前和社交场合中的形象。参加重要的会议、会见重要的客人,或作一个报告,都要西装革履。在申请工作的招聘会谈中,除了穿着得体以外,还要对如何介绍自己,如何表示对这份工作的兴趣,如何彰显自己的才能,如何在回答问题时谨慎仔细、字斟句酌等做好充分准备,以便给他人留下深刻印象。在与他人谈话时,往往运用微笑、皱眉、语音、语调、手势等非语言,让别人了解自己对某件事或某个人的看法和意见。同样,临床护士进行印象管理时,不仅借助于个体的好形象,更要营造一种气氛,使住院病人感到温暖如家。可

见,印象管理在人际交往中是常见的。这种有意影响别人对自己形成符合自己期望的某种印象的过程则叫做"印象管理"。社会心理学家戈夫曼在他的《日常生活中的自我表现》一书中,把印象管理称作"舞台演出艺术"。他认为,社会交往如同戏剧舞台,每个人都在表演,努力扮演好自己的角色,以赢得别人的赞扬与尊重。

(二)人际交往中印象管理的重要性

1. 印象管理可以调节人际关系　由于我们都希望给他人留下好的印象,所以它能够使人主动去维护与塑造自己良好的形象并影响别人的评价。我们会自觉地约束与调节自己的言行、不断地进行自我反省与监控,从而加强人际的互动,保证交往的顺利进行。随着社会文明程度的不断上升,我们对自己与他人的言行举止的要求也在不断提高,不懂得印象管理的人一般被认为是缺乏教养的表现。印象管理是一个社会的基本事实,每个人有意无意地都在进行印象管理。印象管理是人际交往的润滑剂,你尊重别人,给了别人面子,别人也会尊重你,给你面子,这样交往的双方都从双方获得赞同,使人际交往变得更加美好愉快。

2. 印象管理有助适应社会、实现社会期望　在社会中,每个人都承担着不同的社会角色,社会对每一个角色都有不同的期待与规范,要求其行为服从一定的社会要求。那么,每个人就得按社会的期待做事,使自己的言行符合角色规范的要求,只有这样才能维持良好的角色形象,为社会中的人们所接受,使自己能够较好地适应日益变化的社会生活。

(三)人际交往中印象管理的策略

在现代社会生活中,印象管理具有重要的作用,那么我们应该怎样进行印象管理才能获得期望的效果,从而使它对人际互动产生积极的影响呢?

1. 适当自我表现的策略　自我表现是指我们在同他人发生相互作用的开始,就有意识地在外部形象与行为中表现自己好的方面,使自己给他人留下一个自己期望形成的印象,以便使自己与他人的关系有一个良好的开始。自我表现策略更多地用在初次接触的人当中。在日常生活中,许多人在新的环境中面对初次接触的人,自我表现很拘谨、不自然,有时言行不符合自己的角色身份,很难给别人留下自己期望的印象。而有的人自我表现不恰当,不符合角色的情景要求,也会给人留下不好的印象。不少心理学家对如何恰当地表现自己,以便给人留下积极的、深刻的印象做过很多的研究。其中以戴尔·卡耐基在《如何赢得朋友并影响别人》中总结了人们普遍喜欢的六种方法,具有很大的实用性。这六种方法是:(1)真诚地对别人感兴趣;(2)微笑;(3)要记住名字是一个人语言中最美、最重要的声音;(4)做一个好的聆听者,鼓励别人谈他们自己;(5)谈论别人感兴趣的事;(6)真诚地让别人觉得他自己重要。

2. 恰当自我表露的策略　自我表露是指个体与他人交往时自愿在他人面前真实地展示自己的内心世界或背景经历。假如一个人总是隐藏自己的真实形象与想法,从来不表露自己,没有任何人了解你,你永远都没有知心朋友,也不能与他人建立亲密关系。当你遇到困难时不知道向谁求助,因而很容易被挫折所击倒。反之,如果一个人将自己的烦恼一股脑地倒给别人,也会使他人感到厌烦与威胁,他们会采取敬而远之的防卫态度,这种人也得不到真正的朋友。因此,恰当、理想的自我表露方法应该是对少数好的朋友相对多地表露一点,而对一般的人则保持中等的自我表露,不但要使别人感到你真诚而不虚伪,还要使人感到与你交往很安全。

第三节 人际吸引理论

人际关系的核心成分是情感因素,即对人的喜欢与厌恶、吸引与排斥。究竟有什么样特征的人才能被人喜欢？影响个体人际吸引的因素有哪些？如何才能赢得别人的喜欢与吸引？国内外心理学在人际吸引这一领域的理论和实验研究结果将给临床护理的人际关系建立有哪些启示？这些都是本节主要讨论的内容。

一、人际吸引的概念

一位社会心理学家说过:"在现代社会里,如果你想成功地生活,那么你必须有成功的人际交往。"人际吸引在人际交往和人际决策中具有重要的作用,个人获得成就、工作取得成效,都与人际吸引有关。人际吸引,又称"人际魅力",是人与人之间产生的彼此注意、欣赏、倾慕等心理上的好感,从而促进人与人之间的接近以建立感情的过程。人际交往是社会行为的基本形式,是人际关系产生的基础,也是提高护理依从性的重要条件。因为,人际吸引是人际交往的第一步。如果一个人缺乏吸引他人之处,就不易引起别人对他的注意；如果两个人彼此之间不能相互吸引,就不可能进一步建立亲密的感情关系。

二、人际吸引基本理论

人际吸引对于满足个体的人际需要、建立良好的人际关系,具有很大的指导作用。国内外心理学家进行了一系列实验,并提出了许多人际吸引的理论,我们可以把这些理论归为两类,一类是强化的,另一类是认知的。强化理论强调我们对周围世界评价时的情绪反应,把个体视为非理性的、非逻辑的,常常依据感情来行事；而认知理论强调我们对周围世界评价时所经历的思维过程,把个体视为理性、按逻辑办事的。

(一)强化理论与学会赞美

"强化"是心理学的一个专门术语。什么是"强化"呢？"强化"是指行为与影响行为的环境之间的关系,也就是通过不断地改变环境的刺激来达到增强、减弱或消失某种行为产生频率的过程。强化理论是以"强化"概念为核心,揭示情感强化和人际吸引之间的关系。拜恩和克洛拉的强化感情理论很好地说明了这些。

拜恩和克洛拉认为,评价任何事物(包括交往对象)是基于该事物所引起的肯定或否定、满意或不满意的情感评价,以及由此激发的对交往者喜欢或厌恶的程度,产生好感或恶感的情绪,这是进行第二次交往的基础。当对某个人处于肯定评价阶段,一般会产生对对方的好感或喜欢；但当处于否定评价阶段,一般就会产生对对方的反感或厌恶,而且这种印象一旦形成定势后,很难得以改变。人际关系中,第一印象即首因效应的作用影响很大。第一印象之所以有重大影响,这是因为,人一般是以第一印象为中心而形成对他人印象的,而且对人的评价也往往是从第一印象开始的。强化理论还认为,人际吸引的大小和奖罚有相应的关系。如果和交往对象的交往背后紧跟着奖励,如表扬、称赞等,就会增加对方的喜爱,而这个行为在一定程度上将得到强化,从而有利于良好人际关系的形成。相反,如果和交往对象的交往背后紧跟着惩罚,如批评、讽刺等,则会增加对对方的厌恶与反感,减弱或失去与对方交往的热情,丧失对下一次交往的积极性。总之,人们喜欢给予自己奖励的人,而不喜欢导致人际情感不愉快的人。

(二)相互作用论与相互赞美

相互作用论主要探讨交往双方间的相互影响、相互制约(如朋友、夫妻、交谈双方)对人际吸引的影响。如果当双方在相互交往时经常感到情感上的满足和安定,感到心情愉悦,并且非常乐意与对方交往,这样他们之间就建立了良好的人际关系。当双方建立了良好的人际关系,各人对对方来说都是一种难以言喻的吸引,这是一种互酬行为,或者说是一种报答行为。我注意听你讲话,你也重视我的意见;我有事找你商量,你有事找我帮忙;相互尊敬,相互喜爱。并且这种行为自然、贴切、毫无做作,因此富有说服力。但是,一旦交往的双方中任何一方对交往不满意时,这种人际关系就会受到损害,影响两人之间的继续交往,这样,双方要建立良好的人际关系就比较困难了。

(三)得失理论与先"兵"后"礼"

人际吸引中的"得失理论"是美国心理学家阿伦森提出来的。他认为,在人际关系中,一成不变地讲好话与先讲坏话然后再慢慢地改变成讲好话的交际行为相比,并没有更吸引人。我们对先讲坏话然后再慢慢地改变成讲好话的人的喜欢程度会比那些一直说我们好话的人高些。这种先贬后扬的吸引效应就是人际关系中存在的"得"与"失"现象,而和谐的人际关系就是要使这种"得"与"失"达到平衡。阿伦森认为,在人际交往中一个人的外貌特征与个性心理特点对人际交往影响很大,有时这些特点往往使对方决定了是否进行交往,以及交往所进行的融合程度。然而在人际交往中,人的主观意识,如对一个人的评价,对交往动机、目的的预测,对交往行为的估计,个人的偏好等,在良好人际关系建立中起着重要的作用。而在这些因素中最重要的是一个人主观体验和主观评价的过程,得与失是在评价过程中产生的。如果对一个人主观评价得高,那么就会促使双方继续进行交往;否则,双方就会中止这种交往关系。

得失理论认为,当交往中别人对自己的评价有所改变时,会影响自己喜欢那个人的态度。因此,在人际交往中的评价、判断等主观意识显得非常重要。在人际交往中我们每个人都在对对方进行评价,这是进一步交往的准备工作,是建立良好人际关系所不可缺少的环节。因此,对于赞扬我们的人、尊重我们的人、喜欢我们的人,也就是在交往者主观判断为"得"的情况下,我们会对对方产生更多的好感,乐意与对方建立和保持良好的人际关系。而当我们在主观评价为"失"的情况下,例如对于批评、指责我们的人,和我们过不去的人,我们也会越来越失去交往的动机和欲望,从而出现了人际排斥,使人际关系紧张、复杂。

(四)相等理论与成本效益

相等理论认为,以最小的成本来换取最大的回报是天经地义的事,是一般人所孜孜以求的行为目标。在现实生活中,人们往往是以成本和回报的相等来衡量自己周围的人际关系的。人们希望在人际交往中自己情感投入与支出相匹配,付出的成本和回报自始至终保持平衡，并以此作为衡量人际吸引力大小的尺度。如果在人际交往中付出的代价和获得的报酬是相等的，那么交往的另一方对他来说就具有吸引力，也就愿意继续交往下去。反之，如果在人际交往中付出的代价和获得的报酬是不相等的，那么就会失去交往的欲望和动机，也就失去了交往中的人际吸引力。

同时相等理论认为，这种人际关系的维持以是否对双方都有益处来决定两个人之间关系的建立、维持和发展，也就是交往的双方建立人际关系要看是否能获利、是否有需要，从而决定交往行为。如果在人际交往中双方感到友谊的存在，并且都可以从中获得好处，如情感能得到依靠、有利于自我发展等，那么，双方的关系就可以继续维持下去，同时双方也都愿意与对方交往，愿意建立良好的人际关系。从护患关系来看，每位病人都有与护士建立良好关系的动机。因为，他们都希望得到良好的医疗护理服务。而护士如果能够将为病人护理看成护士职业价值的体现，就会具有与病人建立良好关系的动机。可见，人际关系的相等理论对良好护患关系的建立有很好的指导意义。

三、影响人际吸引的因素

每个人都想与他人建立良好的人际关系，提高自身的人际吸引力。然而决定人际吸引的因素是错综复杂的。自心理学诞生以来，许多心理学家都对人际吸引进行研究，并提出了影响人际吸引的因素群。美国社会心理学家奥尔波特于1961年首先对一群素不相识的陌生人进行了人际吸引的研究，研究结果发现，人际吸引受多种因素的影响。例如，具有类似的信念、价值观和个性心理特征，有能力和才干，能满足我们的需要，具有身体方面的吸引力，令人愉快或能为人接受，在空间位置上接近，以及收入、年龄、职业、地位的相似等。这些因素群影响人际关系的形成和发展。在这里，我们将影响人际吸引的主要因素概括为三类，即情境因素、个人特质与文化背景因素和相互性吸引因素。

（一）情境因素

人与人之间的关系是在一定的情境因素下展开的。这些情境因素包括人际间的交往距离、交往频率、交往中的集群性和个体的体验性等。

1.时空距离　时空距离是影响人际吸引的一个重要因素。如果在其他一切条件不变的情况下，人与人之间、群体与群体之间，距离越接近，交往的频率可能性就越高，越容易建立良好的人际关系。一般说来，我们与自己的同学、同乡、近邻、朋友等接近的机会多，交往的机会也多，较易建立友谊。日常生活中，这种现象屡见不鲜。

（1）距离：人与人之间在交往中，地理位置相对接近容易激发人际交互关系。距离较远的人，其形成或继续保持友谊就显得比较困难。距离的远近对人际关系的影响，尤其在一些被自然地理区域隔开的住宅区里，表现得更加明显。

为什么距离邻近能产生喜欢？其原因可能是由于距离近而增加彼此之间的熟悉，同时简单的人际互动也会提高我们对人们的好感。离得近，人与人之间接触交往的机会多，就更能了解他，选择成为朋友就比较容易。人们对连续相互作用的期望也是一个因素，如果有人住在隔壁，我们会估计到经常接触他，并努力让双方的接触愉快一些。如果人们希望和邻居保持友好关系，就会对邻居做出积极性评价。同时，由于经常接触，互相了解，这将有利于在人际交往中预测他人的行为,从而能常常发生适宜的反应,以促进相互关系的发展。此外,在交往时距离接近可以节约时间和精力,随着交往机会的增多、人际之间相互熟悉程度的提高,人际吸引就会增加。

但是,距离因素并不是形成人际关系的主要因素,它只是影响人际关系的众多因素之一。

(2)交往频率:交往频率是指人们互相接触次数的多少。一般情况下,人们彼此之间交往频率越高,刺激对方的机会越多,越容易形成较密切的关系。交往的频率在对素不相识的人来说,在人际关系形成的初期起着重要的作用。

1968年,美国心理学家扎琼克进行了交往频率与人际吸引的实验研究。他将被试者不认识的12张照片分为6组,每组2张,按以下的方式展示给被试者:第一组2张只看1次,第二组2张看2次,第三组2张看5次,第四组2张看10次,第五组2张看25次,第六组2张被试从未看过。当被试者看完全部照片后,实验者将全部照片再重新出示,同时把未看过的第六组照片也进行展示。实验者要求所有被试者按自己喜欢的程度将照片排成顺序,结果发现,那些被看得次数愈多的照片,被选择排在最前面的机会也愈大。日常生活中,我们也可以经常观察到医生和护士、教师和学生等人,由于工作需要,接触机会多,空间距离近,则容易建立良好的人际关系。

然而,我们也要认识到上述研究过于夸大了交往的频率对吸引的作用,他们把研究重点放在交往的次数上。同时上述研究重视交往的形式,而忽略了人们之间交往的内容、交往的性质。实际上,人们彼此之间交往的内容往往比次数更重要。

2. 结群　人是群居性动物,自人类社会诞生起,人们就开始结成群体进行活动,共同努力奋斗,满足生存、安全和归属的需要。西方社会心理学的创始人之一麦独孤(McDougall)认为,人有群居的本能。他认为群居的本能是由生物遗传特性所决定的。当然,这种观点是错误的。但是,结群的需求确实是一种很普遍的现象,而且这种需求有相当大的个体差异。有些人喜欢孤独,有些人喜欢社交,有些人喜欢静坐,有些人喜欢活动。对于不同的人来说,在不同的场合和时候所表现出来的结群需求是有所不同的,这体现出人的结群性比动物的结群性更加高级、复杂。

3. 体验　在人际关系中,交往体验也是导致人与人之间人际吸引的一个重要因素。体验着重表现在交往者对待交往对象的态度上,如对交往对象的印象的好坏、个人的喜恶,以及情绪的状态等。人们更加喜欢那些令人愉快或惬意体验的人。

个体的体验是具有浓厚的主观色彩的,它影响着我们对一个人的评价,因为个人体验受个人的知识、经验、个性等因素的影响。在人际交往中,我们的确在有意或无意地对交往对象进行评价,对交往对象进行选择,关键是在对交往对象的评价时应尽量能客观地评价对方,对自己的评价进行适当的自我控制和调节。一般地,人们较喜欢欢欢乐乐的乐天派,因为从他们那里人们可以得到情绪的感染,感到轻松、愉快。同时,这样的交往的过程经过不断强化,将会增加交往对象的吸引力。然而,在人际交往中如果碰到忧愁、悲伤和焦虑的人,人们的情绪也会受到感染,丧失与他交往的动机。因为这种交往对象不能激起情绪共鸣,在人际交往中也产生不了吸引力。因此,交往动机决定交往行为,交往体验决定交往效果。

（二）个人特质与文化背景因素

在人际交往中,个人的特质是导致人际吸引的一个重要因素。一个人的个人特质包括个体的外表和容貌、才华和能力、文化背景、信念、价值观,以及个性心理品质等。

1. **外表和容貌** 亚里士多德曾写道:"美丽是比任何介绍信更为巨大的推荐书。"这在当今的人际交往中仍然得以体现。对初次交往的人来说,外表和容貌是重要的吸引因素,特别是在与异性交往时表现得尤为显著。外表美可以给人们心理的愉悦感。肤色、面貌、高矮、胖瘦、服饰、风度、胡须、发型等在人际交往中都具有吸引作用。人与人之间在进行交谈以前,往往是根据交往者的外貌特征来估价交往者,从而形成肯定或否定的印象,进而影响以后相互之间关系的发展。

沃尔斯特等人让332对男女大学生进行了两个半小时的舞会,并在舞会结束时询问学生是否希望再次同对方进行约会。研究结果表明,对方的容貌是与希望再次约会的最相关的唯一因素。表3-1是回答希望对方再次相会学生所占的百分比。

表 3-1 希望再次同对方相会的百分比(%)

对方的容貌	丑的	一般的	美的
丑的男性	41	53	80
一般的男性	30	50	78
美的男性	4	37	58
丑的女性	53	56	92
一般的女性	35	69	71
美的女性	27	27	68

2. **才华和能力** 一般情况下,在其他条件都相同的情况下,聪明的人较容易受到人们的喜欢。一个人越有才华和能力,人们就越喜欢他。尽管外貌吸引力是一个显著而稳定的信息,但才华和能力最终更重要。对于这种现象的解释可能是因为人们与有能力、有才华的人在一起,可以少犯错误,觉得更安全些。但是,才华和能力的吸引力是相当复杂的。有些研究指出,那些被认为最有能力而又能出最佳主意的人,并不是最讨人喜欢的人。

3. **信念、价值观** 美国心理学家纽科姆曾在1961年做过一个实验。这个实验的对象是公开征求招来的志愿住宿者,均是大学生,共17人。在进入宿舍以前,纽科姆对他们关于经济、政治、审美、社会福利等方面的态度和价值观以及他们的人格特征进行了测定,然后将对于上述问题看法和态度相似和不相似的大学生混合安排在几个寝室生活4个月。在这4个月中,定期测定他们对上述问题的看法和态度,同时让大学生对室内成员进行评价。研究结果表明,在相处的初期,空间距离决定了人们之间的吸引力。然而,到了后期,彼此之间的态度和价值观越是相似的人,则相互之间的吸引力越大。

然而,在实际生活中,人们在初次交往时,外在的年龄、社会地位、外貌的相似性,往往起主要作用,而较少涉及内在的信念、价值观、态度等较深的层次。随着人际交往的加深,内在的信念、价值观和个性特征的作用就得以凸显。"物以类聚,人以群分","酒逢知己千杯少,话不投机半句多"说的就是这种现象。图3-3显示了外在的吸引(年龄、社会地位,外貌等)和内在的吸引水平(信念、价值观、态度等)在人际交往中随着时间变化的情况,从这个图中我们可以看出,随着时间增加,内在的吸引在人际交往中更加凸显。

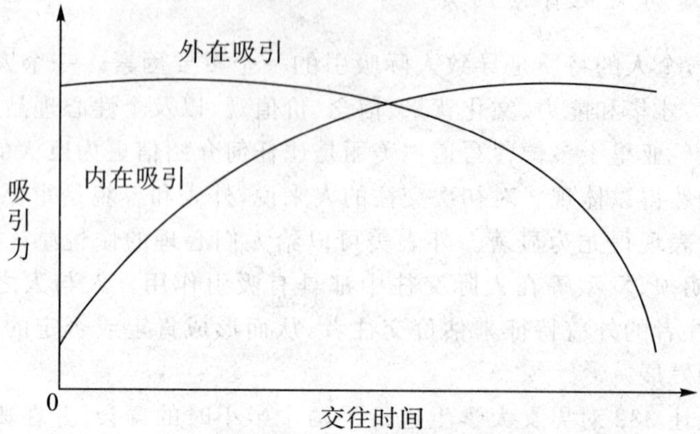

图 3-3　外在吸引与内在吸引水平随时间变化图

4. 个性品质与文化背景　一个人的个性品质具有无与伦比的吸引力,而个性品质与文化背景又有着密切的联系,个性品质的吸引力更持久、稳定、深刻。在其他方面一样的情况下,人们更倾向喜欢具有诚实、正直、乐于助人、友好和善等个性品质的人,而不喜欢有奸诈狡猾、损人利己、敌对冷酷等个性品质的人。对于男性来说,吸引人的个性品质是勇敢、冒险、创造、坚忍不拔、不屈不挠、宽宏大量、襟怀坦白、正直、忠诚、有思想、思维灵活、事业心强等;而对于女性来说,吸引人的个性品质则是温柔、体贴、善解人意、富有同情心、为人随和、情操高尚、开朗活泼、可靠等。

诺尔曼·安德森于 1968 年曾进行了一项研究,研究内容是他列出 555 个描写人性的形容词,然后让被试验者指出他们对具有这些特点的人的喜欢程度,研究结果见表 3-2:评价最高的品质是真诚和真实,而评价最低的是说谎和虚伪。

表 3-2　个人品质受到喜欢的程度

值得高度喜欢的	介于积极作用与消极作用之间的喜欢	最不值得喜欢的
真诚	固执	作风不正
诚实	循规蹈矩	不友好
理解	大胆	敌意
忠诚	谨慎	多嘴多舌
真实	追求至善	自私
信得过	易激动	目光短浅
理智	文静	粗鲁
可靠	好冲动	自高自大
有思想	好斗	贪婪
体贴	腼腆	不真诚
……	……	……

一个人个性品质的吸引,实际上是个体人格美的具体表现。在日常生活中,我们经常说外表美是一时的,而心灵美是经久不衰的,只有心灵美才是真正的美。这里我们所说的"心灵美",有一部分内容就是指人们的个性品质。

> **链接**
>
> **人际吸引中的个人品质**
>
> 战国时代赵国得到了楚国的和氏璧,秦昭王要用十五座城池来换和氏璧,赵王派蔺相如带着和氏璧去换城。蔺相如到秦国献了和氏璧,见秦王没有诚意,不肯交出城池,就设法把和氏璧弄回,派人送回赵国。这体现出蔺相如坚定的信念、勇敢、机智、不畏强暴,为国家利益与敌人英勇抗争,他的人格品质得到了世人的赞美。
>
> 个性品质的吸引,实际上是人格美的具体表现,外表美是一时的,而心灵美则是经久不衰的。比起容貌和才能,个性品质具有无与伦比的吸引力,而且这种吸引力持久、稳定、深刻。

(三) 相互性吸引

导致人际吸引的因素除上面所述之外,交往对象的熟悉、态度的类似、需要和个性的互补、兴趣爱好价值观的一致,相互愉悦、相互尊重等因素都影响人际吸引的深度和强度。

1. 类似性吸引　类似性吸引包括许多方面,兴趣、爱好、态度、信念、价值观等的相似是一个方面;另外,同年龄、同学历、同性别和同经历的人容易相处;立场观点、处事态度、追求目标、个人爱好一致的人容易相处;具有共同信念、价值观、情投意合的人容易建立起人际关系等。总之,人们总是喜欢和自己类似的人,因为人们喜欢以自己的模式去要求别人。

美国心理学家纽科姆的现场研究结果也为类似性吸引提供了证明。纽科姆让互不相识的 17 名大学生住在同一间宿舍里,对他们的亲密化过程进行了近 4 个月的追踪研究。在实验前,纽科姆调查了这些大学生的态度,然后调查哪些同学之间结成朋友,并陆续让这些学生自由选择同室的对象。研究结果发现,在见面的初期,住在附近的人容易成为好伙伴,然而后来,态度的类似性逐渐成为吸引的主要因素。由此可见,相互间的一致性、相似性增加时,认识深度和吸引力也在逐步深化。

类似的价值体系和社会文化背景也是决定喜爱或选择他人的因素。许多实验结果显示:交往对象的身份、价值体系、社会背景和文化程度与自身的类似程度均能影响到个人的选择。1955 年,社会心理学家柯尔等人进行了一项研究,该研究指出,个人所列出的最好朋友大部分是同等地位的人,一般来说他们的经济条件、教育水平、社会价值等方面都很相似。在日常生活中,我们也经常可以看到政治主张、宗教信仰一致的人比较谈得来,容易成为好朋友。

2. 互补性吸引　人们需求或个性的互补性是指双方在交往过程中获得互相满足的心理状态。需求或个性的互补性是构成人际关系的重要因素之一。当双方的需求或个性能互补时,就能较容易形成强烈的吸引力。例如一个独断专横的人和一个优柔寡断的人会成为好朋友;有支配性格的人易和被动型的人相处,建立和维持密切的友谊关系;活泼健谈的人和沉默寡言的人会结成亲密的伙伴。这是因为交往双方可以取长补短,互相满足对方的要求。

人际吸引中的互补因素,一般多发生在交情较深的朋友、恋人、夫妻间。心理学家克切霍夫和戴维斯等人曾做过这方面的研究,他们访问了一些大学生,研究这些人从朋友到夫妻关系的演变过程。研究结果发现,在初次交往时,距离因素、外貌因素及社会资源(如职业、学历、经济地位、社会文化背景等)都是构成人际吸引的重要因素。然而在结交以后,交往双方的态度、信仰、人生观、价值观、世界观等方面的类似性在人际吸引中显得更为重要。在前期的友谊和婚姻阶段,双方在要求上的互补、人格特质上的互补,对人际关系的维持具有举足轻重的作用。如果双方均有互补的需要,同时又能够从对方获得需要的满足,那么交往双方容易形成彼此相依的关系,增加了人际间的吸引力。

3. 相悦性吸引　相悦是指在人际关系中能够使人感受到精神及心理上的满足及愉悦的感觉。相悦主要表现在人际关系间的情感上的相互接纳、赞同、肯定,以及接触上的频繁、接近。双方在心理上的接近与相互肯定减少了人际间的摩擦与心理冲突,相互间的赞同与接纳是彼此间建立良好人际关系的前提。

四、人际吸引理论在构建和谐护患关系中的应用

护患关系是指在特定的条件下,护士通过治疗、护理等活动与病人建立起来的工作性的人际关系。和谐的护患关系有利于增强护理效果、促进病人的康复,有利于提高护理质量、树立医院的良好形象。目前,在护理工作中,仍然有一些护士还存在着专业知识和操作技能不熟练、态度不够诚恳、护理观念落后、沟通技巧欠佳等造成护患关系紧张的因素。如果在临床护理工作中应用人际吸引理论指导护理实践,就可以有效改变上述因素,促进和谐护患关系的构建。

(一)求同存异

在护理工作中,护士要加强与病人的沟通,及时发现与病人的相似之处,增进友谊,融洽关系。当护士的角色行为与病人对护士的角色期望相吻合时,护士与病人之间就很容易产生相似性吸引。例如病人在住院期间,护士给予病人优质的护理服务,满足病人的护理需求,那么护患关系就会协调发展。在护理工作中护士必须细心、耐心、热心,对病人要像亲人一样无微不至地关怀、尊重、体贴、关心病人。对病人的病情、提出的问题耐心地给予解释,对病人积极的情绪给予支持,消极的情绪及时消除,解除其思想顾虑,做好心理护理,增强其战胜疾病的信心,维护"白衣天使"的光辉形象,使自己成为病人心目中的好护士。

(二)情景效应

在人际交往中,只有接触的频率增加,交往才会加深,正如我们日常生活中的一般交往一样,如果两个人经常见面,或者在一起工作,他们的关系就比较密切;如果只是偶尔见面,其关系就会生疏。同样,在护理工作中亦是如此。在住院期间,护士和病人之间的人际距离相对较近,如果护士与病人经常接触交谈,交往的频率增加,那么护患关系就会和谐。护患关系中接近的主要手段是满足病人的需要,这种需要包括解除病人疼痛、改善环境、给予信息等。在护理工作中,护士应经常巡视病房,主动接触病人,了解病人的病情及心理状态,及其对治疗、护理的要求以及用药后的反应。护士在护理工作中除了给予病人日常生活上的照顾,还应给予病人精神上的安慰,保证病人心理上处于平衡状态,从而加快病人的康复,增加病人对护士的信任感。

第三章　人际关系与沟通的相关理论

（三）主动互补

人类的行为是受动机驱使的，而动机又建立在人的需要的基础上。心理学家研究表明，当双方的需要以及对对方的期望正好成为互补关系时，人际间就会产生一种强烈的吸引力。需要满足与否会影响人的情绪和行为，如果满足需要则会增加人际间的吸引力；反之，则会削弱其吸引力。在护理工作中同样如此，护理工作对护士而言是一种成功，是护士个人价值的体现，而对于病人而言是获得健康，是生存需要的满足，当病人的生存需求和护士的成就需要都得到满足时，护患关系就会更加融洽。同时，由于每个人的个性不同，其所需求的人的类型亦不同。一个独立性、支配性强的人和一个依赖性、顺从性强的人，或一个脾气急躁的人和一个耐心稳重的人，容易产生互补性吸引。因此，在护理工作中，护士要及时了解病人的个性特征、需求和动机，进行有的放矢的护理，当护士的护理工作满足病人需求时，护患关系也自然变得和谐融洽。

（四）注重仪表

人的仪表在一定程度上反映其内心境界和情趣。仪表吸引是客观存在的，尤其是与陌生人打交道。护士仪表端庄、落落大方的形象不仅能提高自信心，培养责任感，同时使病人感到亲近，产生愉快的情绪，有利于促进其疾病的康复。但仪表美要以心灵美为基础，对病人态度要和蔼可亲，达到仪表美与心灵美的和谐统一。南丁格尔说："护士其实就是没有翅膀的天使，是真、善、美的化身。"在护理工作中，护士不但要进一步提高自己的综合素质和能力，还要把它外显出来，注重仪表美的塑造，为病人留下良好的印象，促进良好的护患关系的建立。

（五）不断提高自己的综合能力

实践表明，一个人具有较强的能力和多方面的特长，是其人际交往中引人注意、令人欣赏的重要条件。在护理工作中，护士要通过学习、培训、进修等多种方式，注重多方面能力的培养和提高，增强对病人的吸引力，促进护患关系的建立。研究显示，护士的核心能力包括临床护理能力、伦理与法律实践能力、专业发展能力、教育与咨询能力、批判性思维能力、人际关系能力、科研能力。在护理工作中，护士要不断培养自身的核心能力。品质、能力和方法的有机统一，是护士做好护理工作和建立和谐护患关系的关键。

本章小结

本章主要介绍了人际关系与沟通中三个重要的相关基础理论，包括人际激励理论、人际认知理论、人际吸引理论以及这些理论在护理工作、人际交往中的应用。重点阐述了需要理论、归因理论、认知过程中的三个阶段以及人际认知形成中的效应和偏见，影响人际吸引的因素。

本章关键词：人际激励；人际认知；人际吸引

课后思考

1. 人际激励理论有哪些？如何将人际激励理论应用于护理工作中？
2. 人际认知形成过程中有哪三个阶段？
3. 影响人际吸引的因素有哪些？

（王维利　胡燕）

第四章 护理工作中的治疗性关系

案例

在2003年抗击"非典型性肺炎"斗争中不幸因公殉职、被卫生部授予"人民健康好卫士"的优秀共产党员、广东省中医院护士长叶欣,已成为全国人民和广大医务工作者学习的榜样,是医护工作者的骄傲,是人民群众心中"永远的白衣战士"。

在叶欣的护理生涯中,她的温情护理不知感动了多少绝望的病人。救死扶伤已经化成了她人性的一部分,护理工作对叶欣而言,几乎就是一种本能的奉献。2001年,一位来自福建省某山区的重症病人到急诊科治疗,病情刚稳定就急着要求回家。叶欣苦心相劝,但病人就是不听,于是科室决定用救护车送病人回家。叶欣不放心,决定亲自护送,她主动向院领导申请沿途护理。22小时的颠簸和护理,病人安全回家了,可她却累得直不起腰。为了尽快赶回医院上班,第二天一大早,叶欣就上路赶回了广州。一位熟悉叶欣的医学专家说:"叶欣是一本书,每一页都燃烧着生命的激情和热烈的追求。"

问题:
我们应如何向英雄叶欣学习,正确对待和处理好护患关系?

本章学习目标

1. 掌握护患关系的分期,并阐述其性质和特点。
2. 熟悉护患关系的类型及建立良好护患关系的意义。
3. 了解护患关系冲突及应对技巧。
4. 在护患沟通中,护士应提高自身的素质和情感以达到病人对护士的角色期待。

在医疗护理活动过程中,治疗性关系主要是指医护系统和病人系统两个系统之间的人际关系。护士由于其工作性质和职能范围的特殊性,需要和各种对象,如病人、病人家属、主治医生、其他护士等医务人员及相关工作者建立各种人际关系,处理好这些关系是顺利开展各项护理措施的前提,特别是处理好护士与病人的关系。对护士而言,治疗性关系的核心关系是护患关系(Nurse Client Relationship)。

第一节 护患关系的性质和特点

一、护患关系的概念

护患关系是护士与病人为了治疗性的共同目标而建立起来的一种特殊的人际关系。有广义和狭义之分,广义的"护患关系"是指护士与病人、病人家属、陪护、监护人在护理过程中形成的相互关系;狭义的"护患关系"则是指护士与病人之间的关系。护患关系是组成护士人际关系的主体,是护士职业生活中最常经历的人际关系,和谐的护患关系是良好的护士人际关系的核心,并影响其他人际关系。

二、护士在护患关系中的作用

现代护理模式将护理技术、生活护理、心理护理、健康教育融为一体,良好的护患关系越来越显示其重要的现实意义,护士在其中起着十分重要的作用。

(一)主导作用

在护患关系的建立与维系过程中,护士是起着主导作用的一方。护士通过自己的言行表达对病人的重视,从而取得病人的信任,保证护理、治疗工作的顺利进行。

(二)协调作用

人们常说"三分治疗,七分护理",其实这句话体现的是疾病康复过程中的医护配合。特别在病人治疗期间,护士与病人接触最多,如通过晨晚间护理、各种治疗、护理操作过程与病人直接接触、交谈,最了解病人的情况。因此,护士担负着病人与医务人员之间、病人与家属之间的协调任务。同时,通过精心细致的工作,使病人得到身心整体护理及各方面的支持和关怀,充分调动病人的积极性,配合治疗、护理,促进康复。

(三)融洽作用

在人际交往中,只有通过心灵间真实的沟通,才有可能产生情感的共鸣,情感的共鸣又会使沟通双方关系融洽。融洽的护患关系会产生良好的心理状态和情绪反应。现代护理模式要求护士具备科学的素养,通过对病人的关怀,协助其消除疾病所造成的心理应激,减轻病痛,缓和焦虑,激发恢复健康的信心,使病人得到更多心理上的支持与满足。

三、病人对护士的角色期望

护士是一种社会角色,具有特殊的技巧和行为。护士角色意味着特殊的护理疾病的技术和护理能力,以及人际沟通能力。作为一名护士,了解病人对护士的角色行为的期望,可以激励护士积极工作,满足病人整体护理的需要,建立良好的护患关系。病人所期望的最理想的护士角色的特征是:

(一)具有爱心、耐心、同情心和高度的责任心。

(二)具有丰富的护理专业知识和熟练的护理操作技能。
(三)尊重病人的人格尊严,尊重病人的权利。
(四)能密切地观察病情,并及时反馈病情信息。
(五)不断更新知识,用最佳的方法护理不同的病人。
(六)工作中精益求精,一丝不苟。
(七)耐心倾听和满足病人的需要,并及时给予关心和支持。
(八)善于沟通,以真诚的态度对待病人及家属并建立良好的护患关系。
(九)有较强的应急能力,妥善处理各类突发事件,协助医生做出相应反应。
(十)护理仪表规范,举止文雅、端庄、和蔼可亲。

四、护患关系的性质与特点

护士与病人之间的关系,具有一般人与人之间关系的相同点,如这种关系是双向的、是以一定目的为基础的,是在特定的背景下形成的等。除此之外,护患关系还具有其独特的性质和特点。

(一)帮助系统与被帮助系统

护患关系是两个系统之间的关系,护患之间通过提供帮助与寻求帮助形成特殊的人际关系。帮助系统包括医生、护士及其他医务人员和医院行政人员,被帮助系统则包括病人、病人家属及其亲朋好友、同事等。帮助系统的作用是为病人提供服务,履行帮助职责,而被帮助系统则是寻求帮助,希望满足帮助的需求。护士与病人之间的往来体现了这两个系统的往来。

(二)专业主导的互动关系

护患关系不是两个人或两方面的简单相遇,而是双方之间的相互影响、相互作用构成了护士与病人的关系。这种互动不仅局限在护士与病人之间,也表现在护士与病人家属、朋友和同事等社会支持系统之间,是一种多元性的互动关系。建立这种相互作用的良好关系,在一定程度上受护患双方的个人阅历、感情、知识积累和对事物的看法等的直接影响。这是研究护患关系时必须考虑的问题。

(三)护患关系相互影响的不对等性

护患关系具有一方依赖另一方的特点,其相互影响的作用是不对等的。由于护患关系是在病人患病的情况下形成的,因而在这种关系中,病人是依赖护士的,而护士也常常以病人的保护者和关照者身份自居,这与其他相互依赖关系的特点不同。由于一方依赖另一方,也就决定了这一关系中,主要是护士影响病人,病人则主要是被动接受护士的影响。正是一切都以病人的健康利益为前提,所以病人方面心甘情愿地接受护士的意志与要求。

(四)护士应该满足病人的需要

护士作为帮助者,把握着恢复病人健康的技能。病人因疾病住院接受治疗护理,护士就应当履行自己的职责,为病人提供帮助。病人的需要和满足这种需要构成了上述关系的基础,离开了这一基础,或者是这一基础已不复存在,护士与病人的关系也就终结。这一特点是护患关系与其他人际关系的不同之处。

(五)护患关系是治疗性关系

护士作为一个帮助者有责任使其护理工作收到积极的、建设性的效果,而起到治疗的作用,护患关系也就成为治疗性的关系。治疗性的护患关系不是一种普通的关系,它是一种有目标的、需要谨慎执行、认真促成的关系,并具有一定的强制性。由于治疗性关系是以病人的需要为中心,除了一般生活经验等上列因素有影响外,护士的素质、专业知识和技术也将影响到治疗性关系的发展。良好的治疗性关系能有效地减轻或消除来自疾病、环境和诊疗过程中对病人形成的压力,有利于其疾病的康复。

(六)护士是护患关系主要责任承担者

病人因患病来到医院接受治疗,处于被动的接受帮助的地位。而作为帮助者的护士则处于主导地位,其行为在很大程度上决定了护患关系的后果。或是积极健康的后果,病人战胜疾病逐渐康复;或是消极后果,护患关系紧张,病人病情恶化。因此,护士是这一关系的主动方面,在这一关系中要承担主要的责任。在多数情况下,护患关系出现扭曲,护士应负主要责任。所以,护士应努力争取积极健康的后果,避免消极的后果。

> **链接**
>
> **两种不同的医患关系**
>
> 三国时,关羽右臂中箭,毒已入骨,名医华佗前来医治,刮骨疗毒。关羽任其医治,谈笑弈棋。经华佗刮骨保住了关羽的右臂。而曹操恰恰相反,他生性多疑,讳疾忌医,拒绝华佗开颅取涎,不治身亡。华佗与关羽、曹操与华佗之间,就是两种截然相反的医患关系。一个是忍着剧痛,配合华佗全力医治;一个是不予配合,拒绝救治,怒杀一代名医。

五、市场经济条件下的新型护患关系

随着社会主义市场经济的建立和完善,大量外资医院和私立医院的建立,公立医院开始感受到市场竞争和经济效益对医院的冲击。医院管理者不再将护理服务视为可有可无或医疗工作的附加问题来看待和处理,新型的护患关系能够为病人提供优质服务,可以为医院在医疗市场中树立良好的外部形象,产生巨大的吸引力,并创造出更多的经济利益。

(一)护患关系的发展趋向

随着社会的进步和科学技术的发展,医学模式的转变以及一系列新技术、新设备在医学上的广泛应用,护患关系也相应地发生了很大的变化。近年来,出现了以下几方面的发展趋向:

1. 内容多元化　现代护理学家认为,护理是对人类生存方式和过程选择的干预,其干预的对象是人,干预的内容是人类的生存方式。因此,社会对护士角色的要求已不再满足于单纯的生活照顾,而是能够独立地、主动地开展整体护理,能够满足病人生理、心理等多方面的需求,能够坚持以人的健康为中心,为病人提供全面、系统和综合的等多元化的护理。

2.服务社会化　近年来,社区医疗保健、家庭护理保健、康复护理保健等学科的快速发展,护士走出医院,走向社会,走向家庭的趋势已愈来愈明显。护理服务理念从单纯疾病护理转向"以人为本"的整体护理,护理服务对象从住院病人向家庭病房、社区访视扩展,护理工作内容从单纯执行医嘱向预防保健、健康教育延伸,护患关系之间已不再是执行治疗与接受治疗的简单关系。护患关系的这种社会化趋向,要求护士更好地学习医学知识,掌握更多的人文科学知识,以利于更好地服务于社会。

3.服务利益化　随着社会主义市场经济的建立和发展,医疗市场和医院管理体制改革不断深化,医院必须在治病救人的过程中加强成本核算,强调经济管理和优质服务统一起来,把为病人服务和经济利益挂钩,这使得护患关系中的经济关系因素明显增强。如果护士受经济利益驱使,不能坚持"救死扶伤,实行革命的人道主义精神",而是见利忘义,一切向钱看,就会极大地损害护患之间的关系。

4.责任法律化　依法治国是我国政治建设的一个重要目标。加强对医疗护理的行为规范和法律调控,是提倡依法治国的时代要求,也是保证广大人民群众能够享受到更多、更好、更科学、更满意的医疗卫生服务和提高健康水平的需要。当前,公民的法律意识不断增强,国家卫生立法逐渐完善。各种卫生法规对护患双方都规定了相应的行为准则和规范。护患之间的关系应建立在共同遵守国家法律的基础上,双方都应学法、守法,这是护患关系文明和进步的标志。

5.需求人文化　随着社会经济、科技、教育的迅速发展,人们的文化素养正在逐步提高,病人作为社会群体成员,他们在满足了一定的医疗水准后,还增加了社会精神需求,希望得到尊重、关注、安慰和交流,希望获得文化生活和知识信息。医学模式的转变,要求医护人员在关注疾病的同时,更要关注病人,关注病人所处的家庭和社会环境,注重病人的心理需求和人格尊严,尊重病人的文化背景,尊重病人的想法和感受,以病人的利益和需要为中心。努力为病人营造一种良好的人文环境,满足病人的文化要求。

(二)建立新型的护患关系

随着人们道德、价值观念的变化,参与意识、法律意识、平等意识的日趋增强,护患关系之间正在呈现出新的发展趋向。在医学现代化的同时,确立新型护患关系是目前国际上先进医学思想强调的一个重要原则。关于新型护患关系的提法众说不一,观点很多,多数观点认为:护患关系不仅是服务与被服务的关系,而且是合作伙伴关系、教学相长关系、生存互赖关系、平等主体之间的合同关系。护士应从"病人求医院"向"医院靠病人"的认识转变,真正树立起"以病人为中心"的理念。

第二节　护患关系的类型

护患关系是建立在护士为病人提供帮助的基础上,是医学模式在护理人际关系中的具体体现。但由于文化背景和医学模式的转变,护患关系呈现出不同的类型。从护患关系所涉及的领域分析,护患关系包括技术性关系与非技术性关系;从护患之间的心理相容程度分析,护患关系包括心理相容类型与心理不相容类型。

一、技术性关系与非技术性关系

(一)技术性关系

技术性关系是指护患双方在进行一系列护理技术活动中所建立起来的行为关系,是以病人的诊治需要为准则,是非技术性关系的基础。护理行为中护患关系发生的基础是病人患病后对治疗与护理的需要。护士掌握的专业知识与技能,能够满足病人的需要,帮助病人恢复健康,而病人所获得的也就是这种具有专业性、技术性的帮助与服务。护患之间的技术性关系包括以下几种类型:

1. 主动—被动型模式　又称"绝对服从模式",是最古老的护患关系模式,也是护患关系中最多的一种模式。它受传统的医学模式的影响,把病人看成单纯生物学的人,把疾病看成单纯的生物理化因素所致;把治疗护理全寄托于药物、手术,对病人的心理活动丝毫不顾。护士处于主导地位,把自己的处置意见施加于病人,病人则处于被动接受护理的从属地位,要求病人绝对服从任何处理和安排。

这种模式的特点是"护士为病人做治疗",模式的原型为母亲与婴儿的关系。该模式过分强调护士的权威性,忽视了病人的主动性,因而不能取得病人的主动配合,严重影响护理质量,甚至使许多可以避免的差错事故得不到及时的纠正与补救,这是该模式的重大缺陷。它只适用于意识丧失的病人(如全麻、昏迷)、婴幼儿、危重、休克、智力严重低下、某些精神病人。因为这些病人无法表达意见、无能力配合,需要医务人员提供全面的护理服务。

2. 指导—合作型模式　这是一种一方指导、另一方有限度合作的模式,也是近年来在护理实践中发展起来的一种护患关系。在护理活动中,病人有一定的主动性,这种主动性是以执行护士的意志为基础,以主动配合为前提。包括诉说病情、反映治疗情况、提供检查方便、配合各种护理措施等,都是以护士的要求为前提,由双方密切合作来完成。在这种模式中,护士对病人进行生理、心理方面的帮助指导,包括常规指导、随时指导、情感指导等。

这种模式的特征是护士告诉病人"应该做什么和怎么做",模式的原型是母亲与儿童的关系。这种模式无疑比主动—被动型的护患关系模式前进了一大步,但病人一般仍处于消极配合状态,护患关系仍然是不能完全对等的。如果护士对这种"合作"过分强调,则很容易忽视病人的意见。该模式适用于一般病人,特别是急性发病病人和手术后康复病人。目前临床上的护患关系多属于这种模式。

3. 共同参与型模式　这是一种以平等关系为基础的护患关系,护患双方具有相等的主动性,互动方式是双方共同协商护理的方案与措施。这种模式比前两种模式更符合现代医学模式的要求。在治疗护理过程中,病人不仅仅是合作者,而且还是治疗、护理的参与者和决策者。他们能够积极主动地参与到自己的治疗、护理讨论中,向护士提供自己对治疗、护理的感受,探讨某些护理措施的取舍,在体力允许的情况下,自己独立完成某些操作。

这种模式的特征是"积极协助病人进行自我护理",模式的原型是成人与成人的关系。

护士常以"同盟者"的形象出现在病人面前,为病人提供合理的建议和方案,病人对自己的疾病过程有较强的参与意识。护患之间体现了平等合作的关系,病人的人格和权利受到尊重,积极性得到发挥,护患双方共同分担风险,共享护理成果。这种模式多用于慢性期、康复期或在门诊和家庭病床的病人,且要求病人具有一定的知识文化水平。处于昏迷、休克或精神异常以及危重状态的病人,是难以建立也不宜建立这种护患关系的。

4.护患关系模式的转化 在现实的医疗护理活动中,三种不同的护患关系模式不是固定不变的,建立什么样的护患关系,除了取决于病人所患疾病的性质之外,还要考虑病人的人格特征。随着病人病情的变化,可以由一种模式转向另一种模式。例如抢救昏迷病人时,是不可能也没有时间让病人参与意见或主动配合的,只能采取主动—被动型模式加以处理;随着病情的好转和意识的恢复,可以逐渐转入指导—合作型模式;最后,病人进入康复期,适宜的模式就变成共同参与型了。

(二)非技术性关系

非技术性关系是指护患双方受社会、心理、教育、经济等多种因素的影响,在实施医护技术过程中所形成的道德、利益、法律、价值等多种内容的关系,并主要通过服务态度和医德、医风表现出来,是病人评价医院和医护人员的主要标准。非技术性关系可以对技术性关系起到强化和弥补的作用,对护理效果有着弱化或增强的作用。有调查显示,护患纠纷在多数情况下是由非技术性因素引起的。

1.道德关系 道德关系是护患交往非技术性关系中最主要的关系。在护理活动中,由于护患双方所处的地位、利益、文化素质、道德修养等不同,对待护理活动及行为方式、效果有不同的理解,因而会产生一些矛盾。为了协调和处理好这些矛盾,双方都必须遵循一定的道德规范,来约束自己的行为,都应尊重对方的人格、权利和利益,结成良好的道德关系。在护患交往中,病人明显存在对护士的依赖性,往往表现出心理弱势,因此,社会对护士的要求明显高于病人。护士职业道德的基本准则是"救死扶伤,实行革命的人道主义精神"。和谐的护患关系其实质是护患双方权利与义务的对立统一。这种对立统一首先表现为道德权利的利己性和道德义务的利他性。

2.利益关系 是指护理过程中,护患双方发生的物质利益和精神利益的关系。从这个角度上讲,护患关系是一种等价有偿的关系,是指权利与义务的对等性及其价值的相当性。护士对病人履行护理义务,付出劳动后得到工资、奖金报酬,这是物质利益;由于病人康复而得到精神上的满足与欣慰,这是精神利益。病人因获得有效的治疗和护理得到了健康甚至生命,虽然与其付出的金钱不可以画等号,但从整个社会的角度讲,护士与病人之间的利益是平衡的,双方的权利、义务是符合等价有偿原则的。在我国,护患双方的利益关系是在公正条件下的一种平等互助的人际关系。这种平等表现在对所有的病人都一视同仁,热情服务,不以貌取人,不以金钱多少取人,不搞等价交换,不以工作谋私利等。

3.法律关系 传统的护患关系主要依靠伦理道德规范加以调整,随着我国法制社会机制的形成和完善,法律规范逐步成为护患关系的重要调节手段。护患双方在护理活动中各自的行为和权益都受到法律的约束和保护,在法律范围内行使各自的权利和义务,调整双方之间的关系。当病人来到医院接受治疗与护理时,病人与医院便建立起一种合同关系,这种合同关系实际上是在彼此相互承认的基础上,以法律事实为依据的一种权利、义务关系。具有这种关系的任何一方一旦认为对方不能够认真有效地履行这种法律关系,就会采用法律手段,起诉对方违约或要求对方受到法律制裁。因此,护患双方都应知法、懂法、守法,在法律允许范围内行事,学会用法律武器保护自己的正当权益。

4. 价值关系　是以护理活动为中介的体现护患双方各自的社会价值的关系。护士在自己的职业服务中,运用所学的知识和技术为病人提供优质服务,履行人道主义义务和责任,使病人重获健康,实现了崇高的人生社会价值。而病人在重返工作岗位为社会做贡献中也包含了护士的奉献,同样实现了个人的社会价值。

5. 业务关系　指护患双方在进行一系列的护理技术活动中所建立起来的行为关系。在护患关系中,护士起主导作用,是服务的主体;病人是服务对象,是服务的客体;连接双方的纽带是医疗和护理,即病人患病需要医疗护理。护士掌握帮助病人恢复健康的技能,能够满足病人的各种需要,这就构成了护患关系的基础。在新的护患关系中,护患双方地位是平等的,病人不是被动接受治疗护理,也可以要求参与护理活动,行使知情权、选择权等各项权利。

在医疗护理活动中,护患之间技术性关系与非技术性关系两个方面是相互影响、相互依赖、相互作用的。技术性关系是各种关系的基础,只有护患之间发生了技术性关系,才会有其他各种关系的发生。而非技术性关系又影响着技术性关系的发展,良好的非技术性关系有助于护士有效地开展护理工作,有利于技术性关系的建立与发展。护士应积累多方面的经验,处理好各方面的关系,使护患在整个疾病治疗过程中相互配合,以便更好地开展工作。值得指出的是,受传统生物医学模式的影响,有的护士在工作中容易忽视非技术性关系的影响,只关注与病人疾病相关的技术性关系,不愿意了解和收集病人或家属关于疾病以外的其他信息,工作中只关心临床表现,不关心心理和社会因素,从而导致护患关系紧张、护患纠纷增多的现象屡有发生。

二、心理相容型关系和心理不相容型关系

(一)心理相容型关系

心理相容型关系表现为病人主动把自己的病情、发病的经过及与疾病有关的因素告诉护士,病人尊重护士的劳动,接受护士的护理措施;护士耐心倾听病人的要求,急病人所急、帮病人所需,热情地指导病人配合治疗与护理工作,增强病人与疾病作斗争的信心。这样护患双方目标完全一致,感情融洽,关系友好,配合默契。

护患关系心理相容本身就是一种有效的心理治疗。病人信赖护士,能充分配合护理措施的实施。护患关系密切,使病人产生安全感,消除内心的恐惧、焦虑情绪,促进身体的康复。

(二)心理不相容型关系

护患关系心理不相容类型表现为护士工作马虎,态度粗暴,不尊重病人;病人对护士出言不逊,极不配合,护患关系紧张。护患关系心理不相容对病人是一种致病因素,也是影响

护士工作的重要的消极心理因素。由于护患关系紧张,护士可能在一定程度上影响对病人实施护理照料的细致性与护理操作的准确性,从而影响治疗措施的有效性。而病人也同样会由于关系紧张,降低对护士的信任度,猜疑心加重,对护士的嘱咐和指导执行起来大打折扣,从而影响疾病的治疗效果。

了解和把握两种截然不同的护患关系类型,有利于在临床实践中建立良好的护患关系,化解护患冲突。护士处于主动协调的一方,在与病人交流时,要坦诚地与其沟通,注意接纳对方的看法,并积极地倾听病人所表达的信息和尊重病人的权利。避免心理不相容型护患关系,建立心理相容型的护患关系,营造温馨和谐的护理氛围,这也有助于增进护患感情,发展护患关系,提高护理质量。

三、护患关系的冲突

在护理工作中,在某些内外部因素的共同作用下,会不可避免地发生护患关系冲突,即护患交往发生障碍。如同所有人际冲突是人际交往过程中经常会碰到的问题一样,护患关系冲突也常出现在护患交往的过程中,且影响着护患关系的健康发展。因此,要建立和发展良好的护患关系,首先要分析造成护患冲突的主要根源,从而有的放矢地处理护患关系。

(一) 期望与现实的冲突

许多病人以"白衣天使"来勾画较理想的护士职业形象,对护士的职业素质有较高的期望值,并以此来衡量他们所面对的具体的护士个体。当个别护士的职业行为与有些病人的过高期望值存在较大差距时,他们就会产生不满、抱怨等情绪,并与护士之间出现不同程度的护患冲突,有的表现为冷漠,有的表现为不合作,有的还可能表现为冲动甚至过激的言行。

作为护士,如果确实存在不能准确了解病人的过高的期望并给予适当的引导,或者完全不从自身查找可能存在的引发护患冲突的原因,甚至表现出一种完全对立的态度,认为是病人过于苛求和挑剔自己等,就有可能导致更严重的护患冲突。

(二) 外行与内行的冲突

这类冲突,一般是由于病人出于对自身疾病转归的过分关注引起的。病人强烈的康复愿望驱使他们想全面了解自己所患疾病的检查、治疗、护理过程的每一个细节。由于病人对疾病诊疗知识的缺乏,所提问题在护士看来大多是无关紧要的。护士常年在医院工作,对于病人提出的问题已经司空见惯、习以为常,有时不能设身处地地体谅病人渴望康复的迫切心情,对病人的反复提问缺乏耐心,表现为懒于解释或简单敷衍等,从而引起护患关系的紧张。

(三) 需求与满足的冲突

在为病人实施护理的过程中,护士必须整天面对大量繁琐、复杂的事务性工作,特别是随着整体护理的推广,更突显了护士数量的不足,常常是几个护士除了负责几十个病人的常规护理工作之外,还要随时去应付一些突发性的事件,其忙碌程度可想而知。许多急症、重症、老年病人住院后,由于部分或完全丧失自理能力,各方面都需要人的照顾,尤其是当亲属不在身旁时,就更加渴望能得到护士精心的护理。当个别病人的急需与护士的工作安排发生冲突时,病人可能对护士产生不满,指责护士不尽责;护士可能在疲惫忙累的状态下对病人失去耐心,埋怨病人不体谅。此时是否会导致进一步的护患冲突,关键在护士。如果护士只是强调自己的理由而不能宽待身心失衡的病人,则会使护患关系冲突进一步恶化。因此,对病人的合理要求应尽力满足,虽然目前医院的物质条件、设备和医疗技术水平等,很难满足病人的一切要求,但是护士仍不能埋怨病人挑剔、啰嗦,与病人争吵,而应站在病人的角度去理解病人的要求,耐心解释,取得谅解,妥善地解决护患冲突。

(四)依赖与独立的冲突

这种冲突较多地发生在病人的疾病恢复期。部分病人经过较长的病程,已逐步适应了解除自己部分的社会、家庭责任的状态,病人角色强化,在心理上对医护人员的依赖显著增强,有的病人甚至出现了回归社会角色的心理障碍。因此,护士在病人的疾病恢复期,必须遵循现代医学模式,全面帮助病人重建自信,增强独立意识,促使病人获得心理健康与躯体康复同步的最佳身心状态。在依赖与独立的这对矛盾中,最主要在于护士的耐心和引导,如果护士不能就此与病人进行充分的沟通,护士的劝解不仅难以被病人接受,反而可能引起病人的误解,导致护患之间的冲突。

(五)伤残与健康的冲突

许多病人在与护士交往时,对自身健康丧失的沮丧、自卑和对他人健全身体的羡慕嫉妒,这样一对矛盾常引起他们内心激烈的冲突,特别是那些躯体严重伤残的病人,在他人面前更易感到自惭形秽,有时个别病人会把伤残的恼怒迁移到和他们交往比较频繁的护士身上。如当某些病人陷入痛苦不能自拔时,情绪就很冲动,对护士的劝说、耐心解释充耳不闻,甚至产生逆反心理,拒绝实施护理计划。此时,若护士不能理解和体谅病人的情绪反应,就可能出现互不相让的僵持局面,甚至引发激烈的护患冲突。

(六)质量与疗效的冲突

护理质量与实际疗效,一般来说是辩证统一的。护理质量高,实际疗效就好;反之亦然。但可能有进修护士精心护理,病人的实际疗效却不一定显著,甚至病情恶化。在这种情况下,就产生了护理质量与实际疗效的矛盾。有的病人会错怪护士,使护士感到委屈,发生冲突。此时护士要理解病人的心情,宽容病人的责备,帮助病人分析疗效不理想的原因,做好本职工作,改进护理过程中的不到之处。

(七)偏见与价值的冲突

由于信息背景等因素的影响,各个层次的病人,对护士的职业价值的看法不同。尽管从整体上看,护理职业的社会职能已经发生了深刻的变化,但传统习俗根深蒂固的影响仍然难以改变少数人对护理职业的偏见。有的病人很少与护士交往,对护士职业缺乏了解,只能根据一些道听途说来片面地认识护士,把对护士职业的社会偏见带到护患交往中来。少数病人有时以对护士个人关切的形式直言相劝,话语中流露出对从事护士职业的不理解。而长期以来一直受职业困惑的部分护士,则对他人对自己职业的消极评价特别敏感,很容易就此与他人发生争执,导致护患冲突。

四、护患关系的实施要点

(一)加强人文关怀,注重心理交流

整体护理以人为本,强调以病人的利益和需求为中心,把病人看成具有生理、心理、社会、文化等各种需要的整体的人。当一个人患病后,消极的心理因素可影响疾病的治疗。护士应注重与病人进行心理沟通,充分了解不同病人的心理需求,努力营造以关心病人、尊重病人、以病人利益和需要为中心的人文关怀。尽力满足病人的心理需求,从而消除来自社会、家庭、个人情绪等因素带来的不利影响,促进病人全面康复。

(二)掌握沟通中的语言艺术

1. 尊重病人与礼貌用语相统一　护士在沟通过程中使用礼貌性语言是同病人交谈的最基本态度,护士应尊重病人并使用体贴关怀的语言,调节病人的情绪,促进病人的康复。同时对病人的隐私要严格保密,如无特殊情况,必须取得病人同意后方可告诉他人。

2. 原则性与灵活性相统一　护士面对的是身心比较脆弱的病人,他们有着各种类型的个性心理。对护理过程有着不同的反应。这就要求护士根据沟通对象、情景的差异,发挥语言的魅力,做到既要有原则,又能被病人接受。

3. 严肃性与亲切性相统一　护士与病人交谈时,要掌握适当的语言,既要保持一定的严肃性,同时也要让病人感到温暖亲切。对言行不轨的病人应严肃批评,加以劝阻,但绝不可以训斥。交谈应有明确的目的,围绕主旨,突出主题。

4. 坦诚与慎言相结合　护士与病人之间相互尊重的前提是以诚相待,护士应对病人讲真话,信守诺言,以得到病人的信任,但是对诊断治疗上的一些应该保密的意见和措施,应慎言慎语,以维护病人的利益,用保护性语言巧妙回答病人所提出的问题。

5. 禁用刺激性语言,多用解释性语言　在护理过程中,刺激性语言和命令式语言是导致护患矛盾的主要原因。在护理过程中要多采用解释性语言,多劝慰、鼓励,而不可用刺激性、伤害性语言和消极性、暗示性语言影响病人情绪。同时对医疗住院环境和管理制度,以及采取的治疗措施等,护士要采用解释性语言,措辞得当,通俗易懂。

6. 恰当使用幽默性语言　根据病人不同病情及不同心理状况,运用幽默风趣的语言,可以创造和谐的氛围,但不可流于粗俗。

7. 规范护理语言,避免理解分歧　护士在进行沟通时,注意语义用字准确,使用规范化语言。对病人能使用通俗语言解释的,不用专业术语解释;能用科普性强的术语的,不用深奥晦涩的专业术语。对不同知识结构的人学会采用不同的表达方式,使用双方易懂的语言,避免理解分歧。

8. 做到三个留意、两个避免　留意对方的情绪状态、教育程度及沟通的感受;留意对方对病情的认识程度和交流的期望值;留意自身的情绪反应,学会自我控制。避免强求对方接受事实;避免随意改变和压抑对方情绪,要适时舒缓。

(三)全面认识护士的多角色功能

角色是指一个人在集体中依其地位所承担的责任和所表现的行为。在整体护理中,护士的角色功能是多方面的:是提供护理的帮助者、照顾者、安慰者;在对健康问题进行诊断时,是计划者、决策者;在实施护理干预时,是健康的促进者;在病区或一定范围内,是管理者、协调者,是病人权益的代言人和维护者;在卫生宣教和健康咨询方面,是教师和顾问;在收集信息、传递资料和进行心理护理时,是沟通者;在护理领域中又是研究者和权威者。所以,护士首先要对自己的角色功能有一个全面而充分的认识,很好地履行角色义务,行驶角色权力,使自己的言行符合病人对护士的角色期待。另外,整体护理提倡病人积极参与和配合,但如何参与和配合,更需要护士随时加以指导。这样才能避免护患矛盾冲突。

(四)有效指导病人履行角色义务

与护士相比,病人的角色功能要简单得多。首先,任何病人都是因为生病和产生健康问题无法自己解决而到医护人员这里求助的。因此,"被帮助者"是所有病人最主要的角色特征。所以,护士对于病人角色的理解和评估应十分仔细。护士应该知道:对于病人来说,医院和病房是一种新的环境。病人过去所熟悉的角色——父亲、母亲、丈夫、妻子、厂长、工人等等,全被"病人"这一新的角色所代替。他们虽然很想当一个"好病人",但不知该怎么做。因此,护士对于病人的角色期待要从实际出发,不能期待病人样样都懂,更不能对病人某些不适当的行为多加指责。因为病人的不适当的行为,往往是因为护士的角色功能发挥得不好而造成的。在护患关系建立的初始期,护士主动与病人沟通,把自己的分工和角色功能介绍给病人,是十分必要的。这有利于护患双方保持基本一致的角色期待,有利于促进护患关系的良性发展。

另外,在整体护理体制下,病人也不完全是被动的求助者。病人在护理过程的大多数环节都可以积极参与。例如:在确定病人健康资料的有效性及确定护理诊断的有效性方面、在制定护理目标及护理干预措施方面,以及在进行护理效果评价方面等,病人的意见、感受和积极参与都是非常重要的。所以,病人作为护理对象,既是被帮助者,也是解决自己健康问题的积极参与者。但如何参与、如何配合,多数病人是不知道的,这就需要医护人员随时随地通过与病人的沟通来进行指导。

(五)评估病人,因人施护

护理对象具有不同的文化背景,这就要求护理思维向多元文化拓展视角。多元文化护理是指对世界不同文化的民族进行探讨并分析,重点研究不同的传统照顾方式,对疾病和健康的认识,人们的信念和价值观,并运用这些知识为不同文化、不同民族的人进行共性和各异的护理。

护士必须加强语言学习、了解多元文化,正确评估不同病人的文化背景,清楚病人文化模式的类型,有针对性地对病人解释和说明有关治疗和护理问题。这样做有利于相互沟通和取得病人的配合,制定更有效的护理计划,为病人提供优质服务。

（六）营造良好的环境及气氛，赢得病人的信任

护士应建立一种有利于病人早日康复的安全、和谐的护理环境，使病人在接受治疗和护理的过程中保持良好的心态。住院病人都要面对疾病的折磨，心理压力较大，尤其病情严重时其语言、行动通常过于激动，护士要能体贴病人的疾苦和需要，在交流中能分享病人的情感、设身处地地为病人着想，充分尊重病人的权利，维护病人的利益，语言要简明扼要，语调温和诚恳。要注意到病人体位及身心有无不适，让病人觉得你容易接近，他关心的问题就是你关心的问题，并愿意把心里话讲出来，使他们有找到家的感觉。初次与病人交谈时，护士应尽可能多地说一些病人关心的话题，例如，"你觉得病区环境还可以吗"、"你对治疗还有什么想法吗"等。

（七）尊重病人，维护病人的合法权益

病人因疾病缠身及缺乏相关的医疗护理知识，往往不具备维护自身权益的知识和能力。而获得安全而优良的健康服务是病人的正当权益。因此，在多数情况下，病人的权益要依靠医护人员来维护。随着人们法律意识的日益增强，医护人员对于病人的权益应当有新的认识，病人的权益就意味着护士的责任。病人权益受到侵犯，往往是因为医护人员未能尽职尽责所致。医护人员对此应有清醒的认识，以认真和慎重的态度审视病人的权益，才能使护患关系良好地发展。

第三节 护患关系的分期

护患关系是一种特殊的人际关系，它的建立和发展，并非源于护患之间的相互吸引，而是为了满足病人的需要。从病人入院建立护患关系开始，经历病人住院治疗到康复出院整个过程。这个过程是一个连续的、不断变化的过程。可分为开始期、工作期和结束期三个阶段。

一、开始期

开始期是指护士和病人从第一次见面开始，由素不相识到相互了解对方，也可叫做"初步了解期"。这个阶段的主要目标是护患双方彼此熟悉并建立初步的信任关系。护士要了解病人的病情、家庭和社会文化背景等情况，病人也希望了解护士，如护士的业务水平、责任心、个性特征，甚至包括其个人经历。然而，护患彼此了解的方式是不同的，护士可以通过询问病史、体格检查、病历记载等方式了解情况，一般是公开进行的；而病人对护士的了解虽然也可以通过护士的自我介绍，但更多的是通过自己的观察，以决定以后在多大程度上依靠这位护士。

护士在此阶段主要是以收集资料、了解病人的情况、书写护理病历、发现护理问题、制定护理计划为主要工作内容，同时会对病人进行更全面的了解。为建立信任关系，护士应诚恳待人，给人以温暖和善解人意之感。在沟通中，护士要体现出爱心、热心、耐心、细心、责任心、同情心，让病人了解你，信任你。在这一时期护士应做到：微笑服务、称谓得体、自我介

绍、入院须知告之、病友告之,为以后工作的进一步展开奠定基础。

二、工作期

工作期是指护士为病人实施治疗护理的阶段,是护士完成各项护理任务,病人接受治疗和护理的主要时期,是护患之间相互获得信任关系的时期。这个阶段的特点是工作任务重、质量要求高、时间跨度长,与前阶段是否彼此建立起信任关系很大。此期护理工作的主要任务是根据护理计划,实施护理措施,解决护患问题,完成护理工作。护士应以自己高尚的医德、精湛的护理技术、热情耐心的服务态度赢得病人的信任与依赖;护士又从对病人的服务过程中熟悉了解病人,取得病人的密切合作,以及主动配合,逐渐形成良好的护患关系。

由于工作期的时间跨度较长,良好护患关系的维系也会经历一些挫折。作为护士首先要从自身找出问题所在,正确及时地解决出现的各种问题,对病人提出的意见和不满做出解释,及时改正护理工作中存在的问题,对病人的不合理要求及不遵守院规等行为给予劝导等。除此之外,在护理过程中要随时调整关系,始终保持关注、真诚和尊重的态度,尽力满足病人的合理要求,以行动继续赢得病人的信任。总之,此阶段的护患关系对病人恢复健康关系极大,必须特别重视。

三、结束期

经过治疗护理,病人的疾病好转或基本恢复,达到预期目标,可以出院休养,护患关系即转入结束期。本期的任务是护患共同评价护理目标的实现程度,预计护患关系结束后病人可能面临的新问题,协助病人制定对策以解决这些问题,同时妥善处理护患双方已经建立的感情和情绪,顺利结束关系。护士要提前做好出院前的准备,包括巩固疗效、观察各种生命体征、做好出院前指导、评价整个护患关系发展过程、了解病人对自己目前健康状况的满意程度和接受程度等。

结束期是护患关系最融洽、最和谐的时期,即使曾经有过不愉快的回忆,也会随着疾病的好转和身体的康复,以及护士主动有效的沟通而改变,绝大多数情况下病人都能留下满意的评价。

护患关系是一个动态连续的过程,每个阶段都各有重点,三个阶段相互交叉,双方都应该及时评价和调整关系中出现的问题,以保证每一时期的顺利过渡。

第四节 建立良好护患关系的意义

一、影响护患关系的因素

护士与病人接触机会最多,关系也最密切,护患之间发生争议的机会也最多。对于这些争议和矛盾,应分析其影响因素和产生的原因,有针对性地加以解决。目前在护患关系中,主要的影响因素可以分为护士的因素、病人方面的因素、医院方面的因素和社会因素四大类。

(一)护士方面的因素

1. 职业道德　少数护士道德素养较低,未能树立良好的服务意识,没有把对病人的服务看成应尽的责任和义务,服务态度不好,工作责任心差,没有同情心,突出表现为对病人"冷、推、硬、顶",工作粗心大意,敷衍了事,玩忽职守,甚至打错针、发错药,造成医疗事故。这些行为不仅影响了护士的美好形象,更使病人的健康受到极大的损害。良好的服务态度和认真负责的工作精神是护患之间建立信任感的主要因素,因此,端正服务意识,主动热情、细致周到地为病人服务,是建立良好护患关系的重要保障。

2. 对病人沟通能力的评估　住院病人文化水平、专业知识和智力上都存在着个体差异,在护患交流中,护士忽视了病人对语言的理解程度,常发生由于专业术语使用过多而产生概念上的误解或不理解的现象,影响相互之间的沟通。例如某医院为一位"胃溃疡"病人行胃大部切除手术,术后医务人员告诉病人家属病人应该"禁食",但病人家属误将"禁食"理解为"进食",给病人吃了很多食物,结果吻合口发生破裂,不得不再次手术抢救。还比如"禁忌症"、"失禁"、"探查"等等,护士在与病人沟通时对这些术语如不加解释,就会妨碍病人对自己健康信息的了解,也会阻碍医护人员得到正确的信息反馈。

3. 护理操作技术与临床经验　每一个病人都把医疗、护理安全视为就医最重要的一项要求。病人期待着可信赖的医护人员为他(她)进行及时准确的治疗和护理,但有些护士缺乏扎实的专业理论知识和娴熟精湛的操作技能,给病人带来了不必要的痛苦和麻烦,从而影响了护理效果,并造成护患关系的紧张甚至恶化。现代科技的发展使医疗技术以及护理技术飞速发展,许多的新器械、新技术进入临床。这些器械、技术的应用不仅大大减轻了护士的劳动强度,提高了工作的安全性,更从病人角度,减轻痛苦,提高了舒适性。但在临床工作中,由于护士知识、技术更新不及时,学习意识差等原因,很多先进的仪器、技术在临床得不到推广,或不能发挥其应有的作用,客观上增加了病人痛苦,影响了护患关系的和谐。由于病人维权意识的提高,病人希望在各项检查、治疗、护理服务前详细了解相关目的、方法和注意事项,而护士由于知识水平的局限,常常不能满足病人的需要,从而造成病人对护士缺乏信任感,甚至引起投诉。

4. 心理因素　由于护士在护理病人的活动中处于优势地位,有些护士认为病人有求于自己,把对病人尽义务看成是恩赐,往往以恩人自居,病人只能听从医护人员。如果病人提出自己意见,则是不恭不敬不自量力的行为。甚至会对病人产生厌烦或对抗情绪,影响了护患关系。有些护士心理素质不健全,缺乏适应性。面对社会激烈的竞争、紧张的工作环境、社会的压力,以及病人法律自我保护意识的增强,缺乏崇高的职业理想和职业道德,不热爱本职工作,对病人不关心、不热心、不耐心,使护患关系处于不协调、不和谐的状态。

5. 其他方面的因素　护士的仪表、气质、性格、工作作风、语言表达能力等,也是影响护患关系的重要因素。

(二)病人方面的因素

1. 社会公德意识　少数病人社会公德意识差,就医就护过程中,行为不文明,不尊重护士的人格和劳动,错认为我出钱,你就要听我使唤、"为我做事",稍不如意,就出口伤人、指责或无理取闹。有些病人无视医院各项规章制度,浪费药品、损坏公物等,这些行为都会影响护患关系。

2. 心理因素 病人入院首先接触护士,此时病人往往处于焦虑状态。由于信息量较少,迫切地想知道有关疾病、用药、治疗、预后、护理安排以及主管医生、护士的姓名、业务水平等情况。如果护士忽视这些交流,未与病人积极沟通,就会造成病人的误解或不满,甚至会引起护患冲突。

3. 专业与非专业需求 病人入院在寻求专业照顾的同时,也会有许多其他方面的需求。有些是日常生活所必需的,也有一些是病人的个人习惯。不论是哪一种需求,只要是医院规章制度所允许的,并且对病人的健康没有负面影响的,都应该尽量使病人得到满足,否则,也会影响护患关系。

4. 对医疗护理期望值 有的病人对医疗护理效果期望值过高,认为应该处处合我心愿。有些护理措施存在某些副作用,本来是正常的,但病人也会感到不满意。有的危重或疑难病病人,虽然医院竭尽全力,积极救治,精心护理,最后仍然无效,病人及其家属也不能理解,甚至无端指责。

（三）医院方面的因素

1. 服务环境 医院是为病人提供专业服务的综合性场所,病人的一切活动都在这个场所进行,医院的布局设置、服务设施等都应为病人提供便利,以满足病人的需要。病人到医院看病不是仅吃药打针就能解决问题的,医院要创造一个有利于病人身心全面康复的舒适环境,才能提高服务水平和医疗质量。

2. 管理水平 医院管理的水平直接影响医院的服务质量,如科室设置、人员安排等均直接影响病人的就医,如果在这些方面不够重视,就会形成管理不当、人员懈怠,既影响了病人的正常就医,又易引发护患冲突。随着病人自我保护意识的增强,在临床护理工作中,许多护患冲突的发生均与护患沟通障碍有着直接或间接的关系,而这些护患冲突中有许多本来是可以避免的。有调查显示:我国医院护士的工作量大,工作负荷重,易产生疲劳。护士用于非直接护理的时间较多,对病人提供直接服务的时间少,护士工作很难满足病人的合理需求,从而影响护患关系的健康发展。

（四）社会因素

1. 旧观念残余影响 许多病人受到旧观念和社会不正之风的影响,热衷于找熟人、拉关系、走后门。在临床实践中,常常遇到一些有一定社会地位的病人,总是希望依托自己的社会地位期待得到特殊的待遇。有权有势病人的要求得不到满足,或者无权无势的病人得不到一视同仁的待遇时,都会给护患关系带来不同程度的影响。

2. 医疗保健供需矛盾 目前,我国卫生资源不足、分配使用不合理、资金不足、设备差、病床少,医护人员缺乏、整体素质不高,这就使我国医疗卫生事业的发展远远不能满足广大人民群众日益增长的需要,特别是医院存在的挂号时间长、候诊时间长、缴费取药时间长,但看病时间短和医患沟通时间短的现象,很容易引起病人的不满。而医护人员由于长期超负荷劳动,工作生活条件差,心情也不舒畅。

3. 卫生法规不够健全　新中国成立后,特别是近几年来,我国先后制定和颁布了许多卫生法规,对保障人民健康,维护医疗卫生工作秩序和医患双方的合法权益,起到了积极作用。但是,仍然存在着卫生立法缓慢、卫生法规尚不健全、病人及家属法制观念淡薄等现象,致使扰乱医院秩序、谩骂殴打医务人员、砸坏医疗设备等事件时有发生。

二、建立良好护患关系对护士的要求

(一)拥有健康的生活方式

护士是护理提供者和健康教育者,是一个角色榜样。护士自身的健康习惯和生活方式对被照顾和被教育者产生直接的影响。护士应学习并保持健康的生活方式,提高对自身健康的责任感和警觉感,保持良好的心态、平衡的膳食、适当的运动和休息,并会评估、计划、执行和评价自己的健康状况,利用各种机会和方式促进自己的健康。

(二)要有良好的职业道德和敬业精神

护理是一种特殊的职业,医院是一种特殊的工作环境,护士的服务对象是在生理或心理处于非健康状态下的特殊人群,这就要求护士要主动热情、一丝不苟地为病人服务。名医孙思邈说过:"若有疾厄来救者,普同一等,皆如亲之辈。"所以,护士应对所有的病人一视同仁。良好的职业道德和敬业精神可以增强护士的责任心和荣誉感,增加病人对护士的信任感,使护患关系更加密切。

(三)保持良好的工作情绪

情绪具有传播性,护士不应该把不好的个人情感反应带到工作中。护士情感反应的流露会直接影响周围环境的气氛,尤其是不良情绪会直接影响到病人的心绪状态。因此,护士应控制自己的负面情绪,保持积极的工作情绪,给病人以积极影响,尤其对那些较为敏感、情绪化的病人,更应特别注意。

(四)不断完善知识结构

娴熟的职业技能是做好任何工作的前提,护理工作更不例外。同时,丰富的理论知识还使护士在工作中做到胸有成竹,遇事沉着稳重、果断、干练、有条不紊,良好的形象将会潜移默化地感染病人,使他们在心理上产生安全感。在信任感和依赖感中,病人将自己宝贵的生命托付于护士。护士的基本能力包括观察力、判断力、操作能力、语言能力等。即观察病情及时、面对病人反应灵敏、抢救及时、治疗恰当、处置得体、服务热忱、表达明确。一个优秀的护士除了加强护理专业知识的学习以外,还应不断学习有关的生理、自然、社会和行为科学的知识,特别是要学习心理学、社会学、伦理道德学、营养学的知识,不断完善自身的知识结构,以便更有效地实施整体护理。同时,还应利用一切可以学习的机会更新自己的知识和技能,培养终身学习的良好习惯,以适应护理学领域的迅速发展。

(五)理解病人、尊重隐私

人在生病时,情绪及情感的波动要大大超过正常人,因此,病人非常需要医护人员给予更多精神上的安慰和关怀。护士应用自己良好的精神面貌和乐观豁达的情绪去感染病人，使其摆脱不良心绪的困扰，以积极的情绪、正确的态度对待疾病和疾病所导致的不幸，勇于面对现实，增强战胜疾病的信心，加速康复。

另外，病人的心理变化是复杂且微妙的，他们既想得到必要的帮助，又不愿把自己的隐私公开；既想向护士倾诉自己的心理问题，又不信任护士。这时我们要把为病人保密视为一条重要的医德规范，无条件地为病人保守隐私。《希波克拉底誓言》中曾有这样一句话："凡我所见所闻，无论有无业务关系，我认为应守秘密者，我愿保守秘密。"护士应以此为信条。

（六）恰当的护理艺术

和病人进行有效的交流，是建立良好护患关系的有力工具。今天，传统的生物医学模式正在向生物—心理—社会医学模式转变。护士工作的服务对象是不同阶层、不同心理、不同需求的特殊人群，简单执行医嘱式的工作模式已不能完全适应护理工作的新要求。这就要求护士要更多地学习心理、社会、行为、健康教育等新的知识，从病人的言谈、行为和情绪的细微变化中发现其心理变化，主动对病人进行包括心理指导、疾病防治知识、保健知识等一些内容的健康教育，提前发现和满足病人的护理要求。

三、建立良好护患关系的意义

护理工作是整个医疗卫生工作的重要组成部分。实践证明，护患关系的好坏直接影响病人疾病的疗效。护患关系处理得好，病人的身心舒适，能更好地发挥药物及其他治疗的功效，使疾病向好的方向转化；反之，则会增加病人不必要的痛苦，延长住院时间。因此，科学地建立和调节好护患关系，不仅是搞好护理工作和发展护理事业的需要，而且也是每个护士的主观愿望，谁也不愿意因护患关系的矛盾和冲突影响自己的学习、工作和身心健康。为此，学习和研究护患关系，搞好人际交往，对于每个护士、护理集体，乃至医院和社会，都有着重要的现实意义。

（一）有利于提高医疗护理质量

良好的护患关系是做好护理工作的重要基础，它有利于促进护士与病人之间相互信任和密切协作，使病人积极主动地参与和配合，使医院医疗护理活动顺利进行。

病人入院后第一个接待他们的是护士，此时病人的焦虑、恐惧、期待心情十分明显。护士通过礼貌性的语言主动迎接病人，并向其做入院介绍，包括环境卫生、探视制度、主管医生等，然后陪病人到病房，病人就会感到如同到家一样，产生一种安全感和信任感。尤其是在外科护理工作中，服务对象一般是需要手术的病人，沟通显得更为重要。通过沟通交流可了解病人的生活状态及自理程度，如饮食如何、睡觉怎样、大小便是否正常、有无明显的烟酒嗜好等，还能了解病人的意识状态以及语言表达能力，同时可观察到病人的皮肤、黏膜是否正常，有无潮红、苍白、发绀、黄染、花斑等，呼吸频率、节律是否正常，有无恶心、呕吐，病人的活动能力及步态等，更能深入了解病人的心理情况，如情绪是否稳定、有何思想顾虑以及家属对病人是否重视、病人及家属对手术持何种态度等，从而制定相应的护理计划，更好地为病人服务。

(二)有利于融洽护患关系

在社会群体中,人与人之间的友好交往,会造成一种良好的社会心理氛围。同样,在各种健康服务机构中,护士与服务对象之间的相互理解、相互信任,也会促使这些场所形成良好的心理氛围。这种氛围对于病人来说,不仅可消除疾病所造成的心理应激,而且可以从良好情绪反应所致的躯体效应中获益。它可以减轻病人的疾苦,缓和焦虑,激发病人的希望和信心。对于护士来说,这种良好的心理氛围,能使医护人员合理的心理需求得到满足,从而产生心情舒畅、愉快的积极情绪,激发其对工作、生活的极大热情。所以,良好的护患关系本身就是一种交流的手段,它不仅可以促进病人的康复,而且对护士的心理健康也是必需的。因此,在与病人的交往中,不仅要接触他们的疾病,而且要学会接触病人这个整体。

(三)有利于提高护理工作效率

良好的沟通可增进护士对病人的了解,减少护理差错事故的发生,提高护理工作效率。通过深层次的沟通,护士对病人的治疗及护理非常了解,对病人的情况也非常熟悉,降低了错给药的几率,因此可以减少护理差错事故的发生,提高护理工作效率。

(四)有利于陶冶护士的情操

人际交往的过程,是人与人之间在认识上的相互沟通、情感上的相互交流、性格上的相互影响、行为上的相互作用的过程。在这一过程中,良好的护患关系,对陶冶护士的情操具有重要作用。广泛正常的人际交往,可以使护士丰富和发展自己的良好个性,满足自己的精神心理需要,如促进自己更新知识、改进思维方式等。

(五)有利于适应医学模式的转变

传统的医学模式对于疾病和健康的认识,只限于从局部和单纯的生物因素去考虑,而忽视了人的心理及社会因素的重要影响,因而具有很大的局限性。随着社会的发展和医学科技的进步,人们逐渐认识到,影响人类健康和疾病的不仅有生物因素,也与人的心理因素及社会因素具有十分密切的关系。于是,传统的生物医学模式被生物—心理—社会医学模式所取代。建立良好的护患关系,要求护士从整体上为病人服务,主动关心和了解病人的需求,熟悉和掌握病人的心理活动,并积极进行沟通和疏导,这样无疑会促进病人的康复,有利于适应医学模式的转变。

本章小结

本章旨在介绍治疗性沟通中的护患关系的构建,重点阐述护患关系的类型和特点、护患关系的临床分期,介绍了常见的护患关系冲突的类型。依据护患关系的性质和特点,总结出护士应对护患冲突的沟通技巧及自身应具备的素质和情感。

本章关键词:护患关系;护患关系的类型和分期;沟通技巧。

课后思考

1. 护患关系的基本类型有哪些？
2. 简述护患关系的分期。
3. 影响护患关系的主要因素有哪些？
4. 案例分析：

病人老王因患膀胱癌住进泌尿科，病痛与陌生的环境使他焦虑不安。责任护士小张主动对他说："你好，我是你的责任护士小张。你有什么事请找我，我会尽力帮助你。"安置好床位后，小张边说边安慰病人："我去请医生来看病，然后陪你四处走走，很快你就会熟悉新的环境了。"接着向他介绍同病室的病友。很快，病人熟悉了环境，减轻了心理孤独和不安的情绪。

老王住院后，病情不见好转。他少言寡语，情绪非常低落。这次，由于介入治疗后化疗反应较重，老王更加不愿说话，干脆卧床不起，也不愿进食。这可急坏了护士小张。她想尽办法开导老王，并掏钱为他买了面条、稀饭，但屡遭拒绝。尽管病人不理不睬，但小张并没有放弃，仍轻言细语地劝慰和鼓励，一汤匙一汤匙地为他喂饭，天天不忘陪老王唠唠自家的事情。老王终于被感动得流下了热泪。当老王病情好转即将出院时，病人及家属对护士小张的服务非常满意。护士小张向病人交代了出院后的注意事项，病人再次向小张表示谢意后出院。

请问：1. 护士小张与病人老王的关系属于什么模式？
2. 护士小张与病人老王的关系过程经历了哪几个阶段？

（高莉莉）

第五章 护理工作中的其他人际关系

案例

护生小雯兴高采烈地进入医院儿科开始了盼望已久的实习生活。小雯的带教老师是个严谨的中年护士,对小雯要求很严格、不苟言笑,对小雯的工作既不表扬也不肯定,发现小雯做错了,就会不留情面地批评。小雯在做事的时候心情特别紧张,总是在想,"这样做对吗?老师会不会不满意?会不会又批评我呀?"屋漏偏逢连阴雨,小雯在执行医嘱先锋皮试时,忙中出错,把医生潦草字体"皮试"错看成了"免试"。在没有向老师请示的情况下,自作主张准备给病人进行静脉滴注先锋,被老师及时发现。老师狠狠地责骂了她一顿,然后安排她给另一患儿静脉滴注。小雯心里不是滋味,在给患儿静脉穿刺时,因分心而没有"一针见血",家属立刻就不高兴了,小雯慌忙解释:"他的血管太滑太脆,真难打!没办法,只好重新再扎一针了。"家属说:"什么'血管太滑太脆',别的护士打怎么不滑不脆呢?"小雯:"那就算我倒霉呗!"家属:"是你倒霉还是我们倒霉?!你会不会打啊?不会打就别打!喊你老师来!"小雯很郁闷,对自己将来从事护士职业越来越没有信心了,也对在医院工作非常失望。

问题:
1. 小雯犯了什么错误?带教老师应如何对小雯进行带教?
2. 小雯应如何与家属进行沟通?

本章学习目标

1. 掌握护士与病人家属之间的关系沟通;掌握医护关系模式及医护间关系沟通。
2. 熟悉护士之间各种复杂人际关系和沟通策略。
3. 了解护士与医技、后勤人员之间的关系和矛盾。
4. 正确处理护士与其他人员之间的人际关系,态度和蔼,善于换位思考。

在临床护理中,护士不仅应与病人建立和谐的护患关系,还应与病人家属、临床医生、医技人员、后勤人员以及其他护士之间进行很好的沟通交流,建立良好的人际关系。

第一节 护士与病人家属的关系

护士与病人家属之间的关系很容易被忽视。而事实上,家属在病人的康复及提高病人护理效果方面均有一定的作用。因为在许多情况下,护理工作对病人的要求,往往是通过病人家属的协助来完成的,特别是遇到一些特殊的病人,如婴幼儿、重症昏迷病人、老年病人、精神病病人。此时,护士与病人家属保持积极有效的沟通就显得非常重要。因此,与病人家属建立良好的关系是护理工作的重要内容之一。

一、病人家属的角色特征

病人突然患病后,必然会给家庭里的每一个成员带来影响,作为病人最亲近的人,家属正常的生活势必也被打乱,特别是承担家庭主要职责的成员患病,影响更大。所以,护士既要解除病人病痛,又要深入了解家属的角色特征和心理状况,建立良好的关系,以利于病人顺利康复。家庭的其他成员作为家属的角色,普遍带有以下特征:

(一)病人家属承担和替代病人患病前的家庭角色

病人生病前,在家庭中有一个相对固定的角色,如母亲,在家庭中就通常承担家务和教育子女的任务。母亲患病后,尤其是在病情较重的情况下,总是会因为惦记自己这个家庭角色所承担的家务、照顾小孩等任务没有人做而不能安心住院治疗。在这种情况下,病人原来承担的任务就必须由其他家庭成员如父亲去分担,这样才能消除病人的心理压力,有利于其住院治疗。因此,病人家属如果能够迅速承担和替代病人病前的家庭角色,就能使病人尽快地消除患病后来自个人角色任务的心理压力,尽快进入病人角色,安心配合医护人员治疗。

(二)病人家属与病人共同承担疾病带来的痛苦

病人生病后,不仅病人本人痛苦,同时与之情感最为密切、利益最为关联的家属也为之痛苦,尤其是一些危重症病人以及患有不治之症病人的家属。家属得知病人生病后的一系列心理反应,也是一个非常痛苦的过程。对于心理承受能力较差的病人,若罹患预后较差的疾病,通常情况下,医护人员常常会避开病人本人而直接告诉其家属。这样,家属往往是最先遭到精神上的打击,最先去承受痛苦,并且还必须压抑自己的内心情感,在病人本人面前不能表露出痛苦神情,甚至还要强颜欢笑地安慰病人。所以,护士要理解病人家属这种痛苦心情,如果护士能够给予病人家属理解和关心,将有助于护士和病人家属双方良好人际沟通关系的建立。

(三)病人家属能给予病人心理上的支持

病人生病后,会出现焦虑、恐惧等心理问题,这个时候病人就需要他人的排解和安慰,而病人家属无疑是病人周边人群中最合适的人选。家属对病人情况熟悉,又由于病人对亲人有与生俱来的依赖感和亲切感,来自最亲近人的关心无疑对病人是一种最好的安慰,是病人心灵的依靠。而这些却是医护人员等其他人员都无法做到的。因此,病人家属是稳定病人情绪的重要因素,是病人心理的主要支持者。病人家属对病人的陪伴和照护十分有利于病人的顺利康复。

(四)病人家属能给予病人生活上的照顾

病人在受到疾病的打击后,往往生活自理能力受到一定程度的影响,住院期间以及出院后一段时间内,生活上都需要有人照顾。一般情况下,病人家属会义不容辞地承担起照顾病人的责任。即使有些家属因故不能时刻为病人直接提供生活照顾,但比其他照顾者如保姆或护工更了解病人的生活习惯,能够为其他照顾者提供指导,使病人得到更为周到的照顾。而且,病人与家属之间的亲情关系使其从心理上更易于接受家属提供的生活照顾,能避免因受其他人员照顾而产生的不安和内疚感。

(五)病人家属参与病人护理计划的制定和实施

整体护理需要病人的积极配合与参与,也需要家属的积极配合,尤其是一些特殊病人,如婴幼儿、精神疾病病人、老年病人、危重症病人。这些病人因参与能力受限,不能自主参与治疗护理,就更需要家属的积极参与和配合。同时,家属是病人病情的知情者,特别是一些缺乏自我表达能力的病人,如果没有家属配合提供其病情资料,护士就很难做出正确的护理诊断。所以家属参与到病人护理计划的制定中来,有利于病人疾病的诊断和护理计划的制定。

护理计划制定后,具体护理措施的落实还需要家属的协助。在现阶段,我国绝大多数医院还存在护士缺编的情况,病人的生活护理基本上还是要靠家属的关心和照顾。护士必须重视病人家属的作用,把病人家属看做帮助病人恢复健康的助手和支持者,要调动病人家属的积极性,共同为病人提供高质量的护理服务,促进其早日恢复健康。

二、护士与病人家属关系的影响因素

护士在为病人提供护理服务的过程中,会经常与家属接触。在频繁的交往中,护士和病人家属难免会因为护理病人而产生矛盾冲突,进而影响到双方之间的关系。影响护士和病人家属关系的因素主要有以下几个方面:

(一)双方角色理解欠缺

病人家属由于自己的亲人生病住院,内心一直处于紧张、焦虑、烦恼的状态中,心理压力很大。特别是亲人突发重症疾病或罹患不治之症,家属往往不知所措,只能将亲人康复的希望完全寄托在医院方面,希望医生尽心尽力救治,也希望护士有求必应。护士应该充分了解家属的这种心理特点,尽可能地提供优质服务。长期以来,医护人员一直处于一个"高高在上"的位置,这就使得极少数护士有较强的优越感,不善于设身处地地为病人及家属着想,也没有认识到自己作为一名普通医疗护理服务人员的基本职责和义务,缺乏"以人为本"的服务理念。以至于有些护士经常对病人及家属流露出厌烦情绪,埋怨家属啰嗦、难缠,总是在给自己添麻烦。另一方面,目前我国社会医疗机构普遍缺少护士,临床护士严重不足,导致了护士工作长期处于一种超负荷状态;同时,由于护理专业的局限性,护士事实上不能解决病人的所有问题。但许多家属由于不了解护理工作的性质特点,没有考虑到护士高强度的工作量,对护士的工作常常不满,甚至进行抱怨、指责。所以,双方角色理解的欠缺是影响护士和病人家属关系的重要影响因素。

(二)双方角色责任模糊不清

病人恢复健康需要医生、护士、家属等多方面的共同努力。但现实中,有些家属对自己的角色特征认识不清,或不愿意承担对病人的护理、照顾责任。他们认为病人住院已经缴纳了住院费用,医院就应该为病人承担全部的责任,包括治疗、护理和一切生活照料;认为自己只是个旁观者和监督者,不需要主动提供帮助。当有些护理措施的实施需要家属去配合完成时,家属就会产生强烈的不满情绪。事实上,病人家属不了解自己在病人康复过程中的特殊作用,家属是病人心理的支持者、生活的照顾者,也是病人护理计划制定和实施的参与者,更是护士的助手和支持者,病人家属应该和护士一起共同为病人的康复负责。

另一方面,病人的护理需要家属的积极参与,但并不意味着病人的护理都由家属承担。为病人提供优质的护理服务,满足病人的需求是护士的基本职责。不少护士对此认识不足,把一些本应由自己完成的工作也交给病人家属去做。由于病人家属缺乏护理专业知识,所以很难保证护理质量。护士在为病人提供护理服务的同时,应该为病人家属提供帮助和指导。但少数护士因为工作繁忙,把回答病人家属的问题看做"添麻烦",采取冷漠的态度,或不理不睬,或敷衍了事,或干脆推给医生,这都不符合护士最基本的执业准则。

所以,护士和病人家属应提高对相互角色责任的认识,互相理解,避免双方的冲突。

(三)双方关系冲突的主要方面

护士和病人家属关系的冲突主要集中在以下几个具体方面:

1. 病人家属要求陪护与医院病房管理要求的冲突　病人家属出于对病人的关心,常常会要求留在病房陪护病人,但医院管理制度中出于对病人病情康复和管理方面的考虑,对病人家属来院陪护又有严格的限制。如果护士在管理过程中不能耐心解释,不给予合理疏导,对待他们态度粗暴、随意指责,就可能引起双方关系的冲突。

2. 病人家属希望探视与治疗护理工作的冲突　病人的亲朋好友在病人住院期间适当的探视有利于病人增强战胜疾病的信心。但是过于频繁的探视,会影响病人休息,同时也影响到同一病房其他病友的休息,也干扰了正常的治疗护理工作。所以,护士会按照探视制度的要求,限制病人家属的探视次数和探视时间。但不少家属对此并不能理解,常常因此与护士发生争执,从而影响到双方的关系。

3. 病人家属经常询问与护士繁忙工作的冲突　病人家属经常会询问护士与病人疾病有关的问题,如病人情况如何、如果病情发展是否会有危险、在饮食方面要注意些什么、疾病的预后如何等。而不少护士认为自己工作繁忙,家属提出的问题额外增加了自己的工作负担,就采取了冷漠、不予理睬或敷衍了事的态度。还有部分年轻的护士缺乏工作经验及沟通交流的技巧,对家属的提问很少耐心回答或只给予简单回答。再者,由于治疗量的增加占用了护士大量时间,使护士与病人及家属的沟通时间减少,无暇顾及病人及家属的情绪与心理感受,从而易引发双方关系冲突。

4. 病人家属与护士在治疗操作时的冲突　病人家属的文化层次、修养、素质参差不齐,对问题的反应、处理和认知也不一样。一些家属缺乏病情相关专业知识,但对诊疗和护理技术要求高,而某些护士操作技术不熟练,或对一些新设备、新仪器使用不熟练,给病人造成痛苦,焦虑的家属就很容易满腹牢骚。如护士在给患儿进行静脉穿刺时,能否穿刺成功与病房的光线及患儿父母的配合是密切相关的,但部分患儿父母亲却总认为穿刺是否成功纯粹是护士技术水平问题。由于儿童的血管特点导致穿刺难度大,护士根据患儿个体差异选择穿刺部位与患儿家长意见不统一时,若不能"一针见血",则护士与患儿父母的矛盾一触即发。

5. 病人家属经济压力过重与护士催缴费用的冲突　随着社会的发展、高新医疗技术及新药品的不断涌现和应用,医疗费用也迅速地增长,特别是抢救仪器、一次性医疗用品等越来越多的使用,使得病人家庭的经济承受能力与医疗费用之间的差距越来越大,高昂的医疗费用给病人和家属造成了压力,致使医患关系紧张。尤其是一些病人在花费了大量的医疗费用后,治疗效果却不很明显,甚至出现病情恶化,此时病人家属往往难以接受并产生不满情绪。护士在科室又承担着每日记账及催缴费用的工作,费用增多时,部分家属怀疑护士多记或错记费用,当护士催款时说话若不注意场合、分寸,病人家属自然而然地就会将不满的情绪发泄到护士身上,导致冲突。

三、护士与病人家属关系的沟通策略

护士与病人家属建立良好的关系并进行有效的沟通,是为了指导家属正确认识自己的角色特征,并很好地承担其角色责任,支持和配合护士为病人提供优质的护理服务,帮助病人早日康复。护士要时刻牢记"以病人为中心"的服务宗旨,增强服务意识,在思想上、行为上、观念上处处为病人着想,自觉为病人提供优质护理服务,以增强病人及家属对护理工作的理解和信任,同时也应该知晓一些与病人家属的沟通策略,从而在与病人家属建立和发展良好的人际关系中发挥主导性的作用。

(一)热情接待病人家属

护士在工作中要多换位思考,体验病人家属的角色,从而增强主动服务意识。热情接待来医院探视的病人家属。绝大多数病人家属不经常来医院,对医院环境不熟悉、不适应,对医院的制度也不了解。此时,护士应该热情、主动地介绍医院环境和有关规章制度,交代探视时应注意的问题,并问询是否需要帮助。这样能使病人家属有一种被尊重、被接纳的感觉,并信任护士,从而主动与护士一起承担对病人照顾的角色。同时,对经常来医院的病人家属,护士要主动与他们打招呼,热情帮助他们。

(二)主动介绍病人病情

病人家属到医院探视是为了安慰病人和了解病人的病情及治疗护理情况。护士应调整好自身心态,保持健康良好的心境,设身处地为病人家属着想,要理解家属的心情,主动向他们介绍病人的病情、诊疗情况以及预后情况,让他们对病人的情况有所了解,减轻他们紧张焦虑的心情,这样便于病人家属提前做好各种安排。当病人病情发生变化或恶化时,护士应及时向家属通报情况,病人家属常因担忧而表现不冷静,容易与医护人员产生争执和纠纷,此时,护士应冷静、耐心地做好解释工作,并对他们表示关心和支持,以取得病人家属的信任与理解。

(三)耐心向病人家属解释疑问

病人家属在病人住院期间,会经常向护士提出一系列与病人有关的问题,这些问题可能极为琐碎繁杂,如现在用的药物疗效是什么、用的药物是否有不良反应、哪些食物不能吃、哪些食物能吃、病情是否会恶化等问题。护士应根据自己掌握的专业知识和临床经验耐心解答家属提出的问题,把解答病人家属的询问作为建立良好关系的重要内容。并对相关问题做通俗易懂的解释,以消除病人家属紧张焦虑的心理,促进双方关系的协调融洽。案例中护士小雯在给患儿第一次穿刺不成功时应该向病人家属表示歉意,应该根据自己掌握的专业知识耐心向家属解释,取得家属的理解和支持,而不应该强词夺理、推卸责任,激化和病人家属的矛盾。另外,病人家属如果对医疗收费有疑问,护士应对照收费标准给病人家属解释,或指引病人家属去相关部门咨询,同时在诊疗护理过程中与家属多沟通,告知病人家属费用情况,明明白白看病,清清楚楚付账,将费用矛盾消除在萌芽阶段。

(四)给予病人家属心理支持

疾病使得病人家属的角色功能不得不重新调整,如丈夫不仅要忙于照顾生病的妻子,还要承担妻子原有的角色的任务。如果这些困难得不到妥善的解决,就会增加病人家属的心理压力,病人家属会产生紧张、焦虑情绪,而一些突患急症或不治之症病人的家属,更加会感到烦躁不安和孤独无助。另外,一些病人家属由于长时间照顾、陪伴病人,会产生疲惫心理,加上因病人住院治疗引起的经济紧张等问题,可能会对病人产生厌烦、冷漠的情绪,如果这些负面情绪被病人觉察,就很容易增加病人的心理压力。所以护士要耐心细致地给予病人家属心理支持,让病人家属正确对待病人的疾病,减轻他们的心理负担。这样,病人家属与护士的关系自然而然就亲近许多,就容易和护士建立融洽、和谐的关系。

(五)指导病人家属参与护理工作

病人家属一般情况下,都很乐意与护士一道共同承担照顾病人的工作。但是病人家属大多数不具备专业医疗护理知识,不懂得如何参与,所以内心都很渴望接受护士的指导,迅速提升自己护理病人的知识和技能,以便更好地照顾自己的亲人。这时,护士如果认真对病人家属进行指导和培训,就会融洽双方的关系。尤其是即将出院的病人,护士更要主动与病人家属进行沟通,指导他们更好地帮助病人继续治疗和休养。这样,病人家属与护士的关系将得到进一步改善。

第二节　护士与医生的关系

现代医院拥有一支以病人为服务中心的健康服务队伍,包括护士、医生、医技人员及行政后勤人员等。护士必须与医院中的其他各类工作人员保持有效的沟通与协调,建立良好的人际关系,这样才能更好地完成医疗护理工作,提高护理服务质量。在健康服务群体中,与护士最密切的合作者莫过于医生。医疗和护理是临床工作中与病人关系最密切的两种工作。医护人员紧密团结,互相配合,是完成医疗护理活动,帮助病人恢复健康的重要保证。

一、医护关系模式

护士与医生之间的人际关系是医院中最为重要的关系之一,同时也是护士人际关系中最重要的组成部分。一直以来,医护关系都是医疗人际关系中重要的研究课题之一。目前医护关系模式有两种类型:

(一)主导—从属型

受传统生物医学模式的影响,医疗护理活动都是以疾病为中心。所以长期以来,护理工作只是医疗工作的附属,护士从属于医生,护士的工作局限于被动、机械地执行医嘱。在这种情况下,护士主观能动性的发挥受到了极大制约,使医护关系成为支配和被支配的关系,形成主导—从属型医护关系模式。

(二)并列—互补型

随着生物医学模式向生物-心理-社会医学模式的转变,护理学也逐渐形成了独立的理论和实践体系,成为一门独立的学科。护理工作模式也由以疾病为中心的功能制护理向以病人为中心的整体护理转变,护士运用护理程序的工作方法,主动为病人提供全面而有计划的身心整体护理,护士的角色也从原先照料者转变为护理者、教育者、预防保健者等。医生与护士的关系就形成了相对独立、互相支持的并列—互补型医护关系模式。

(三)新型医护关系模式特点

1. 相互并列 医疗和护理是病人治疗过程中两个并列的要素,各有主次,各有侧重,共同组成了病人疾病诊疗的全过程。没有医生的诊断治疗,护理工作就没有依据;没有护士的具体操作和优质服务,医生的诊疗方案也无法落实及取得最佳的疗效。所以,医生的正确诊断和护士的优质护理相配合,能让病人获得最佳的医疗效果。

2. 各自独立 医生和护士在医院为病人服务时,只是工作分工不同,没有高低之分。在医疗工作中,医生起主要作用,护士参与其中,起辅助作用。而在护理工作中,护士根据病人的病情和治疗方案,从整体护理需要出发,制定符合病人个体的护理方案,护理工作的独立性也随之体现。如对病人的心理护理、生活护理、饮食护理、环境护理、健康指导等。

二、护士与医生关系的影响因素

护士和医生这两种职业因为工作关系联系比较密切,二者往往会因为一些特殊因素而产生矛盾冲突,从而影响医护之间的关系。影响医护关系的因素主要有以下几个方面:

(一)医护双方存在心理差位

心理方位是衡量人际心理关系的基本指标,包括心理差位和心理等位两种情况。心理差位是指人际交往时,双方在心理上分别处于不平等的上位或下位关系中,如师徒关系、主雇关系等;心理等位是指人际交往时,双方在心理上处于同等位置,没有主从和上下之分,如朋友关系、同学关系等。

在新型医护关系中,医生和护士各有自己的专业技术领域和业务优势,在为病人提供医疗服务的过程中,双方之间只是职责分工不同,没有高低贵贱之分,更没有孰重孰轻之别,所以医护关系应该是一种并列-互补模式,是一种平等的合作关系,即心理等位关系。

但现实情况是,一方面由于长期以来受传统的主导-从属型医护关系模式的影响,不少护士习惯了对医生产生依赖和服从心理,在医生面前感觉到自卑和低人一等,不敢主动、独立地为病人解决问题,习惯了被动地去执行医嘱。另一方面,随着高学历护士不断涌现,其中一部分护士过于强调护理专业的独立性和自主性,不能很好地配合医生的工作。同时部分年资较高、临床经验丰富的护士,因对病人的病情观察及抢救治疗方面非常熟悉,故在工作中会出现对年轻医生不尊重、不配合等现象。这些心理差位都极大地影响了医护关系。

(二)护士压力过大、心理失衡

目前众多医院管理者过于追求经济利益,认为护士不能为医院创造经济效益,忽视护士的作用,压缩护士数量,最终形成医护人员比例失调,护士偏少。同时,随着社会的不断进步,病人对于医疗护理质量的要求又越来越高,病人的经济意识、法律意识及自我保护意识在不断增强,再加上各地医院推行优质护理,这些变化增加了护士的工作量,护士必须集中精力投入到工作中,压力相当大。由于过重的压力,护士常常变得脆弱、易怒,经常会为一些工作上的小事,与医生产生争执和矛盾。

另外,社会上对护士的认识,并没有随着护理科学的发展而转变,还停留在"打针、发药"的最基本阶段。但事实上护士的工作,已经从最初级的基础护理发展到了全方位的高级护理阶段,参与到了健康教育、康复、咨询、心理护理,甚至抢救生命的全面发展阶段,已经脱离了单纯护理员角色,转变为一个具有专门知识的职业角色。不少人还停留在旧有的观念里,认为治愈疾病主要靠医生,却忽视了护士的重要性。他们对医生尊重礼貌,对护士漠视或轻视。这在一定程度上大大挫伤了护士的积极性,尤其在经济收入方面,护士的收入远远低于医生的收入,这都使得护士心理不平衡,从而在某种程度上导致了医护关系紧张。医护之间关系不容易协调,则易发生矛盾冲突。

(三)医护双方相互理解欠缺

病人的治疗过程是一个医护协作的过程,而医疗和护理分属两个不同的专业,有各自不同的学科体系,教育教学也都是在相对独立的情况下进行的,各自负责不同环节、不同方面的专业任务。双方对对方的专业都缺乏必要的了解,从而影响双方的合作关系。目前,整体护理模式虽然已经在全国护理行业普遍实施,但实际上医院绝大多数医生还并不了解整体护理,这就影响了医护双方之间正常的关系沟通。

在医院的日常工作中,医护之间常常因为相互理解欠缺而互相埋怨或指责。如护士埋怨医生制定医嘱不及时、无计划,物品及医嘱本等使用后不能及时清理和归位;医生埋怨护士未能按时为病人完成治疗,或观察病情不仔细等。这些都归因于医护双方缺乏对对方专业性质的理解与交流沟通,都是影响医护双方关系的潜在因素。

（四）医护双方权利争议

医生和护士按照各自的职责范围行使权力，但有时会因为工作职责和权利义务的协调与沟通不及时而引发矛盾。如在执行医嘱过程中容易发生双方权力争议，医生通常认为下医嘱是医生的事情，医生会对此负责，不需要护士干预；而护士则认为自己有权对不妥当的医嘱提出更正意见，医生应该接受意见，不该拒绝。另外在双方对病人的病情评估不一致时，也会引起医护双方对于各自权利的争议，这些都影响了医护关系的正常发展。

三、护士与医生关系的沟通策略

护士与医生之间良好的医护关系和有效的医护沟通，能更好地为病人提供高效的医疗护理服务。因此，护士要掌握与医生沟通的原则和策略。

（一）护士与医生沟通的原则

1. 病人第一的原则　"病人第一"的原则就是要把病人的生命、健康和利益放在第一位，即把病人治疗上的需要和安全放在首位。在这个原则下建立起医护双方的相互平等、在不同环节有主有从的和谐关系。如果医护之间因为相关权利发生争议时，双方应该在"病人第一"的原则下沟通和处理。如护士正常情况下严格按照"三查七对"原则执行医嘱，但是如果发现医嘱有错误，按照"病人第一"的原则，护士就不应该执行。任何医疗护理行为都应以病人的利益为重，都应满足病人的需要和维护病人的安全。

2. 相互尊重的原则　"尊重他人"的原则意味着护士尊重医生，同时也意味着医生尊重护士，因为医护关系是双向的，所以尊重也是双向的。这种尊重表现在许多方面，例如医生和护士都要意识到医护关系是一种平等的合作共事关系，任何一方都不应轻视、贬低另一方，同时医生护士都应该尽可能地在病人面前维护对方的威信，使病人对整个医疗护理过程充满信心。

（二）护士与医生沟通的策略

1. 主动介绍专业　护士在工作中主动向医生介绍护理专业的特点和进展，尽管医护人员之间有着密不可分的关系，但不等于医生就了解护士的工作。由于受长期传统观念的影响，有的医生始终认为护士仅仅是辅助自己开展工作的配合者，不认同护理行业已经发展为一个独立学科的事实，轻视护理工作的重要性。整体护理在我国仍然处于推广与实施阶段，不少医生还不了解整体护理，这就需要护士主动去介绍有关护理学科的发展状况及新的医学模式，以争取医生的理解和支持，消除其误解和偏见。

2. 提升自身素养　目前护士整体的文化层次结构与医生相比还相对偏低。少数护士没有明确的职业生涯规划，缺乏学习的动力和进取心，得过且过。与之相反，医生文化层次结构普遍较高，且医生进入临床后，还需要通过相当长的时间去刻苦学习，才能独立工作。在这种情况下，医生难免会对护士产生轻视心理。另外，护士受医护传统思维和经济收入差距影响，或自卑，或心理失衡，从而影响到自身行为，导致更被医生看低。所以，护士应该努力提高自身素养。一个品格高尚、孜孜不倦学习、认真谨慎工作、不断提高自己专业素养和人文素养的护士,一定会得到医生及病人喜欢和尊重的。

3.相互支持理解　护士的责任是执行医嘱、做好躯体和精神护理,向病人解释医嘱的内容,取得病人的理解和合作。不盲目地执行医嘱,如果发现医嘱有误,能主动地向医生提出意见和建议,协助医生修改、调整不恰当的医嘱。要做到这些,护士必须具备扎实的专业知识,不懂的时候及时查询或者咨询,不盲目执行医嘱的前提是自己必须知道其正确与否。在为病人提供健康服务的过程中,护士和医生要相互配合。当医护之间出现协调配合欠妥时,护士要主动谅解对方,分析产生冲突的原因,提出合理的意见或建议,协商解决问题。尤其是不要在病人面前与医生发生争执,不在病人面前议论医生的是非短长。护士与医生应相互理解,在工作上进行交流和支持,从而获得对方的尊重,在工作中取长补短,形成一个相互理解、相互支持的合作氛围。

第三节　护士之间的关系

护士之间的各种人际关系统称"护际关系"。构建和谐的护际关系有利于提高护士的自身素质,有利于护士之间相互团结,增强集体凝聚力,在融洽的工作氛围中激发护士的责任感与工作热情,更好地完成护理工作,不断提高护理质量。由于护士的年龄段、知识水平、工作经历、工作职责及心理特征各不相同,因此在护际交往中会产生不同的心理状态,从而引发矛盾冲突。为了避免护际之间的矛盾冲突,护士需要了解护际关系的相关交往及沟通策略。

一、护士之间的交往与矛盾

由于护理工作的特殊性,每天必须24小时不间断地连续工作。护士要在日夜交替、黑白颠倒的环境中轮流交接班,这种工作方式需要护士之间的团结协作、密切配合。护士之间的人际关系融洽与否,会直接影响到同事之间的关系,也关系到护士的工作情绪和工作积极性,间接影响护理工作效率和质量,最终影响到病人的康复。因此,和谐的护际关系对顺利开展各项护理工作举足轻重。现分类介绍护士之间的关系与矛盾。

(一)护理管理者与护士之间的交往与矛盾

在医院里,护理管理者群体主要指护士长。护士长是医院各科室护理工作具体组织的领导者,护士在护士长的直接领导下开展护理工作。

1.护士长对护士的要求　护士长对护士的要求主要体现在以下四个方面:一是希望护士具有较强的工作能力,能按照要求完成各项护理工作;二是希望护士能够服从护士长的工作安排,服从护士长的管理,支持科室工作;三是希望护士有健康的身体,能够胜任繁重的护理工作;四是希望护士能够合理安排好个人事务,能够处理好家庭和工作的关系,全身心地投入到护理工作中去。

2.护士对护士长的期望　护士对护士长的期望主要体现在以下四个方面:一是希望护士长尊重、理解和关心自己,能和护士长搞好人际关系;二是希望护士长有很强的业务能力和组织管理能力,能够对自己进行帮助和指导,帮助自己成长;三是希望护士长敢于维护护士的群体利益,增强护士的安全感;四是希望护士长能不偏不倚、公平公正地对待每一位护士。另外,不同年龄段的护士对护士长也存在着不同的希望:年龄较大的护士希望护士长能够尊重她们,并能够考虑到她们的身体情况和工作经验,给她们分配适当的工作;年富力强的护士则希望得到护士长的重用,在工作中发挥她们的才能,体现她们的价值;年轻的护士则希望能得到护士长的赏识,得到更多的学习与进修的机会。

3.护士长与护士的矛盾　护士长与护士之间常常会因工作问题出现矛盾,如一些护士不能服从护士长的管理安排,不体谅护士长的管理难处,自私自利,只强调个人的困难,不考虑其他人及科室的工作,一味要求护士长照顾自己,不愿意为科室多做奉献;也有部分护士长偏爱和偏袒工作能力强的护士,一味批评指责工作能力差的护士,厌烦或不尊重年龄较大的护士,或只关心工作,不关心护士的需求等。

(二)护士之间的交往与矛盾

护士之间的交往中,由于每个护士的年龄、学历、知识水平、工作经历、职责分工及心理特征不同,常常会产生不同的心理,产生护士交往的矛盾冲突。为了减少和避免护士之间的矛盾冲突,有必要了解护士之间较为常见的几种交往类型和矛盾。

1.年轻护士与年长护士之间的交往与矛盾　中老年护士经过多年的临床护理工作实践,积累了丰富的临床经验知识,做事稳重,而且绝大多数中老年护士热爱护理事业,对护理工作有特殊的感情,专业思想稳定,有很强的敬业精神和责任感。她们关心年轻护士的成长,对年轻护士要求严格,希望年轻护士能尽快掌握护理专业知识和技能。中老年护士对部分年轻护士不热爱本职工作、不安心工作、工作敷衍了事、没有专业精神、干活拈轻怕重等现象看不惯,喜欢说教。

年轻护士具有精力充沛、知识面广、反应敏捷、行动迅速等特点,她们易认为中老年护士观念落后,做事过于古板,动作偏慢,不够灵活,爱管闲事,说话啰嗦。年轻护士认为老年护士因身体原因,不能倒晚夜班,不能担任过重的工作,增加了年轻护士的工作负担,且老年护士职称高、工资待遇高,于是,年轻护士心里不平衡、不服气,常常因一些小事与老年护士起冲突,造成双方关系紧张。

2.高学历护士与低学历护士之间的交往与矛盾　随着高等教育的蓬勃发展,本科以上学历的护士不断出现,在不同级别、类型的医院形成了高学历和低学历共有的护理队伍。按照卫生部规划目标的要求,2010年全国护士大专以上学历应达到30%,其中三级医院中大专以上学历护士应达到60%,二级医院中大专以上学历护士应达到40%。事实上,大专学历已经成为目前绝大多数县级以上医院招聘护士的入门条件。个别医院本科护士数甚至达到了全院护士总数的70%。

在这种情况下,高学历护士与低学历护士之间因为"学历出身"问题,经常在工作中发生矛盾。如高学历护士认为自己学历文凭高、理论基础知识比较扎实,不愿意与低学历护士一起从事基础护理工作,也不愿意向临床经验丰富的低学历护士请教,部分高学历护士甚至看不起低学历护士,认为她们素质差,没有发展后劲,与自己不是一个档次。另外,一部分资历较深的低学历护士,对那些好高骛远,只注重理论知识、不注重实践技能的高学历护士心存芥蒂。这些都导致了双方的沟通障碍,护士之间因此出现了一些不和谐现象。

3. 年轻护士之间的交往与矛盾　有些年轻护士因为工作出色得到医院的重视和培养而往往容易轻视那些工作能力差、工作若干年还没有业绩的年轻护士。而那些工作能力差的年轻护士，又嫉妒工作能力强的年轻护士，甚至私下制造事端。再加之现在的年轻人独生子女多，个性都比较强，缺乏宽容与忍让的良好品格，很容易冲动，所以常常为些小事斗嘴，引起矛盾冲突，从而影响了护理工作的开展。

（三）实习护士与临床带教老师之间的交往与矛盾

临床实习是护理专业学生必须经历的重要阶段，在毕业实习阶段中，临床带教老师对实习护士的影响又是非常重要的，临床带教老师与实习护士的关系也将直接影响到实习护士的实习质量。

1. 临床带教老师对实习护士的要求　临床带教老师对实习护士的要求主要体现在以下四个方面：一是要求实习护士要遵守劳动纪律，服从临床带教老师的工作安排；二是要求实习护士遵守护理操作规程，具有防范护理风险的意识；三是要求实习护士积极主动参与临床实践活动，虚心好学，主动勤快，多问多做；四是要求实习护士要有责任心、爱心和专业使命感，能关心病人。

2. 实习护士对临床带教老师的希望　实习护士对临床带教老师的希望主要体现在以下三个方面：一是希望老师能关心和爱护自己，帮助自己克服实习期间的困难，成为自己工作和生活上的导师；二是希望老师热情主动、亲切乐观、富有正直正派的人格魅力，能够认真和耐心地对待学生；三是希望老师具有丰富的专业理论知识，有着高超娴熟的临床技能，能够因材施教、给予自己动手实践机会并予以指导。

3. 实习护士与临床带教老师的矛盾冲突　实习护士与临床带教老师一般情况下，都能够保持较好的师生关系。但部分实习护士在实习期间，常常认为自己不是医院的正式职工，只是到医院学习的外来人员，所以漠视医院的相关规章制度，不遵守劳动纪律，不履行请假手续，甚至擅自离岗；有些实习护士一心想学习高难度的操作，认为每天做重复的简单治疗操作或基础护理工作不能体现她们的价值，甚至认为是在给临床带教老师免费干活，心生怨言；实习护士临床经验少，在实习中总会发生一些护理缺陷或差错，在发生差错后，部分实习护士因为怕临床带教老师责怪自己而选择了隐瞒不报，最终造成医疗纠纷；个别实习护士缺乏对病人的体恤之心，在言语中表露出埋怨的意思，在临床带教老师安排她们为病人进行生活护理操作时，显得极不耐烦。

临床带教老师往往喜欢带教聪明勤快、反应灵敏的实习护士，而对一些接受能力差、缺乏主动性、懒散的实习护士则过多指责，甚至对她们态度冷淡，不耐心、不指导，这就会导致她们对临床带教老师产生厌恶心理，导致师生发生矛盾。个别高学历护士在实习过程中，自认为有能力而不虚心学习，不懂装懂，甚至看不起中专学历的临床带教老师，致使老师不愿意带教，从而产生冲突。

（四）临床护士与助理护士之间的交往与矛盾

随着国家在部分医院推行分层次护理试点改革和优质护理服务工作的深入开展，护理工作进入了一个新的发展阶段。优质护理服务旨在整合基础护理、病情观察、治疗、沟通和健康指导等护理工作,为病人提供全面、全程、连续的护理服务。优质护理服务的目标之一就是让护士回到病人身边,让病人家属解脱出来,病人的生活护理工作由护士和医院聘用的护理员承担。

在推行"优质护理服务"的三甲医院中,以前存在的护工有的已"华丽转身"为护理员。而其中进行分层次管理改革的医院普遍设置了助理护士这一新的岗位,助理护士由刚刚毕业的未取得护士资格证书的护理专业毕业生担当,即"生活护士"。将来在很长一段时间内,病人的生活护理在不同的医院分别由助理护士、护理员担任。新的趋势带来了临床护士与助理护士之间的关系交往问题。现分类介绍如下:

1. 临床护士与生活护士(助理护士)的交往与矛盾 临床护士主要负责临床各项有创治疗和处置,助理护士主要负责基础生活护理和无创技术操作的基础护理。助理护士目前对自身职责认识存在误区,认为基础护理就是保姆做的事情,自己事实上只是个护工而已,所以比较自卑,工作也不安心,一有机会就转岗或跳槽。工作心态也非常消极,干活敷衍了事。部分助理护士一心只想做有创治疗,在工作中常"过于积极"而与临床护士发生冲突。极个别临床护士有优越感,看不起助理护士,常冷言嘲讽。从而激化双方的关系,产生严重对立。

2. 护士与护理员的交往与矛盾 目前国内的护理员主要是一些仅经过短期专业培训的人员,他们缺乏护理专业知识,对护理工作的重要性认识不足,也没有长期干下去的愿望。他们认为自己在医院地位低下,常常有自卑感。护理员非常希望得到护士的尊重,尤其在病人面前,希望护士能够帮助其提高地位,也希望护士能教给他们基本的医学专业知识,尊重他们的劳动,不要随意指使他们。护士则希望护理员搞好病区卫生工作,做好病人餐饮供应等服务,协助护士为病人做一些基础生活护理工作,减轻护士的工作负担。

也有部分护士认为,护理员没学历、没技术,只能给护士当助手,凡是重活、累活、脏活、护士不愿意干的活,不管是不是护理员的工作范围,都指使护理员去做,甚至还常常在众人面前大声斥责他们,致使护理员心生怨气。而一些老资历的护理员,不尊重护士,不服从护士的工作安排,不安心工作,甚至发生送检标本丢失、负责病区卫生状况差、病人餐饮供应不及时等情况,引起了双方的矛盾冲突。

二、护士之间关系的沟通策略

护理工作的协作性很强,各个级别、各个年龄段的护士都要学会一定的沟通策略,以构建良好的人际关系,相互协助,相互配合,使护理工作形成一个有机的整体,以保证护理工作井然有序地进行,不断提高护理质量。

(一)护士长与护士之间关系的沟通策略

护士长与护士的关系沟通中,双方都应掌握一定的沟通策略,这才利于双方关系和谐,形成良好的人际关系,以促进护理工作的顺利开展。

1. 护士长与护士的沟通策略 作为护士长,既是护理管理的组织者和指挥者,也是护理人际关系的协调者,是护理人际关系沟通的核心和关键。首先,护士长要以身作则,严于律己,处事公平,平等待人,处理问题时要坚持原则,一视同仁,以理服人,不以权压人;其次,护士长要尊重年长护士,了解她们的需求与困难,根据她们的身体实际状况,尽量照顾她们,以情感人,同时爱护年轻护士,给予她们机会展示能力和才华;再次,护士长要做护士的知心者,理解她们,关心她们的切身利益,尽量满足她们的群体利益,给予她们力所能及的帮助,成为护士利益的代言人。最后,护士长要勇于承担责任,让护士产生安全感,建立亲切、融洽和协调的人际关系。

2. 护士与护士长的沟通策略　作为护士,首先,要尊重护士长,护士要服从护士长的管理,并按照护士长的要求开展工作,要主动汇报工作进展情况,取得其支持和帮助;案例中,护士小雯应该以平常心态正确对待护士长平时对自己的严格要求,而不必感到特别紧张,只有平时养成严格认真的习惯,遇到不清楚的地方主动请示汇报,才能避免在关键时刻"看错字"的事情发生;其次,护士要理解护士长的工作难处和艰辛,积极主动、保质保量地完成工作;再次,护士要勇于承担责任,自己能处理的问题尽量自己解决,这样既减轻护士长的负担,又锻炼了自己处理问题的能力。最后,护士要维护护士长的威信,有意见要当面提出,以诚相待,不在背后做小动作,护士长提出的批评意见如与事实有出入,不应当面顶撞,应以私下谈心的方式提出。

(二)护士之间关系的沟通策略

为病人提供优质护理服务,离不开团结协作的护士队伍,各级各类的护士虽然各有分工,各司其职,但每个护士的工作都离不开其他护士的支持与配合。护士内部的关系沟通,决定了护理服务工作的水平,所以护士必须学会相互间的相关人际沟通策略,创造良好的工作氛围。

1. 相互尊重,相互理解　护士之间应该学会相互尊重,相互理解。尤其是同龄护士更要互尊互学、互帮互助,形成比、学、赶、超的良好氛围,不嫉妒工作中脱颖而出的佼佼者,也不歧视工作能力较差的人;年轻护士尊重年长护士,虚心向她们请教、学习业务知识,学习她们的奉献精神,同时,年轻护士要多讲奉献、比成绩,不能只讲享受、比得到的好处;年长护士也要理解年轻护士,给予她们关心爱护,对她们的一些兴趣爱好予以宽容,不能一味否定,也不能在工作中总是摆老资格教训年轻人;高学历护士要尊重低学历护士,不耻下问,不唯学历,要向富有临床经验及能力强的护士学习实践技能;低学历护士也要抛弃自卑心理,积极主动向高学历护士请教专业理论及外语等相关知识,不断提高自己的综合素质。

2. 相互支持,相互体谅　护士之间要相互体谅,相互帮助。年轻护士上进心强,有创新精神,头脑灵活,但缺乏工作经验,年长护士要主动帮助她们掌握正确的护理方法和操作技巧,热情鼓励她们大胆进行临床护理实践,耐心地传、帮、带,使她们成为工作中的得力助手;年轻护士也要体谅年长护士因年龄问题所带来的困难,不嫌弃年长护士的唠叨;高学历护士要体谅学历不高的护士在理论知识方面的欠缺,不嘲笑讽刺;低学历护士支持高学历护士开展护理工作创新、发明及相关理论研究工作;护士在工作中遇到疑难问题要多请教他人,如其他护士对自己工作提出不同意见,要认真对待。

3. 主动协作,承担责任　护士之间应有主动协作的精神,当其他岗位的护士工作任务重或工作遇到困难时,应主动帮助,不能认为不属于自己的分工范围而袖手旁观。各班护士都要多替别人考虑,在完成本班工作任务的同时,为下一班的工作做好充分的准备,不能将本班的工作或难以解决的问题有意留给下一班的护士。下一班的护士也不要故意挑剔或指责上一班护士的工作,对于上一班实在难以解决的问题要积极帮助其解决,不能盲目指责挑剔,避免人际关系恶化。

对于护理工作出现的差错问题,护士应该勇于主动承担责任,不能把工作中的过错推给别人,更不能嫁祸于人。在分析和讨论过错责任是非时,要抱着客观公正的态度,对事不对人,合理评判当事人,不能落井下石,更不能用过激言辞刺激责任人,挑起事端。对过错人要给予同情和谅解,帮助其吸取经验教训,避免发生类似错误。

(三)实习护士与临床带教老师之间关系的沟通策略

实习护士与临床带教老师之间的关系是否良好,间接影响到实习护士对护理职业的看法和未来的择业选择。虽然绝大多数实习护士和临床带教老师关系相处得还不错,但也有少数实习护士与临床带教老师相处还存在一定问题。故无论是临床带教老师还是实习护士,都有必要学会彼此之间的沟通方法和策略:

1. 临床带教老师与实习护士的沟通策略　案例中,护士长作为临床带教老师要关心实习生小雯,在指导小雯的操作上,要热情耐心,多鼓励少批评,要多些宽容和理解,要保护实习护士的学习积极性和学习热情,同时也要采取有效的教育教学方法,尽量不要当众批评实习生,注意调动实习护士的积极性。另外,针对实习护士认为实习就是在为医院提供免费劳动力的错误想法,要给予耐心解释,帮助学生正确认识实习对自己成长的重要性;同时要求实习护士抛弃好高骛远的想法,扎实做好基础操作,为有机会做高难度的操作夯实基础。

2. 实习护士与临床带教老师的沟通策略　实习护士要加强纪律观念,遵守医院的规章制度,如果在实习期间因找工作或面试需要请假,必须要提前请假,以便老师提前知晓,早做安排;实习护士要尊重自己的老师,服从老师的工作安排;工作上主动勤奋,做事聪明灵活,不怕苦、不怕脏、不怕累,学业上勤奋学习,遇到老师查房和讲座时,要积极思考,主动发言,多提问题;在操作程序上,严格执行"三查七对",防范医疗差错事故,如遇差错事故,应及时报告老师,不隐瞒;对病人要有爱心和责任感,掌握与病人沟通的技巧,通过这些表现赢得老师的信任,为自己争取操作机会。

(四)临床护士与助理护士之间关系的沟通策略

临床护士和助理护士都是为病人服务的护士,都是实施优质护理服务活动当中不可或缺的人员。双方都需要学习相关沟通技巧,消除临床护士与助理护士人为的歧视,改善双方关系,共同为病人服务。

1. 临床护士与助理护士关系的沟通策略　助理护士要正确认识分层次护理,理解实施优质护理的意义,配合临床护士做好病人的护理工作;同时学会规划自己的职业生涯,在认真做好目前工作的基础上,提升自己的综合素质;临床护士则要尊重助理护士,理解助理护士,关心她们,呵护她们脆弱的自尊心,并鼓励她们先做好基础护理工作,为将来担任临床护士打好基础。

2. 护士与护理员关系的沟通策略　护士要尊重护理员,指导护理员为病人服务,帮助护理员学习最基本的医学护理知识和技能,不随意指使她们做职责范围以外的事情,在病人面前维护护理员的自尊;同时,护理员也要服从护士的管理和工作安排,认真工作,做好后勤及相关服务工作,并主动学习医学护理基础知识和技术,提高为病人服务的水平。

第四节 护士与医技、后勤人员的关系

护士在工作中,在和医生、病人家属进行关系沟通之余,还经常要与辅助科室的医技人员和后勤保障部门的人员进行交往与沟通。由于护士与医技、后勤人员的工作职责、工作性质和工作环境不同,受教育的程度、看问题的角度和处理问题的方法也有一定的差别,故在人际交往中,双方常常会产生不同的交往心理和想法,也会发生各种矛盾冲突,从而影响护士与医技、后勤人员相互间的关系。

一、护士与医技、后勤人员的交往与矛盾

医技人员通常指医院非临床科室从事诊断性检查、检验和辅助性治疗等工作的专业技术人员,如检验科室的医学检验师和医学影像学科室的医学影像学医师,另外还涵盖了药剂师、康复技师及麻醉师等,这些医技工作人员支持及配合一线医护工作人员进行诊疗工作,共同为病人提供专业的医疗服务。医院的后勤人员通常指财务、总务、设备、微机、膳食、供应、保卫等部门人员,这些工作人员是医院正常运转所必不可缺的,他们服务于医护人员和病人,为医疗护理工作提供后勤保障。

(一)护士与医技人员的交往与矛盾

1. 护士对医技人员的要求　护士对医技人员的要求主要有以下两个方面:一是希望医技人员了解护理工作的特点,支持护士工作;二是希望医技人员经常介绍专业知识,帮助自己拓宽知识面,以更好地为病人服务。

2. 医技人员对护士的要求　医技人员对护士的要求主要有以下两个方面:一是希望护士能够按照要求为病人做好相关检查、辅助治疗准备,以保证检查的准确性和增强辅助治疗效果;二是希望护士多了解相关检查、辅助治疗的专业知识,以便了解检查、辅助治疗工作,及时向医技人员传递病人相关病情,配合做好相关检查、辅助治疗工作。

3. 护士与医技人员的矛盾　医技科室所涉及的专业知识与护理专业区别较大,独立性强,护士对医技科室的一些相关专业知识不太了解,如医学检验、影像诊断、核医学、介入治疗、心电图、脑电图等,同样,医技人员对护理专业也不甚了解。故而造成护士与医技人员在实际工作中,常常产生不能相互支持和相互配合的局面,并在出现问题时,双方互相推诿、扯皮和埋怨对方。如检验人员埋怨护士在采集标本时的采集方法和剂量不正确,造成了检查结果出现差错;护士埋怨检验人员检验报告发送不及时,耽误了病人的治疗时间;超声诊断人员责怪护士没有给病人做好正确的超声检查准备,延长了检查时间,影响了超声诊断人员的工作等。这些都给双方造成矛盾,引发冲突。

(二)护士与后勤人员的交往与矛盾

1. 护士对后勤人员的要求　护士对后勤人员的要求主要有以下两个方面:一是希望后勤人员做好护士及病人的日常保障工作,确保护士工作无后顾之忧。二是希望后勤人员及

时提供相关服务,能够做到随叫随到,快速处理突发情况,以保障诊疗顺利进行。

2. 后勤人员对护士的要求　后勤人员对护士的要求主要有以下两个方面:一是希望护士能够尊重后勤人员,尊重他们的劳动;二是希望护士理解后勤工作,对出现的问题给予谅解和宽容。

3. 护士与后勤人员的矛盾　后勤人员在日常工作中,为医疗护理提供环境、生活、物资、安全等保障服务。因此,护士很容易认为后勤人员在医院中的重要性不如她们,并认为医院的经济效益主要是由医疗护理工作创造的,后勤人员创收不多,但是财务开支权利却很大,所以不认可后勤人员的辛勤付出,甚至认为后勤人员在收入方面占了很大的便宜,因此而看不起后勤人员。而后勤人员因为收入不如医护人员,同时劳动又不太受医护人员尊重,所以内心失衡,他们不愿意主动为医疗护理提供服务,在护士请求他们帮忙解决相关问题时,故意拖延时间,给护士点"颜色"看看。这样双方就很容易发生争执。

二、护士与医技、后勤人员关系的沟通策略

在医院的工作中,护士由于工作原因要与医技、后勤人员进行沟通,如何处理好相互之间的沟通关系,直接影响为病人进行诊疗服务的质量。作为护士,应采取积极主动的态度,学习适当的沟通策略,以便在双方沟通中发挥主导作用。

（一）护士与医技人员的沟通策略

1. 主动向医技人员请教　护士在工作中应该主动向医技人员请教医技科室专业知识,了解和掌握相关知识、检查内容和准备注意事项,以便在为病人做相关准备时,努力达到医技科室检查和辅助治疗标准,从而减少双方因专业不了解而造成的矛盾,与医技人员一道共同为病人提供优质的服务。如病人在做肝胆胰腺脾脏超声检查时,护士应该提前向超声诊断医师了解病人做空腹准备的目的及意义;病人在做下消化道X线造影检查时,护士要向放射科医师和技师请教让病人做灌肠准备的目的及意义等。

2. 相互理解和支持　护士对于医技人员工作时提出的要求,不能认为是在刁难护士,而在医技人员出现报告没有及时报送的情况时,不要一味地指责对方,要理解医技人员的工作,委婉地提出意见和建议。护士要尽量按照医技部门的要求,配合做好工作。如果护士因工作疏忽或因客观原因无法达到医技人员的要求时,护士也要主动承担责任或向医技人员说明情况,并积极采取补救措施,取得对方的理解。

(1)与医学检验师配合:正确掌握标本采集的要求与方法,了解疾病的诊断、治疗与检验的关系,做到及时、准确地送检标本。

(2)与医学影像学医师配合:严格按照影像检查前的要求进行准备,并按照预约时间,及时将检查者和所需物品送至检查地点。

(3)与药剂师配合:按照医院药品管理规定,有计划地做好药品领取和报损工作;严格遵守毒麻药品的管理制度。

（二）护士与后勤人员的沟通策略

1. 尊重后勤人员　护士虽然与后勤人员在专业、工作、职责等方面不同,但工作目标都

是一致的,没有高低贵贱之分。双方都是为病人的健康服务,故护士要尊重后勤人员。如果因为自己工作疏忽,给后勤人员造成不便和麻烦,应主动承担责任,向对方表示歉意,多做自我批评。

2. 体谅后勤人员　护士要体谅后勤人员工作的辛苦,多给后勤人员支持和鼓励。如果后勤人员出现工作失误,造成了护士工作的被动,护士不要一味地指责和埋怨后勤人员,应采取对方乐于接受的方式提出建议和意见,并帮助对方做好工作,将失误造成的后果降低到最小程度。对于后勤人员不能及时赶来处理问题也要抱有宽容的态度。这样,就可以有效化解双方矛盾,保持和谐的人际关系。

本章小结

本章旨在通过分析护士在护理工作中其他的人际关系来详细阐述护士与病人家属、医生、护士、医技人员、后勤人员之间的人际沟通关系、交往矛盾及沟通策略,帮助护士提升沟通能力,更好地进行护理工作,为病人提供优质的护理服务。

本章关键词: 医护关系;护际关系

课后思考

1. 影响护士与家属的关系的因素有哪些?
2. 护士与医生之间如何进行沟通?
3. 护士相互间怎样保持良好的人际关系?
4. 案例分析:

案例1:中午,病人正在休息,值班护士在治疗室忙碌着。突然,从病房中传来了叫声:"快来人!"护士立刻跑到病房。病人家属说:"刚才好好的,病人突然大叫一声就不行了。"护士立即触摸颈动脉——没有搏动。护士立即用拳头叩击病人心前区4次,做胸外心脏按压。医生也来了,和护士共同抢救,无效,病人死亡。后来病人家属告状:病人没有抢救过来,是因为护士猛打了几拳,把病人打死了,医院应该负责并处理这位护士。

分析:护士在处理事情中,是否有做得不妥之处?如果你是护士,你如何向家属解释?

案例2:一高热病人,极度衰竭,"恶液质"状态。一日,病人烦躁,进修医生医嘱:"冬眠灵一支肌内注射。"一位护士值班,护士说:"医生,请你写上剂量。"医生不耐烦地说:"让你打一支就打一支,你是医生还是我是医生?"护士拿了一支50mg的冬眠灵给病人肌内注射。结果病人血压下降,再也没升上来。

分析:护士应该承担什么责任?如何与医生进行沟通?

(戴斌　黄中岩)

第六章
护理工作中的语言沟通

案例

护士小李在肿瘤外科实习,有一次她在为一位60多岁乳腺癌病人输液时,发现病人因为担心自己的病情而苦恼,唉声叹气。小李出于好意,对病人说:"你不要担心,你得的是乳腺癌,目前此类手术是比较成熟的,治疗效果一般都比较好。别看前两天24床刚走了,那是因为他运气不好,得的是食道癌,所以手术效果不行。再说,你现在都60多岁了,原先住你这张床的那个男的,40岁得胃癌死了,老婆才30多岁就守寡,年龄不饶人啊!"听了小李的话,病人情绪更加低落。病人家属非常气愤地说:"哪有你这样说话的!"护士长得知后,立刻向病人及家属进行了解释,在护士长多次安慰和鼓励下,病人情绪好转,积极配合治疗。同时,护士长也要求小李,要加强语言沟通知识的学习,掌握护患沟通的技巧。

问题:
1. 护士小李在和病人沟通中存在哪些问题?
2. 应该怎样与病人沟通?

本章学习目标

1. 掌握交谈的技巧、书面语言沟通的原则。
2. 熟悉现代传播媒介在沟通中的应用。
3. 了解语言沟通的概念、作用和交谈的影响因素。
4. 正确运用各种语言沟通的技巧,提高语言沟通的能力。

语言是心灵的窗户,美好的语言可使病人精神振奋,利于疾病的治疗和康复。护士的语言对病人内心具有重要作用,护士与病人每日每时都在通过语言传递信息,进行思想交流,彼此之间通过语言沟通表露自己心身的感觉并感知对方的感受,从而产生具有反馈作用的相互影响,如护士对一位急性心肌梗塞的病人说:"你一定要绝对卧床休息,不要随意下床活动,这对你的康复是非常有利的。"病人听后心中得到了安慰,并增强了信心,积极主动配合医疗护理,病人康复很快。俗话说:"良言一句三冬暖,恶语伤人六月寒。"可见语言的作用是何等重要。

第一节 语言沟通概述

在社会交往中,语言是人类的一种交往工具,是人类文明的重要标志,是传递信息的第一载体。正如俄国著名诗人马雅可夫斯基说的:"语言是人的力量的统帅。"离开了语言,任何深刻的思想、丰富的内容和美好的设想都难以表达。护理工作是一门科学,也是一门艺术,护理语言要讲究艺术。语言是护患关系的桥梁,它贯穿于治疗的全过程,语言运用的恰当与否,会与疾病的康复和转归呈正负相关效应。在一定情况下,语言本身就是一种治疗方法。护士用规范的语言和病人沟通,能减轻病人的痛苦,促进其康复。相反,如果语言表达不准确,病人容易产生对抗心理,甚至会引起护患纠纷。随着护理学的发展及整体护理模式的实施,加强护患之间的语言沟通显得尤为重要。

一、语言沟通的概念和作用

(一)语言沟通的概念

什么是语言?《现代汉语词典》的解释是:"语言是人类特有的表达意思、交流思想的工具,由语音、词汇、语法构成一定的体系。语言有口语和书面形式。"《中国大百科全书·语言文字卷》的解释是:"人类特有的一种符号体系。当作用于人与人的关系的时候,它是表达相互反应的中介;当作用于人和客观世界的关系的时候,它是认知的工具;当作用于文化的时候,它是文化信息的载体。"

语言是思维工具和交际工具,它同思维有密切的联系,是思维的载体和物质外壳。语言是符号系统,是以语音为物质外壳,以语义为意义内容的,是音义结合的词汇建筑材料和语法组织规律的体系。语言是一种社会现象,是人类最重要的交际工具,是进行思维和传递信息的工具,是人类保存认识成果的载体。语言具有稳固性和民族性。

语言沟通是指沟通者出于某种需要,运用有声语言或书面语言传递信息、表情达意的社会活动。是沟通者以语言符号的形式将信息发送给接收者的沟通行为,它是以自然语言为沟通手段的信息交流。

(二)语言沟通的作用

1. **信息交流** 语言沟通的主要作用是信息交流。通过语言沟通,可以更加直接、准确、迅速、广泛地获取信息、传递信息和交换信息。护理工作中,入院介绍、采集病史资料、术前术后护理,以及对病人进行健康指导等,都是通过语言沟通来实现的。

2. **协调、改善人际关系** 通过语言沟通,可使沟通双方认识,交换信息、观点、意见和建议,增进了解和友谊,有助于人际关系的协调。

3. **心理疏导作用** 语言沟通可以帮助人们表达情感,缓解紧张、焦虑的情绪,释放压力,获取对方的理解与鼓励,得到精神上的安慰,保持良好的心理状态。

4. **工具性作用** 作为一种社会现象,语言最基本、最直接、最重要的功能是其工具性,它不仅是交际工具——"语言是工具、武器,人们利用它来互相交际,交流思想,达到互相了解",而且是思维工具——"不论人的头脑中会产生什么样的思想,以及这些思想在什么时候产生,它们只有在语言的材料的基础上、在语言的术语和词句的基础上才能产生和存在"。每个社会、每个民族,都有属于自己的语言,也都离不开语言这个交际工具。

5.社会整合功能 语言是人类区别于动物的重要特征,是人与人之间取得联系的桥梁和纽带。分散的个体可以通过语言沟通联合起来,组成一定的社会群体,从而形成社会关系。

二、语言沟通的类型与环境

(一)语言沟通的类型

语言沟通是指以语词符号为载体实现的沟通,主要包括口头语言沟通和书面语言沟通两种主要类型。

1.口头语言沟通 口头语言沟通又称"交谈",是人们利用有声的自然语言符号系统,通过口述和听觉实现的信息交流。包括日常、正式、典雅口语三种形式。

(1)日常口语:具有通俗易懂、诙谐幽默的特点,用于人们日常会话。

(2)正式口语:即普通话,以口语词汇和句式为主,具有严谨规范、通俗准确的特点,用于一般社交场合。是护士与病人沟通的常用方式。

(3)典雅口语:具有凝练并富有文采的特点,主要用于较为庄重的场合,与书面语言相似,如演讲、大会发言等。

2.书面语言沟通 书面语言沟通是用文字符号进行的信息交流。书面语言是在口语基础上产生的,是口语的发展和提高。书面语言沟通是人际沟通中较为正式的方式。口头语言沟通与书面语言沟通的比较见表1。

表1 口头语言沟通与书面语言沟通的比较

类型	优点	局限性	表达方式
口头语言沟通	信息传递范围广;速度快;反馈快、效果好	易受干扰、曲解;保留时间短;不易作准备	述、说、讲、谈
书面语言沟通	扩大了沟通领域;信息传递准确;可长期存储	不够及时、简便;接受和反馈慢;受文字水平影响	文件、书信、通知、记录、论文

(二)语言沟通的环境

1.语境的概念 语境即言语环境,它包括语言因素,如书面语言的上下文、口语中的前言后语等,也包括非语言因素,如交际的时间、地点、场合、时代、交际对象以及社会、文化背景、自然环境等。我们可以称前者为"小语境"或"近语境",称后者为"大语境"或"远语境"。上下文、时间、空间、情景、对象、话语前提等与语词使用有关的都是语境因素。"语境"分为狭义和广义两种:狭义指书面语的上下文或口语的前言后语所形成的言语环境;广义指言语表达时的具体环境(既可指具体场合、也可指社会环境)。

"语境"这一概念最早由英国人类学家 B. Malinowski 在1923年提出。他区分出两类语境,一是"情景语境",一是"文化语境"。也可以说分为"语言性语境"和"非语言性语境"。语言性语境指的是交际过程中,某一话语结构表达某种特定意义时所依赖的各种表现为言辞的上下文,它既包括书面语中的上下文,也包括口语中的前言后语;非语言性语境指的是交流过程中,某一话语结构表达某种特定意义时所依赖的各种主客观因素,包括时间、地点、场合、话题、交际者的身份、地位、心理背景、文化背景、交际目的、交际方式、交际内容所涉及的对象,以及各种与话语结构同时出现的非语言符号(如姿势、手势)等。

2. 语境的作用　语境是人们进行交际活动的场所和舞台背景,不同的语境规定了交际的不同类型和方式,所以语境对话语的语义和形式的组合及语体风格等,都有较大的影响和制约作用。

(1)语境对语言运用的限制作用:首先表现在对词语的理解和选用上。同样一个词语,在不同的语境中其表达的意思可能完全不同,这时就要依据具体的语境作出准确的理解。另外,还表现在对句子的理解和组织上、对段乃至整篇的理解和安排上。如一位病人说:"我是直肠子,你不要介意。"护士联系上下文的意思,可以理解为"他是个怎么想就怎么说的人"。

(2)语境对语言理解的补充作用:主要表现在对语言的深层含义和言外之意的理解上。一个句子所表达的可能只是很简单的字面上的意义,也可能是语境所赋予的一种深层的含义,还有可能是一种言外之意。字面义的理解比较容易,只要弄懂每个词的意义以及词与词组合起来的意义就可以了。语言的深层含义和言外之意则不同,必须结合具体的语境,透过字面所表达的意义去深入理解。如那天天气比较冷,一位病人对护士说:"今天可真冷啊!"如果护士只把它看成是一句普通的话,认为病人只是想告诉你天冷这个事实,那么可能并未真正理解病人的言外之意。他可能实际上是在暗示护士帮他把窗子关上,这种暗示就是语境给这句话补充的信息。

(3)语境可以帮助沟通者选择正确的沟通方式:语境直接影响到表达效果。如一位护士在工作中出现了差错,当有他人在场时,护士长可能只是简单地叮嘱她如何做好处理,以维护她的自尊和威信;但避开众人后,护士长可能会与其深入地分析差错发生的原因,甚至是对她进行严厉的批评。

3. 语境干涉　语境干涉是指语境对语言本身和交流主体产生的影响和作用。常言道,言为心声。但是在人际沟通的过程中,"想怎么说就怎么说"是不现实的,原因在于言语行为和语境有着密切的关系。社会关系、文化传统、道德标准、行为规范、物质环境和自然力量形成的庞大语境网干涉、制约着人的言语行为。主要包括以下两个方面的内容。

(1)语言本身:制约语言的选择及行为本身。如在殡仪馆附近的墙上打出"经济搞上去,人口降下来"的标语、在安静的病房大声喧哗等,都是不符合语境要求的。

(2)交流主体:制约语体选择和信息理解。如某护士获得一项较高的荣誉,很多人来祝贺说:"真了不起!"这位护士可以根据不同语境,选择如下回答,日常口语:"嗨,还差得远呢!"或正式口语:"谢谢鼓励,我还有许多不足之处,还得继续努力!"再如,早上或上午见面时说:"您早啊!"可以认为是寒暄和友善,但是,对于一个迟到者,"您早啊!"就带有嘲讽的意思了。

4. 语境切适　语境切适是指一切会话,包括其他形式的言语交际都要切合语境,适应语境对交谈全过程的约束,即"言随境迁"。正确地理解语言,也应时时契合语境,做到字不离词,词不离句,句不离篇,篇不离境。善于沟通的人,总是善于根据语言环境来领悟和把握对方的意思,并且在言语沟通中,不断调整自己的言语以适应语境。

第二节　护理工作中的交谈

交谈是护理工作中最重要的语言沟通方式。护士在护理病人过程中,对病人进行入院介绍等许多工作都是通过交谈来实现的。可以说,交谈贯穿护理工作的始终。

一、交谈的概念与特点

(一)交谈的概念

交谈是语言沟通的一种方式,是以口头语言为载体进行的信息交流。如护士向病人和病人家属询问病史、健康状况,护士之间交流思想和工作,医护之间交流病房情况等。交谈可以是面对面的形式,也可以通过电话、网络等形式进行。

(二)交谈的特点

1. 使用广泛,沟通迅速　交谈是运用最广泛的沟通形式,只要两个或两个以上的人愿意交谈就可以进行,不受性别、年龄、文化程度、时间、地点等因素的影响和限制,既可以直接交谈,也可以通过其他方便快捷的方式进行。

2. 话题多变,灵活多样　交谈是一种比较随意、轻松的交际方式。没有谈判、辩论那样的庄重、激烈。交谈可以就一个话题或几个话题同时展开讨论,也可以在交谈过程中随意改变话题。交谈的时间、地点、对象和策略也可以应需要而变化。

3. 运用口语,通俗易懂　交谈时所说的话一般不经过刻意修饰,具有句意明确、句式简短、修饰词和复句较少的特点。同时,由于特殊的语境及对内容的共知,所以有些话不需要讲得太清楚、详尽,就可以达到沟通的目的。

4. 双向沟通,听说兼顾　交谈双方既是"说"者,也是"听"者,自始至终都是说与听的统一体,因此,要诚恳、谦让,顾及对方的感受和需要,合理控制说与听的深度和广度,保证交谈的顺利进行。如果一方得不到信息反馈,交谈就有可能中止。交谈的实质是双方信息发出和反馈的相互过程。

5. 借助体态,辅助交流　除了通过语言交流信息以外,交谈双方还可以通过面部表情、目光、手势、姿势等非语言形式辅助交流。

二、交谈的基本类型

(一)个别交谈和小组交谈

根据参与交谈人数,可将交谈分为个别交谈和小组交谈。

1. 个别交谈　是指仅限于两个人之间进行的信息交流。个别交谈最为常见,形式多样,内容广泛。护患交谈、医护交谈、师生交谈、同事交谈等多采用个别交谈。

2. 小组交谈　是指三人或三人以上，一般控制在 3 至 7 人，最多不超过 20 人。如果人员过多，无法在有限的时间内达到充分交流和沟通的目的，无法表示清楚个人的思想和意见，不能达到交谈的目的。小组交谈一般主题明确、目的性较强。如护士对病人及其家属进行健康教育、介绍医院情况、讲解入院须知等。也有的小组交谈可以不确定主题，根据交谈当时场景提出交谈内容，如数名病人家属之间交流病人的病情和康复情况等。

（二）一般性交谈和治疗性交谈

根据交谈的主题和内容，可将交谈分为一般性交谈和治疗性交谈。

1. 一般性交谈　是为了解决一些个人社交和家庭问题而进行的言语交流。交谈的内容较为广泛，没有限制，但是，一般不涉及健康和疾病等问题。交谈者可以自由选择交谈的内容和对象。

2. 治疗性交谈　是指为了达到解除病痛、预防疾病、促进康复等目的，医护人员与病人及其家属进行的交谈。治疗性交谈具有明确的专业目的。

（三）其他类型

根据交谈的场所和接触情况，可将交谈分为面对面交谈和非面对面交谈；根据交谈双方目的的一致性，可将交谈分为向心型交谈和背心型交谈。

三、交谈的层次

（一）一般性交谈

一般性交谈多为社交应酬开始语，如"你好"、"今天天气真好"、"你吃过饭了吗"等，这些语言在短时间内使用会有助于打开局面和建立友好关系，但不能千篇一律地问候，而不进入深一层次的交谈。这种沟通使对方沟通起来觉得比较"安全"，因为不需要思考和事先准备，精神压力小，而且还避免发生一些不期望发生的场面。一般多用于护士与病人第一次见面时的寒暄话，在开始时使用有助于打开局面和建立信任关系，但护患双方不能长时间停留在这个层次，否则将影响后续工作的开展。

（二）陈述性交谈

陈述性交谈是对客观事实的表述，未添加个人意见或牵涉人与人之间的关系。在此层次，主要让人们叙述，他人不要用语言或非语言性行为影响他继续往下讲。如护士自我介绍，向病人介绍住院环境、作息时间等。

（三）交流性交谈

交流性交谈一般是指双方都建立了信任之后，可以互相交流自己的看法，交流各自对问题或治疗的意见，作为帮助者的护士应注意不能流露不赞同或嘲笑的意思，以免影响病人对护士的信任和继续提出自己的看法和意见，而又退回第二层次做一些表面性的沟通。如病人向护士提出他自己对治疗上的一些意见和要求时,护士要对病人表示理解,能满足的尽量满足,不能满足的耐心解释。

(四)分享性交谈

分享性交谈是在互相信任的基础上,有了足够的安全感进行的交流,交谈双方会自然愿意说出自己的想法和对各种事件的反应。为了给病人创造一个适合的感情环境,护士应做到坦率、热情和正确地理解病人,以帮助他建立信任感和安全感。

(五)默契性交谈

默契性交谈是一种短暂的、完全一致的感觉,或者不用对方说话就知道他的体验和感受。这是护患双方沟通交流所达到的最理想境界。这种默契只需要短暂的时间即可完成,也可能伴随着分享性交谈自然而然地产生。

在护患关系中,可以出现沟通的各种层次,但重要的是让人们在感到最舒适的层次时进行沟通,不要强求进入较高层次。护士应经常评估自己的沟通方式,避免由于自己不当的言语、行为而使护患沟通停留在低层次上。

四、交谈的影响因素

(一)个人因素

指信息发出者和接受者方面的因素。

1. 生理因素　任何一方处于疲劳或疼痛状态,或有聋哑、失语等语言障碍者可发生交谈困难。年龄有时也对交谈有影响。

2. 情绪因素　情绪是一种主观感觉,如生气、焦虑、兴奋等。因此,护士应有敏锐的观察力,及时发现病人隐藏的感情和情绪,同时还要控制自己的情绪,以确保护患交谈的顺利进行。

3. 认知因素　认知即个人对待发生于周围环境中的事件所持的观点。由于个人经历、知识水平、兴趣、价值观的不同,对人与事物认识的深度与广度就会有所差异。在与病人沟通时要尽量考虑到对方的语言习惯、文化层次与职业等因素,少用专业术语,这样才能被他们接受和理解。

4. 性格因素　性格是指对现实的态度和其行为方式所表现出来的心理特征。性格开朗、直爽、热情、大方的人比较容易与他人沟通;而性格孤僻、内向、固执、冷漠的人则较难与人沟通。护士要接触形形色色的服务对象,所以应善于把握各种性格的人的心理特征,因人而异地做好护理工作。此外,还应加强自身性格的锻炼,培养活泼开朗、热情大方的品格,以更好地服务于病人。

(二)环境因素

主要包括物理环境和社会环境。

1. 物理环境　应选择安静、光线充足、空气流通的环境,使病人能得到放松,从而积极参与沟通。

2. 社会环境　善于把握环境,适时适地进行护患沟通,以促进护患关系的发展和护理工作的顺利进行。

(三)社会因素

不同民族、不同地方、不同时代都会有特定的文化特色与传统、信仰等。一般文化传统较为接近的人在一起会感到亲切、自然,容易建立相互信任的沟通关系,而生活、习俗、信仰等有差异时,容易使沟通产生障碍。因此护士在与病人接触中,要充分了解尊重他们的文化传统,以建立良好的护患关系。

五、交谈的常用技巧

(一)倾听的技巧

倾听并不是只听对方所说的词句,还应注意其说话的音调、流畅程度、选择用词、面部表情、身体姿势和动作等各种非语言性行为。倾听包括注意整体性和全面地理解对方所表达的全部信息,否则会引起曲解。倾听是不容易做到的,据估计,只有10%的人能在沟通过程中好好倾听。做一个有效的倾听者,应做到准备花时间倾听对方的话;学习如何在交谈过程中集中注意力;不要打断对方的谈话,不要急于判断;注意非语言性沟通行为;仔细体会"弦外音",以了解对方的主要意思和真实内容。(详细内容见第八章)

(二)解决问题的技巧

指以解决问题为目的的交谈技巧,包括收集信息、集中主要问题、总结和提供信息。

1. 收集信息　可通过启发或向对方提出一些问题来收集所需的信息,问题一般有两种:开放式问题,是对答案没有暗示,可以敞开地自由回答的问题,是希望对方通过解释、描述或比较等方式来说明他的思想和感觉的问题,通过这类问题,可使我们获得丰富的资料,建立互相沟通的气氛和评估对方的语言表达能力等。如:"你最喜欢的运动是什么?"闭合式问题,这类问题的答案比较有限和固定,通常的回答为"是"或"不是"。如:"你是否喜欢排球运动?"在收集信息时,用开放问题比较适合。

2. 集中主要问题　帮助对方抓住重点,不要离题,注意不可过早地使用集中技巧,以免找不准主要问题。应在对方描述的基础上,适当加以引导,如:"你说你对牛奶过敏,能否告诉我们你有哪些过敏症状?"

3. 总结　是将谈话中的一些感觉和想法串联起来并加以组织,使人感到问题有可能得到解决并明确了方向,在对一段谈话进行总结之后,应允许对方发表意见。

4. 提供信息　在明确问题的性质后,提出解决问题的方法和途径。在提供信息时,首先要强调的是信息的正确性,并要简单明了地进行说明,为了使对方易于接受和理解,有时可用口头的、书面的或其他辅助方式。

案例中,护士小李首先应该进一步了解病人苦恼、叹气的原因,找出问题所在;其次运用所学的专业知识和沟通技巧劝慰病人,化解其心中的担忧;再次通过恰当的举例,提供信息,激励病人树立战胜疾病的信心,积极配合治疗。

(三)组织专业性交谈的技巧

1.交谈的原则
(1)交谈应是有目的、有针对性的,不是随便聊天、漫无边际的闲谈;
(2)在交谈时,应注意运用心理社会的原则;
(3)交谈者之间应有良好的人际关系。

2.交谈的方式 根据交谈的目的,一般可以分为两种:有目的询问式交谈和无目的的开放式交谈。
(1)询问式交谈:即发问者居于主动的、有权威的角色,准备好一系列的问题进行提问,被问者处于被动角色,这种有组织、有目的的交谈方法对收集一般资料是有用的。
(2)开放式交谈:此时被问者居主动角色,发问者的任务是提供主题、引导交谈,因而问题的范围广泛,答案也是开放的。

以上两种方式可合并使用,例如,可在交谈的开始用询问式交谈来了解一般性资料,然后用开放式交谈进一步获取深层次信息。

3.交谈的阶段 交谈的过程可分五个阶段:准备与计划、开始交谈、引导交谈、结束交谈。
(1)准备与计划:在此阶段,即具体进行交谈前应做细心的准备。要明确交谈的目的,即这次交谈完成哪些事;了解必要的历史背景,即对方是谁,为什么要进行这次交谈等;确定初步的问题,使交谈能集中在一个目标上,但要避免有先入为主的思想和固定的期望;提供合适的环境,选择恰当的时间进行交谈。
(2)开始交谈:为了创造融洽的气氛,交谈的开始应有礼貌地称呼对方,并自我介绍,要向对方交代此次交谈的目的和大约需要多少时间。可从一般性交谈开始,使对方感到放松而愿意接受。
(3)引导交谈:可提出一些开放式和间接的问题,引导对方诚实、完全地回答。闭合式和直接的问题容易使对方感到紧张和有威胁感。
(4)结束交谈:可利用小结和核对技巧作为结束,要想到为下一次交谈做好准备。
(5)做好记录:把交谈的主要内容记录下来。

六、语言交谈中的修养

(一)一般性语言修养

1.礼貌性 礼貌性语言是任何一个社会中的言行准则、道德规范的组成部分,历来受到人们的重视。礼貌性语言是必备的语言沟通的起码要求,一是称谓要用尊称,二是词语要带有亲切、赞许、尊敬、商量的色彩,语气要委婉,忌说脏话、粗话等。护士应该加强礼貌用语的学习,在与病人交流中,护士用尊重病人的礼貌性语言能很快缩短护患之间的距离,如对年长者可尊称为"老大爷、老奶奶",对青年男子可以称之为"小伙子"等,使他们感到亲切自然,有一见如故的感觉,从而把心理的感受及需求、想法全讲出来。这样,医务人员既便于对症下药,又可以解除病人焦虑、恐惧的心理,使其逐渐适应新环境,更好地配合治疗。案例中,护士小李与年长的病人交谈时称呼对方"你",没有使用尊称,语气也较为生硬,欠妥当。

2. 真诚性　真诚是护患交流的基础和根本。护患之间应该真诚相处,才能有效地消除隔阂,建立良好的护患关系。对病人交代病情,要实事求是,不能扩大、夸张。如果过分夸大治疗难度,会使病人失去治疗信心,不利于其配合护理工作;反之,如果不将治疗方案的局限性及弊端交代清楚,也可能使病人过于乐观,不能面对现实,最终陷于失望状态。

3. 规范性　护理工作中,交谈应以普通话为主,同时也应努力掌握当地方言以排除或减少交谈中的障碍。语调适中、语气温和、吐字清楚、语速适宜。与病人及家属交流时语言要简单明确,做到通俗易懂,避免过多专业化术语;配合医生抢救时语言应及时、清楚、果断;交接班时,应叙述清楚而完整。

4. 逻辑性　护士语言的逻辑性,是指护士交谈时思维的规律性,要做到中心明确,层次分明,环环相扣,前后连贯、呼应,避免言辞混乱情况的出现。

5. 简洁性　交谈时要言简意赅,重点突出,详略得当,容易让听者乐意接受。相反,如果语言翻来覆去、拖泥带水、冗长无味,会使得听者不知所云,不得要领,容易产生厌倦情绪。

(二)护理专业性语言修养

1. 通俗性　护士的语言应严谨、具体、准确、通俗易懂。例如向病人交代术前准备的注意事项时,护士不能简单地告知"术前禁食、禁水……",而应当具体地讲解:"因为您明天早上要接受阑尾切除手术,为了手术顺利和安全,今晚12点以后请不要吃任何东西,也不能喝水。"对于那些自己已经知道患有癌症,需要手术的病人,可以用通俗的语言说:"目前这种手术治疗手段已经相当成熟,医院有非常完善的设备,医生的技术也相当过硬。只要您积极配合手术,术后积极接受后续治疗,身体状况会好转的。"

2. 科学性　护士在谈及病人的诊断、检查、治疗和痊愈时,要用准确的语言进行表述,既不扩大,也不缩小,更不可主观臆断,要严谨,要有科学依据,要做出符合实际的决定和合情合理的说明。切不可不懂装懂,这样才能取得病人的信任,促进护患关系。

3. 准确性　医疗信息的传达,当以疾病事实为基础,准确地进行表述。护士应学会站在病人的立场,充分考虑病人个体的文化程度、理解能力、思维水平等实际情况,尽量细致完全地表达,让病人明确护士的真实意图,不致产生不当的联想。对于文化水平低、年老、危重病人,应考虑到他们的特殊情况,适当多加解释。护患沟通中,护士既要保证自己表达的准确性,也要确保对方理解自己意图的准确性,在语言表达方式和态度上都应更加慎重。

4. 治疗性　在同病人谈话时,护士要注意观察病情、寻查病因、询问需求等,要带有治疗的目的来谈话。良好的语言有时可以起到药物起不到的作用,可以帮助病人纠正不当的思想及行为模式以促进治疗;相反,不恰当的语言则能扰乱病人的情绪,不利于康复,甚至导致病情加重。

5. 解释性　病人初次就诊或在治疗的过程中总会有若干问题要问,尤其在长期的住院治疗过程中,他们总是希望了解自己的病情,以及在治疗过程中出现的一些情况。这就需要护士对他们提出的问题给予耐心的解答,如病人长时间肌内注射,局部出现硬节或肌内注射出血时,病人就会询问:"为什么有硬节或出血?"对于这些问题,护士应向病人耐心解释,不应敷衍了事。否则,病人会对护士失去信任感,不愿再与其沟通,影响护患关系。

6.安慰性　病人来到医院后,护士使用温暖热情的语言,不但能有效地进行交流,也能使病人感到关怀和体贴,有一种良好的精神状态。良好的语言,灵活的说话技巧,可使病人消沉的情绪变得积极,对疾病的治疗充满信心。如:全麻手术病人清醒后应及时告知:"您的手术很成功,请不要担心。"晨间护理时应说:"您感觉怎么样?您的脸色看上去好多了!"案例中,护士小李与病人交谈时所举的例子,不仅没有起到安慰病人的作用,反而使得病人焦虑不安,丧失战胜疾病的信心,没有达到沟通的目的,更没有发挥治疗性的作用。

7.保密性　保守医疗医密不仅是护士的一种美德,也是对病人应尽的义务。医疗和护理工作中常涉及病人的隐私,护士要对病人的隐私保密,切忌取笑、歧视病人。一旦护士对病人的隐私显示出鄙视、不屑的神情,就会严重伤害病人的自尊心,进而影响治疗效果。那种四处张扬病人的病情、隐私,把它当作谈资的行为,不管是有意的,还是无意的,都会给病人及其家庭带来痛苦,甚至酿成悲剧,均属于不道德行为,应该受到谴责。

8.严肃性　与病人交谈时,护士应保持端庄、大方,温柔的语态中要有维护自尊的肃穆,不能过于随便、矫揉造作,给人以不严肃的感觉,更不能随意满足病人的无理要求或与病人打闹嬉戏。

第三节　书面语言沟通

书面语言是指以字和义结合而成,以写和读为传播方式的语言,是口头语言的文字符号形式。与生活化的口语相比较,书面语言要更加正式,也更为严谨。书面语言也可使所要表达的意思更清晰而有条理。书面语言是将声音转化为文字,靠文字记录书写的一种语言符号系统,是隐含着语音而无声响的语言,是靠视觉所能感知的语言形式。因此,阅读是理解书面语言最重要的形式。在人际交往活动中,书面语言能使个人获得他人的知识经验,扩大人们的交流范围,还能帮助人们更全面地了解和认识世界。另外,书面语言保存的时间长,可广泛并长久地流传。

一、书面语言沟通的概念与作用

随着现代医学的发展及人们对医疗保健需求的提高、医学模式的转变,护理职能也在逐渐扩展,临床护理逐步由以疾病为中心的功能制护理向以人的健康为中心的整体护理模式过渡。这就要求每一位护士除了掌握护理理论知识和熟练的操作技术以外,还要熟练地掌握书面语言沟通技巧。护士借助书面语言沟通手段,可以有计划地、详尽地收集病人的相关资料,完成有关医疗文件的归类整理工作,根据病人的不同情况,采取有针对性的护理措施。通过书面语言沟通,可以建立良好的护患关系、医护关系、护际关系。护理书面语言沟通是护理工作中广泛应用的沟通方式,且已日益成为提高护理管理水平的重要手段。因此,每一位护士都应重视掌握护理书面语言的沟通能力,以便更好地完成护理工作。

(一)书面语言沟通的概念

书面语言沟通是指人们通过文字分享信息、思想和情感的过程。护理书面语言是护士在护理过程中所书写的一切文字,使用于护理工作各个环节,包括医嘱处理、病室报告、护理病历、特别护理记录单以及护理论文等,是护理工作中不可缺少的沟通方式,是做好护理工作、进行护理学研究的重要手段。

(二)书面语言沟通的作用

1. 信息贮存与沟通　护理书面语言是根据护理工作需要而产生的,具有特殊格式的书面记录,是护士处理日常事务、解决问题、互通信息的一种行为方式。如:表格填写、转抄医嘱、护理记录、交班报告等。它不受时间和空间的限制,描述准确、严谨、具体,利于信息的交流、传播和储存,能较好地达到护患、医护和护际间沟通的目的。

2. 提供考核与评价依据　护理书面语言不仅反映护士的工作态度和专业技术,同时也反映医院护理的服务质量和水平。因此,护理书面语言的质量是护士工作业绩考核和医院护理管理评价的主要依据之一。

3. 提供教学与科研资料　护理书面语言是护理工作中的文体,其内容来源于临床护士在实践中对病人病情变化的系统观察及护理,紧密围绕护理专业的需求进行文字阐述,并符合语文写作规范。将它与理论知识紧密结合,就是一份很好的教学资料。同时,它还为护理科研提供丰富的临床资料,尤其是对回顾性研究有重要的参考价值。护理论文的交流对推动护理学科的发展具有重要作用。

4. 提供法律依据　临床护理记录包括体温单、医嘱单、护理病历、特护记录、危重病人记录单、抢救记录单、护理交班报告等。这些记录是反映病人整个救治过程中法律纠纷的主要依据,在法律上有着不容忽视的重要性。但有的护士自我保护意识不强,当工作繁忙,尤其是在急诊抢救病人时,为了争取时间,往往着重于积极采取措施抢救,而对护理记录的及时性、严肃性却不注意或不够认真,应付了事,涂改较多,甚至出现医嘱时间与护理执行时间存在差异等情况。如一旦抢救失败或没有达到预期的目标时,病人或家属不满情绪强烈,就会要求病历公开或查阅有关资料。不全或是有涂改的记录,会促使家属对各种治疗护理措施产生更大的怀疑,从而增加护理纠纷发生的可能性。因此,临床护理记录必须及时、准确、详细、可靠,不得丢失和随意修改,并注意护理记录与医疗文件的同步性。

二、书面语言沟通的基本原则

(一)科学性

书写各种护理文书,都应该以科学求实的态度对待,不能违背护理专业本身的科学原理和规则,不搞主观臆断、先入为主,不以个人的意向进行取舍。如夜班护士未及时为病人监测生命体征而凭空书写,这是违背职业规范和缺乏职业道德的行为。能用数字、数据表示者,经反复核对后应用准确数字描述,如记载病人血压升高,应正确测量后准确记录;记录病人的神志、瞳孔,描述一定要准确、科学;记录病人饮食情况,应记录进食量等。除此之外,不能使用"大概"、"可能"、"一般"等模棱两可、使人费解的词语,慎重使用"很"、"极"等标志程度的副词。同时还应注意,护士在转抄医嘱中切忌将药名或剂量写错。

（二）真实性

要求护士在记录病情时做到一丝不苟，必须经过自己实地分析后才作记录，有时一些表面现象并不能真实地反映病人的情况。有的护士缺乏严格的修养，填写护理记录时凭空想象。如有一位住院病人因故外出没有向护士请假，当班护士为这位病人估计了生命体征值，记录在体温单上，后来，这个病人出了意外，家属与医院打官司，结果医院败诉。又如在记录病人失眠时应描述失眠的原因、病人的心理状态、用药情况、采取了什么措施等。病人腹痛应记录疼痛部位、持续时间、性质、伴随症状以及影响疼痛的因素等，只有这种客观、真实、具体的记录，才能对诊断、治疗、护理提供具有参考价值的资料。

（三）及时性

凡与病人生命相关的事，都应分秒不差地记录下来，尽量不追记或补记。抢救危重病人时，对抢救过程中的病情变化，如呼吸、心跳停止的时间、除颤的时间及效果、气管切开的时间及相应抢救措施落实情况等，都应作简明扼要的原始记录。特别是抢救过程中的用药，一般多为口头医嘱，护士应先作初步记录，急救告一段落后立即复查，与值班医生核对无误后，作出完整、详细的记录，以求准确无误。

（四）规范性

在长期的临床护理实践中，护理书面语言已有了较为固定的格式，因此具有约定俗成的规范性。随着医学科学及护理专业的发展，写作的基本格式正逐渐趋向于统一，趋向于标准化、简约化。如体温单、医嘱单、病室交班报告、特别护理记录等，有关表格的式样、写作的内容、医学术语、缩写、符号、计量单位等，都有规定，这样既有利于信息的交流和沟通，也有利于上级部门的检查与评估，更有利于科研统计。当然，规范化并不是要求墨守成规，一成不变，护理书面语言也会在实践中随着护理学科的发展而有所变化。

（五）完整性

尽管护理记录的书写时间和记录人可能有所变化，但是书写的项目、内容，必须保持连贯和完整。各项记录，尤其是护理表格，应按要求逐项填写，避免遗漏。记录连续、不留空白，记录后签全名。如病人出现病情变化、意外等特殊情况时，应详细记录、及时汇报。

（六）简洁性

护理书面语言，特别是护理病历和病室报告，大多以描述、陈述病人的症状和体征为主，以病情为依据，几乎不用关联词语，层次结构一般不复杂。比如，护理体检记录：神志不清，体温 39.5℃，呼吸急促，30 次/min，心率 128 次/min，律齐，咳嗽、咳铁锈色痰。每一语句都是主谓结构，主语说出事物的名称，谓语表达这一事物的状态，这种句式简洁明了，很适合护理体检的记录。另外，还有医学术语、缩略词、外文缩写等，在护理书面语言中使用较普遍，具有明显的简洁性的语法特征，形成了具有护理专业特色的实用文体。

（七）实用性

护理书面语言中的各种文体，如病室交班报告、护理病历、护理科研论文等都有相应明确的读者对象，都是为了解决预防、治疗疾病，护理病人和促进人类健康中的实际问题。现代医学模式要求医护工作者不仅要关注身体健康，而且要关注人们心理、社会的各种因素对人的健康的影响。护理专业的广泛性，决定了护理书面语言的实用性。目前在临床护理工作的各个环节，几乎都离不开书写。这种本质上的实用性决定了护理书面语言沟通一定要力求确切、简洁，不追求语言的艺术化，要求用叙述、说明、议论的手法书写。

三、书面语言沟通在护理工作中的应用

（一）护理书面语言沟通的应用范围

1. 体温单　体温单用于记录病人体温、脉搏、呼吸曲线及其他情况，如出入院、手术、分娩、转科或死亡时间，排泄情况、出入量、血压、体重等，临床护理工作中，作为重要的数据资料，有助于医护人员及时清晰地了解病人病情，同时也是病人病历不可缺少的部分。而绘制体温单，也是护理工作中一项重要的日常工作。记录要求：数据正确，字迹清晰，一律用蓝黑墨水书写，圆点等大等圆，连线平直，达到准确、美观、整洁的目的。

2. 医嘱单　医嘱单内容包括：日期、时间、床号、姓名、护理常规、隔离种类、护理级别、饮食、卧位、药物剂量和用法、各种检查、治疗、术前准备和医生、护士的签名。医嘱按时间顺序抄写在医嘱单上，每行医嘱顶格书写，第一个字应对齐；一行未写完的内容，书写第二行时应后移一格；如第二行仍未写完，第三行应与第二行第一个字对齐。处理医嘱时，要求字迹清楚，不得随意涂改。医嘱须每班、每日核对，每周进行总查对，查对后签名。不能机械地执行医嘱，如有疑问，必须核对清楚方可执行。需要下一班执行的临时医嘱要交班，并在护士交班记录本上注明，检验、X线透视片、会诊单等，应及时转送有关科室。

3. 病室交班报告　病室交班报告是值班护士的工作记录和交班的文字依据，主要记录出入院情况、重症病人的病情变化，以及采取的治疗、护理方法等，书写时要求时间明确、前后连贯、内容完整、描述准确。

4. 护理记录单　护理记录单分为一般病人护理记录单和危重病人护理记录单。

（1）一般病人护理记录单：是指护士根据医嘱和病情对一般病人住院期间护理过程的客观记录。记录内容包括病人姓名、科别、住院号或病案号、床号、页码、记录日期和时间、病情观察情况、护理措施和效果、护士签名。

（2）危重病人护理记录单：是指护士根据医嘱和病情对危重病人住院期间护理过程的客观记录。记录内容除了包括一般病人护理记录的全部内容外，还有病人出入液量、体温、脉搏、呼吸、血压等病情观察，护理措施和效果，配合态度等。记录时间应具体到分钟。

5. 手术记录　手术护理记录是指巡回护士对手术病人术中护理情况及所用器械、敷料的记录，应当在手术结束后即时完成。手术护理记录应当另立专页书写，内容包括病人姓名、住院号或病案号、手术日期、手术名称、术中护理情况、所用各种器械和敷料数量的清点核对、巡回护士和手术器械护士签名等。

6.护理科研论文　护理科研论文是以说明文和议论文为主要表达形式,将护理科研成果或临床护理经验以科学的方法总结,它是以护理学科及相关学科的理论为指导,经过科研设计、实验、观察并取得第一手资料,再经归纳、总结、分析及必要的统计学处理而撰写成的护理科技作品。护士工作在病房,掌握第一手临床护理资料,最先接触到新信息,有条件也有义务传递这些信息。因此,护士应将自己所获得的信息记录下来,整理成文,加以发表。目前有些学术刊物发表或学术会议交流的文章,不一定符合上述严格的概念,如护理体会、个案报道、护理管理工作经验等,这些文章虽然内容和形式与护理科研论文有所不同,但来自于护理第一线的资料同样具有学术价值。

7.护理管理文书　护理工作计划、总结、规章制度、调查报告、请示报告、措施、通知等是各级护理管理工作者在处理各种公事中应用的文体,除具有应用文共同的功能外,还具有护理专业的特色和个性。其内容紧紧围绕着护理专业,传达和贯彻上级的方针政策,联系和处理各级机关、部门的行政事务,在上传下达以及部门与单位之间互通情况、及时总结和交流经验教训等方面,发挥着极其重要的作用。因此,每一位护士都应正确书写和使用护理管理应用文,以胜任正常护理工作和提高工作效率。

(二)护理书面语言沟通的常见错误

1.医学术语使用不规范　少数护士医学术语使用不规范,如在记录中出现:"咳嗽厉害"、"干呕未吐"、"青筋暴露"、"心口疼"等口语、方言。又如把"踝关节扭伤"记录为"崴了脚",静脉输液时针头滑出血管致液体渗入皮下组织记录为"注射部位鼓了一个大包"。新上岗的护士在记录时出现医学术语不当的较多,说明其尚未掌握、运用医学术语描述病情的方法,只有加强学习,熟练掌握医学术语并了解其准确含义,才能运用得当。

2.自创简化字和代用字　在护理科研论文等书面语言沟通中,较普遍存在用字不规范的现象,主要是对简化字的规范书写不够重视,自创简化字、代用字。如将"肌苷"写成"肌甘"、"青霉素"写成"青枚素"、"阑尾炎"写成"兰尾炎"、"预防"写成"予防"等。其次为错别字多,如将"遵医嘱"写成"尊医嘱"、"心律不规则"写成"心率不规则"等,特别是有的护士在记录时将"左侧"错写成"右侧",或写错药物剂量、浓度,如描述瞳孔大小以毫米(mm)为单位而写成厘米(cm),阿托品术前用药为 0.5mg 错写成 0.5g 等。还有部分护士字迹潦草,书面不整洁,致使他人阅读时既耗费时间,又起不到相应的作用。

3.乱用简称和符号　护理文件记录中乱用简称和符号的现象时有发生,如将"精神分裂症"写成"精分症"、"甲状腺机能减退"写成"甲减"、"细胞色素 C"写成"C 色素 C"、"肺动脉"写成"肺 A"、"年龄"写成"年令"等。在数字使用上,多种数字表达方式混用,将"2003 年 6 月 1 日"写成"03 年六月 1 日"等。这些不规范的简称和符号,既使护理书面语言凌乱,又不便于他人理解、阅读、借鉴,更缺乏参考价值。

4.内容空洞和不完善　这类问题十分常见,如"病人睡眠差,精神欠佳"。是什么原因引起睡眠差,病人病情变化及心理状况如何却未做记录;"病儿腹痛、腹泻一日",腹痛的部位、性质、伴随症状及腹泻的量,粪便的颜色、性状等均未描述;在护理记录上还可以看到千篇一律的"饮食差,睡眠尚可,精神欠佳,无特殊病情变化"等流水账式的记录方法,主要原因是护士责任心不强,敷衍了事,工作不深入,观察不仔细,对不同病人病情观察要点不清楚,故而书写护理记录时无内容可记。

5. **重点不突出** 观察、记录抓不住主要症状和临床特征,如观察记录一肺源性心脏病病人的情况,除了解呼吸、血压、脉率、咳痰等变化外,重点还要关注病人有无意识障碍、出入量、血气分析及电解质等的检查结果,以及病人的心理状态等,而有些护士在记录病情时,不交代上述情况,只记录睡眠、饮食状况。又如烧伤病人不记录烧伤部位、面积、程度,或者记录烧伤面积不具体等;大出血病人不记录出血量、血液颜色、出血部位、血压变化及伴随症状等。有的护士只记录问题,但不说明治疗、护理措施及效果反应等。

6. **缺乏连贯性** 病室报告中记录各班内容不及时,病情变化记录不充分,前后无衔接,缺乏连贯性,看不出病情的趋势和转归,甚至前后矛盾,不符合发展规律。例如一个消化道出血的病人,早班记录为"神志清楚,精神状态好,生命体征稳定";中班记录"病人休克,意识模糊,排柏油样便"。

7. **心理状态观察、记录不够** 传统的生物医学模式对当前的护理工作依然有很大的影响。护理病人时,只注重躯体、局部的病变,却忽略了精神、情绪对人的影响。特别是医院这一特殊环境,容易对病人造成心理压力,住院病人还容易产生远离亲朋好友后内心孤独的感觉。这些心理状态的变化、家庭社会支持系统的缺乏等都会加重病人的病情,而有的护士恰恰忽略了这一点,所以对心理状态观察、记录不够。

8. **语序不妥** 在护理文书的书写中,要注意正确的语序。句子的各种附加成分必须按照语法要求放在合适的位置,否则有可能产生歧义。如:"一位男性病人,50岁,工人,因消化道出血住院,自诉今天呕了两次血,以往无胃病史。"在这一陈述句中,"呕了两次"是方言语序,应改为"呕血两次"。

9. **搭配不当** 搭配不当是护士书面语言中常见的缺陷,多属于逻辑上的不合理,有的是语意不合适或语法结构不当。如"病人骶尾部的创面逐渐恢复",此句主谓搭配不当,"恢复"有"还原"的意思,"病好了"只能说"恢复健康了",不能说"病恢复了";"创面"只能"愈合",不能"恢复"。因此,本句可改为"病人骶尾部的创面逐渐愈合"。又如"评估病人咽部不适与口腔粘膜的状况"。"咽部不适"与"状况"不宜搭配,本句应改为"评估病人咽部不适的程度及口腔粘膜的状况"。"不适"与"程度"可以搭配。

10. **成分残缺** 在现代汉语中,某些句子成分(主语、宾语)的省略比较多见,在护理记录时,护士、医生、病人等行为主体被省略的情况极为普遍,容易造成行为主体不明的错误。如:"遵医嘱吸氧。""遵医嘱"的行为主体是护士,"吸氧"的行为主体是病人,句中两个主语被省略,从字面上看,吸氧的行为主体就不是病人,而是护士自己了。应改为"遵医嘱给病人吸氧"。

四、提高书面语言沟通的能力

(一)要有高度的责任感

观察记录的内容必须来自于客观现实,它是由护士亲自到床前观察、交谈、护理体检后得到的资料,并经过护士的分析判断而作出的准确记录。如果护士疏于观察,未掌握病情变化的真实情况,仅凭自己的盲目推测,就会出现内容空洞、记录与事实不符、重点不突出、对心理状态反映不准确等现象。这不仅反映护理记录质量问题,更反映了少数护士的职业道德和工作作风问题。因此,要提高写作水平,不仅要努力钻研业务知识,更应加强职业道德修养,培养敬业爱岗精神,这样才能从根本上克服上述问题。

(二)注意语言的规范性

护理书面语言很讲究语法修辞,其目的不是为了塑造艺术形象,而是着眼于客观而科学地反映事物真相。为了更好地沟通,在行文时必须使用规范化的语言,遵循语法修辞原则,务求语句通顺、语义准确、语法规范。在护理书面语言写作中,大量正确地运用医学名词,能更好地集中体现护理用文和技术操作的准确性、规范性、科学性等特点。使用时应符合全国自然科学名词审定委员会公布、由科学出版社陆续出版的《医学名词》、《生物学名词》、《人体解剖学名词》等工具书的统一标准。医学名词不能随便缩略,对于已有通用简称的名词(如"风心病"、"冠心病")在一篇文章中首次使用时应用全称,并在括号内注明简称,后面再使用该名词时可用简称。

(三)注重内容的整体性

医学模式的转变,护理理念也发生了相应的变化。新的医学模式要求护理记录应连续、全面、动态地观察和记录病人在住院期间的身心状态。

1. 心理活动　观察和了解病人在想什么?如一位需行乳腺癌手术的妇女,在得知即将手术时表现出过度的恐惧,是什么原因?护士应积极、主动地探询,是害怕手术后体形的改变,还是担心手术的成功与否;是担忧药费过高,还是挂念家事。护士应将了解的真实情况记录下来,如:"某病人恐惧的原因是担心手术能否成功,手术后病情会不会进一步恶化,经沟通,已能较坦然地接受手术。"将病人的心理活动状态记录下来,可引起医护人员注意,以便针对原因进行相应的心理护理。

2. 对疾病的认识及社会支持系统对病人的影响　如临床工作中有部分黄疸肝炎病人刚入院时认为自己的病虽有传染性,但可治愈,因此迫切希望疾病尽快痊愈,希望亲朋好友前来探望。但是随着住院时间的延长,家人及同事很少甚至拒绝探望,害怕被传染,而病人从家人的表现中改变了原有的看法,认为自己的病是不治之症,于是拒绝打针吃药,不配合治疗。若护士在病情观察过程中忽略了病人心理状态的变化,而不交代心理问题,病人的支持系统就不能及时被调动,这是极不利于病人康复的。

另外,病人的认知能力、文化素养及对护理的要求,以及家庭经济状况的好坏,都会影响病人的病情和病人的心理状态。

许多研究表明,消极的心理、社会因素可导致疾病,而积极的心理、社会因素又可以治疗疾病,这说明许多疾病的发生、发展及其转归与心理、社会因素呈相关性。因此,护士应注重对病人身心状态的记录,以适应新的医学模式对护理工作的要求。

(四)重视工作的连续性

护理记录和交班报告都是重要的临床医学资料,又是处理医疗纠纷的法律凭据。目前各医院的特护记录和交班报告都是由值班的护士轮流书写的,不可能固定一位护士连续写下来。这就容易出现前后脱节,甚至前后矛盾等现象。但是,只要护士能够认识到护理记录的重要性,注重对病情变化的系统观察,重视对病情处理过程的记录,就能体现护理记录的重要价值。例如,肺源性心脏病的病人经过抗感染、给氧等处理后意识状态的转变过程、呼吸困难改善状况及痰液、性状及量的变化等,每班护士均应详细记录,将病变情况有始有终地记录清楚,使人看后有身临其境的感觉,它可以提供最直接的治疗和护理的依据。

(五)注意内容记录详略得当

对病区内重点观察病人的病情变化,护士应作重点、详细、清楚的交代,同时要求对每个病人的情况抓住本质性的问题进行记录。在临床观察中,哪些应重点交代,哪些可以简略交代,只有护士深入细致地观察,具有一定业务水平,特别是要熟悉常见病的主要症状和疾病发展特点,才能恰当地进行交代、记录。例如对患有肺源性心脏病的病人,应首先重点记录病人的咳嗽喘息状况、痰的颜色、性状、量;痰液是否容易咳出;呼吸困难程度;缺氧程度、意识状态及相应的伴随症状。其次心理状态、饮食、睡眠、大小便等也都要有所交代,这就做到了全面记录,重点突出。

(六)加强书面语言能力训练

1. 注重语言训练,培养语言运用技巧 护士应养成阅读的习惯,以护理学科专业书籍为主,兼顾社会学、心理学等人文学科的内容,不断充实自己的知识储存;把句的训练与文的训练有机结合起来,在各种句式的变换中感受其表达效果的不同,通过训练就可使书面表达更加准确。

2. 以口语训练为基础,有效提高书面表达能力 口语表达注重条理性、流畅性,而书面表达则强调语言的准确性。因此,可以先进行口述写作内容,然后再动笔写作,这样不仅可以降低写作难度,还可以克服对写作的恐惧心理。

3. 有效积累,增强语言表达的丰富性 "好记性不如烂笔头",护士应养成边读边做记录的好习惯,通过积累,可以掌握更多的词句,写作起来自然就得心应手。教学时,护士要做有心人,充分调动一切感官,运用视觉、听觉、触觉、嗅觉、味觉等进行仔细观察,认真搜集资料。

4. 勤于练笔,加强语言运用的灵活性 写作是艰苦的脑力劳动,也是一种特殊的创造性工作,护士只有勤学勤练,通过亲身实践,才能真正提高写作的能力。

第四节 现代传播媒介与沟通

一、现代传播媒介与特点

(一)现代传播媒介的概念

媒介(也称"媒体"),原是指一种使双方发生关系的中介物。按美国著名传播学家施拉姆的见解:"媒介就是插入传播过程之中,用以扩大并延伸信息传送的工具。"现代传播学里,媒介是指传播信息的物质实体及与之相应的媒介组织。例如,广播、电视、报纸、杂志和国际互联网等都是传播信息的媒介。

(二)现代传播媒介的特点

1. 传播速度快　现代传播媒介不受运输、发行等条件限制,可以在同一时间进行发送信息和接收信息。如电话、视频会议等,可以在最短时间、以最快速度完成信息沟通。

2. 适用范围广　掌握现代传播媒介的使用方法、排除语言文字障碍后,就可以随时进行交流和沟通。如互联网聊天室等,可以使世界任何地区的人们彼此进行沟通和信息交换。

3. 沟通信息量大　现代传播媒介突破许多限制(如报纸受到版面限制),传播容量大大超过传统的传播媒介。如目前互联网涉及的内容包括政治、经济、文化、军事、娱乐、生活等各个方面,信息量极大。

4. 开放性增大　现代传播媒介不受时间、空间限制,形成了以传播信息为中心的,跨国界、跨文化、跨语言的全新传播方式,实现了全球范围内不间断的交流与沟通。

二、现代传播媒介在沟通中的应用

网络媒介的出现,使传播媒介发生了根本性变化。网络交际成为一种新的社会化方式,极大地影响了人们的生活。网络媒介在医学及相关领域也被人们广泛应用。

(一)远程会诊

远程会诊,就是利用电子邮件、网站、信件、电话、传真等现代化通讯工具,为病人完成病例分析、病情诊断,进一步确定治疗方案的治疗方式。它是极其方便、诊断极其可靠的新型就诊方式,有力地带动了传统治疗方式的改革和进步,为医疗走向区域扩大化、服务国际化提供了坚实的基础和有力的条件,也为规范医疗市场、评价医疗质量标准、完善医疗服务体系、交流医疗服务经验提供了新的准则和工具。

远程会诊的过程及注意事项。进入会诊专家诊室,检查视频、音频是否正常,准备纸、笔,将咨询的问题记录下来,防备会诊时忘记;会诊时间到,病人简要介绍病史、检查结果、治疗经过;专家向病人询问病情,并做出诊断意见和治疗建议;专家解答病人提问;会诊结束,病人资料将由专家存档,以备病案跟踪,了解会诊后的治疗情况。注意事项:会诊时,语言要简洁、精练,使用普通话,注意语速不要太快;消除紧张情绪。

(二)医院信息系统

医院信息系统,亦称"医院管理信息系统",是指利用计算机软硬件技术、网络通信技术等现代化手段,对医院及其所属各部门的人力、物力、财力进行综合管理,对在医疗活动各阶段产生的数据进行采集、储存、处理、提取、传输、汇总、加工生成各种信息,从而为医院的整体运行提供全面的、自动化的管理及各种服务的信息系统。

一个现代化医院的综合管理是否先进是直接通过其信息化水平来体现的,"医院信息管理系统"是先进的信息化管理系统,该系统包含住院登记、病房护士站、医生站、价格管理、成本核算、药库管理等多个子系统,可以满足各个部门的业务信息处理和信息共享。

（三）网络化远程教育

网络化远程教育又称为"现代远程教育"，它是综合运用现代通信技术、多媒体计算机技术和现代网络技术，特别是因特网技术实现交互式学习的新型教育模式。它有两个基本特征：基于网络（这与多媒体计算机辅助教学的含义有所不同）和交互式（这与传统电化教育有所不同）。

网络化远程教育有如下特点：突破时空限制；走向终身教育；教学模式从以"教"为主改变为以"学"为主；个性化教学和极强的交互性；虚拟现实技术；提高教学内容的更新速度。

（四）电子邮件

电子邮件又称"电子信箱"、"电子邮政"，它是一种用电子手段提供信息交换的通信方式，是 Internet 应用最广的服务。通过网络的电子邮件系统，用户可以用非常低廉的价格（不管发送到哪里，都只需负担电话费和网费即可），以非常快速的方式（几秒钟之内可以发送到世界上任何你指定的目的地），与世界上任何一个角落的网络用户联系，这些电子邮件可以是文字、图像、声音等各种方式。同时，用户可以得到大量免费的新闻、专题邮件，并轻松地实现信息搜索。

（五）网上办公

网上办公是指网上办公系统。它是以先进成熟的计算机和通信技术为主要手段，建成一个覆盖办公部门的办公信息系统，提供使用单位与其他专用计算机网络之间的信息交换，建立高质量、高效率的信息网络，为领导决策和日常事务提供服务，实现日常办公现代化、信息资源化、传输网络化和决策科学化。

网上办公，省去了公文打印、传递等环节，提高了工作效率；节省了文件打印的纸张等消耗；"零距离"办公，节省了大量的人力、精力；办公规范性、便捷性、保密性也得到加强。

（六）网络聊天

网络聊天指通过个人计算机、手机等平台、通过网络聊天软件（如 QQ、飞信等）进行的聊天，一般以文字为主，也有图像、视频等。网络聊天是借助高科技手段进行的新型人际交往方式，聊天者之间不受身份、地位等的限制，可以同时与多个对象进行平等交流，这对于人们拓宽交际面、增强交际能力是有好处的。

从心理学角度来看，现代社会对人的压力越来越大，人与人之间更需要沟通、理解，网络提供了情感宣泄窗口。由于网络具有隐蔽性，在网上聊天的人就更容易将平时鲜有机会表露的"本我"显现出来，所以虽然目前网民中85％以上都是大专以上文化程度，但在聊天室里的表现却往往比较"初级"。特别是当网民沉溺其中时，很容易患上性格闭锁症。如果抱着不健康的目的上网恶作剧，则不仅会伤害他人，还会使自己的心理发生扭曲。

（七）电子商务

电子商务是以电子及电子技术为手段，以商务为核心，把原来传统的销售、购物渠道移

第六章　护理工作中的语言沟通

到互联网上来,打破国家与地区有形无形的壁垒,使生产企业达到全球化、网络化、无形化、个性化、一体化。

由于商务活动时刻运作在我们每个人的生存空间,因此,电子商务的范围波及人们的生活、工作、学习及消费等各个领域,其服务和管理也涉及政府、工商、金融及用户等诸多方面。互联网逐渐渗透到每个人的生活中,而各种业务在网络上的相继展开也在不断推动电子商务这一新兴领域的昌盛和繁荣。电子商务可应用于小到家庭理财、个人购物,大至企业经营、国际贸易等诸方面。

本章小结

本章主要介绍语言沟通和交谈的概念、类型、交谈的影响因素和技巧;强调了护理书面语言和现代传播媒介在护理工作中的应用。学习将语言沟通技巧运用到护理程序中,建立和谐的护患关系,不断提高护理质量和治疗效果。

本章关键词:口头语言;书面语言;传播媒介;沟通;交谈。

课后思考

1. 口头语言和书面语言各自的优缺点。
2. 交谈过程分为哪几个阶段?每个阶段应该注意哪些方面?
3. 护理专业性语言修养包括哪些方面?
4. 如何加强书面语言能力训练?
5. 案例分析

案例:一位35岁的男性尿毒症病人,因为病程长、治疗费用高,对病愈失去了信心,产生了轻生的念头。护士小王发现后对该病人说:"患尿毒症确实对每个人来说都是很不幸的,对您的家庭也很不幸,但是,您有没有想过您的父母、妻儿?他们没有放弃,都在全力挽救您,您对他们是那么重要啊!如果您放弃了,能对得起他们的一番苦心吗?……再说现在医疗技术日益进步、国家医疗体制进一步改革,相信您的病一定可以缓解或治愈。您的家人和我们医护人员正在为您想办法、帮助您。相信再大的困难都能克服……希望您鼓起勇气,积极面对!"通过小王的分析和劝慰,病人重新鼓起了生活的勇气,树立起战胜疾病的信心。

分析:本案例中护士小王发现病人的问题后,及时运用安慰性语言进行有效沟通,鼓励病人积极面对,重新树立起生活的信心。

(黄中岩　戴斌)

第七章
护理工作中的非语言沟通

> **案 例**
>
> 外科病房接到急诊室电话,有位急性胰腺炎病人急诊入院,要护士做好准备工作迎接病人。病人被抬进病房时面色苍白,大汗淋漓,面容痛苦。此时,甲护士微笑着不慌不忙地对病人家属说:"请不要着急,我马上通知医生。"说完慢悠悠走了出去。乙护士半靠着桌子,一手叉腰说道:"她去叫医生了,等着吧。"丙护士迅速走向病人,查看病人的瞳孔,熟练地为病人测量生命体征,并不时地安慰病人和家属。
>
> 问题:
> 1. 三位护士在接待病人时应用了哪些非语言沟通,有无不妥之处?
> 2. 假如你是接诊护士,面对这种情况你会怎样做?

> **本章学习目标**
>
> 1. 掌握护理工作中非语言沟通的主要形式及要求。
> 2. 熟悉非语言沟通的含义及其重要性。
> 3. 了解非语言沟通对护理的意义。
> 4. 态度目标:在护理工作中能够正确运用非语言沟通技巧。

语言是人们在交流中最重要和最便捷的沟通方式,但不是唯一的方式,非语言作为另外一种沟通符号已显示出它的重要性。生活中我们经常会看到这些场景:高兴时眉开眼笑,手舞足蹈;悲伤时痛哭流涕,捶胸顿足;郁闷时一言不发,闷闷不乐;久别老友重逢时热烈拥抱;安慰时轻轻地抚摸……这都是非语言符号所表达的丰富含义。

第一节 非语言沟通概述

一、非语言沟通的概念和重要性

(一)非语言沟通的概念

非语言沟通是指不以自然语言为载体,而是以人的仪表、服饰、姿态、动作、神情等非语言信息作为沟通媒介进行的信息传递。非语言沟通是语言沟通的自然流露和重要补充,它能够使沟通信息的含义更加明确、丰富、完整。

(二)非语言沟通的重要性

在人际交往中,非语言沟通居于非常重要的地位。它能表达个人内心真实的感受,传递无法用语言描述的情感、情绪及感觉,增强有声语言的表现力和感染力。特定情境下,非语言沟通的效果甚至超过语言沟通。在护理工作中,非语言沟通的作用更为明显。比如:护士对病人轻轻抚摸是一种无声的安慰,可以稳定其情绪;经常带着亲切、真诚的微笑,容易得到病人的好感与信任;倾听病人谈话时给予关注的眼神,传递出爱护和同情;在操作时精神集中,动作敏捷,给人以精干和娴熟之感,使病人有信心积极配合治疗等等。总之,在护理工作中,护士学会和准确运用非语言沟通,往往会取得事半功倍的护理效果。

二、非语言沟通的特点

非语言沟通在人际交往中具有不可替代的重要地位,这是由它的特点所决定的。非语言沟通具有以下特点:

(一)广泛性

非语言沟通的运用非常广泛,即使在各地区语言差异很大的情境中,人们也可以通过非语言交流了解对方的感受和想法,实现有效沟通。

(二)真实性

通常人们在交流时总会自主或不自主地伴随着一些表情、动作、手势的变化。语言沟通可以选择词组、语句,其信息常常是可以控制的。非语言信息传递则不同,当一个人兴奋、失望、愤怒、紧张、惊讶时,表现出来的非语言信息是不由自主的、本能的,一般不易控制,所以有时会出现语言信息与非语言信息相矛盾的现象。

(三)持续性

非语言行为可以使人们保持不间断沟通。日常生活中,语言沟通是间断的,而身体语言沟通则是一个不停息、不间断的过程,只要人们彼此在对方感觉范围内,就存在非语言沟通。一般来说,从沟通开始,双方的仪表、举止就传递出相关信息。

(四)情景性

在不同情景下,相同的非语言符号能够表示不同含义。如流泪在不同情景下可以表达伤心与幸福、委屈与满足、生气与高兴、仇恨与感激等完全对立的情感,只有联系具体的沟通情境,才能了解其确切的含义。

(五)多渠道性

语言沟通使用单一的听觉通道,非语言沟通可以通过视觉、触觉、嗅觉等多种通道,传递表情、动作、空间距离、服饰、体触、环境布置等信号。这种多渠道的信息传递,更有利于双方准确接受信息,综合分析判断,调节互动,及时地做出正确反应。

三、非语言沟通的类型

根据不同的刺激来源和作用特点,可以将非语言沟通分为以下几类。

(一)人体语

人体语是指由人体发送的非语言信息符号,主要包括面部表情、手势、目光、体态和体触等。人体语的种类丰富,是人类非语言沟通的主要类型之一。人体语与护理工作关系密切,是护士观察病人病情的重要方式,如病人痛苦的表情、无神的目光和苍白的气色等。同时,护士也可以通过自己良好的人体语向病人传达理解、关心和支持的信息。因此,注重人体语训练是提高护理质量的重要内容之一。

(二)环境语

环境语是指沟通者通过环境这个特殊的客体语言进行的沟通,是非语言沟通的一种重要形式,具有一定的持久性特点。非语言沟通中的环境语不是人们居住的地理环境,而是由文化本身所造成的生理和心理环境。主要包括空间、时间、灯光、颜色、标志与符号等。

1. 空间语 是指人类利用空间传达某种信息的一门社会语言。每种文化都有自己特有的空间特点,不同文化背景的人,对空间范围引起的联想和感觉不尽相同,对有关空间和距离使用的观念也不相同。空间语主要是通过空间取向、领地观念、座位排次等三个方面进行信息传递。人们利用空间取向来显示地位的高低、权力的大小;通过领地范围来维护和体现个人在交往中完整、自由和安全的心理和社会需求;通过座位排次来表示个人的地位和人际关系等。

2. 时间语 是指用时间表达的信息符号。时间有时表达的信息可以比有声语言更直截了当。由于人们生活的文化背景不同,对时间的要求和处理的方法也不相同。与文化有关的时间语可分为技术时间、正式时间和非正式时间三种类型。"技术时间"的概念是指人们常用的计时时间,即时、分、秒等,是一种不受感情控制、客观真实的时间观念,与人际交往的关系不大。"正式时间"的概念是由历史积淀形成的,即人们看待时间的习惯,因此正式时间可以直接影响人们在跨文化交往中的交流。"非正式时间"的概念常常是模糊的,如一个人说"等一会儿"时,只有当说话者十分熟悉并了解这句话的语境时,才可能了解"等一会儿"是多长时间的概念。

3. 灯光语　是指通过灯光变化传递的信息。人们可以利用灯光创造的环境效果来影响交往过程。如在灯光昏暗的房间里，人们会自觉地把交谈的声音降低，甚至不自觉地产生倦意；而在灯光明亮或闪烁的场所，人们的情绪会随之兴奋。有研究发现：在红色灯光的氛围里，人的反应增快10%，容易造成对事物估计偏高；而在绿色灯光下，人的反应则会变慢，对事物的估计也会变低。

4. 颜色语　颜色环境可以使人产生许多联想，并影响人的情感和交往方式。有研究证明：颜色与人们的心情关系密切，人们可以利用颜色与人的心情之间的关系创造出各种环境，以达到自己的目的。如在报道"5.12"汶川大地震相关情况时，各电视台台标基本上都由彩色改作黑白色，就是用这种颜色的改变，来寄托对逝者的哀思。

5. 标志与符号　是书写或印刷出来用以代表声音和书写语言的一种非语言图形标志，是一种约定俗成的非语言交际工具。如在火车站、公路、机场等，通过任何人都能看懂的符号就可以作为提示。同时随着国际交往的迅速发展，国际通用符号还可以起到消除语言障碍的作用。

第二节　护士非语言沟通的主要形式与要求

一、护士的仪表服饰

仪表即人的外表，是个人形象的外部特征和基础，包括容貌、服饰、姿态、表情等。护士的仪表会给病人良好的心理刺激，也是与病人交往时极重要的人际吸引因素。护士应学会如何塑造自身良好的仪表，它既是一门科学，更是一门艺术。

（一）护士容貌美的塑造

容貌美并非单纯指自然长相，而是包括先天的相貌、外观和修饰成分。在护理工作中，人们希望在护士的容貌中读出平静、优雅、恬淡与温和。

1. 化妆与护肤　化妆和护肤是护士修饰容貌美的最基本的方法。

其一，化妆：是修饰仪容的一种高级方法，它是采用化妆品按一定的技巧对自己的面部进行修饰、装扮，以使自己容貌变得更加靓丽。由于护士职业的特殊性，如：长期上夜班、生活不规律、紧张劳累等，会使面容渐渐变得暗淡、憔悴或生斑，因此需要进行必要的修饰。护士对容貌美的塑造及修饰，以给人文雅洁净、舒展大方、平和适中的视觉享受为原则，以对皮肤护理胜于容貌化妆为原则，以配以职业淡妆为原则。

（1）化妆要求：①美观：化妆，意在使人变得更加美丽，因此，在化妆时要注意适度矫正、修饰得当，使人化妆后能够避短藏拙。②得体：化妆要讲究个性和场合，比如，工作时化妆宜淡，社交时可以稍浓。③自然：化妆要求美化、生动、具有生命力，更要求自然。化妆的最高境界是"妆成有却无"，即没有人工美化的痕迹，好似天然的美丽。④协调：高水平的化妆讲究整体效果。在化妆时，要注意使妆面协调、服饰协调、场合协调、身份协调，以体现出自己慧眼独具，品位不俗，格调高雅。

(2)化妆方法:化妆是一门综合艺术,讲究一定的方法和步骤,需要遵循特有的原则和礼仪规范。化妆基本程序大致分为九个步骤:①洁面护肤:用温水洗净脸部和颈部,擦干,用化妆棉蘸收缩水轻轻拍打脸部及颈部,再轻抹护肤液或面霜。②上粉底:粉底可以调整肤色,遮盖瑕疵,使皮肤平滑、细腻。通常选用与自己肤色接近的粉底霜或粉饼,用点、按、压、揉等手法,均匀涂在面部和颈部。如有因睡眠不足或内分泌失调造成的黑眼圈、色斑,要用遮瑕笔适当遮盖。③画眼线:"眼取其神",通过对眼部的化妆可以渲染眼睛魅力,修饰眼型,强调眼睛立体感。画眼线时,要紧贴眼睫毛。画上眼线时,应从内眼角朝外眼角方向画;画下眼线时,则应从外眼角向内眼角画,并在距内眼角约1/3处收笔,内眼角不画,这样可以使眼睛显得大而亮。④涂眼影:意在强化面部立体感。护士化工作妆时最好选用浅咖啡色眼影,注意由浅而深,以突出眼影的层次感。眼影以浅色为主,切忌带荧光的或过重的金属色。⑤刷睫毛膏:眼睛稍稍向下看,刷上睫毛时,横拿睫毛刷;刷下睫毛时,则将睫毛刷直拿,利用前端刷上睫毛膏。⑥描眉:一个人眉毛的浓淡与形状,对其容貌起着重要的烘托作用。描眉前应对眉毛进行适当修饰,然后再描眉。眉毛化妆的关键是要选好眉头、眉峰和眉梢,眉头在内眼角上方偏里侧一些,眉峰在眉梢至眉头的1/3处,眉梢在鼻翼与外眼角的延长线上,把三点连接起来,就描画出一个完整的眉毛。描眉时做到两头淡,中间浓,为使眉毛显得自然,最后用眉刷轻刷双眉。⑦画唇线、涂口红:"唇取其色",唇部是面部最灵活的部分,是展现个性魅力和风采的突出特征。先用唇线笔勾画出理想的唇型轮廓,然后涂上口红(唇彩)。口红(唇彩)颜色应与服装的颜色搭配协调。护士工作妆的口红(唇彩)以鲜艳度低的颜色为佳。⑧上腮红:腮红颜色应与眼影、口红属于同一色系,以体现妆面和谐之美。涂抹的基点是人在发笑时脸部肌肉隆起处,沿这个基点,稍往上向四周抹开,涂的范围高不过眉,低不过嘴角,以使腮红和面部肤色自然过渡。⑨检查:所有程序完成后对整体妆容进行检查和修补,注意检查左右面部妆容是否对称,过渡是否自然,整体与局部是否协调,从而使化妆效果更加完美。

(3)化妆禁忌:①忽视职业特点:护士工作妆不可有意脱离自己的角色定位,切忌化浓妆。过浓、过重的妆,香气四溢,令人窒息,与护士职业不适宜,有妨碍他人之嫌,也是对病人的不尊重。追求怪异、神秘、出格的妆容也不适合护理工作。②当众化妆:当众化妆,既失礼于人,也有碍自尊。护士切忌在办公室、护士站、病房等公开场所化妆。③用他人化妆品:借用他人的化妆品,既不卫生,也不礼貌,故应避免。④妆面出现残缺:注意在化妆后及时自查,防止妆容出现残缺。若妆面出现残缺,应及时避人补妆。⑤评论他人妆容:化妆是一种私人行为,且由于民族、肤色和个人文化素质差异,化妆各有不同习惯和风格,切莫自以为是地加以评论或非议。⑥忘记彻底卸妆:化妆品对皮肤均有一定程度的损害,不要让化妆品留在面部时间太长。

其二,护肤:为使皮肤光滑滋润,应根据自身皮肤的性质养优补缺。护肤要注意以下几点:

(1)鉴别皮肤类型:①洗面观察法:清洁面部后,不使用任何化妆品,然后观察皮肤紧绷感消失需要的时间,以此来判断皮肤类型。洗面后紧绷感消失时间对应的皮肤类型:20分钟左右为油性皮肤;30分钟左右为中性皮肤;40分钟左右为干性皮肤。②纸巾擦拭法:利用测试皮肤表面油脂分泌量来判断皮肤类型的一种方法。为了能够准确进行测试,在早晨起床后,清洁面部前,在额头、鼻翼、面颊各放一张吸油纸巾,轻压,观察纸巾上出现的透明点情况:透明点5点以上或透明点融合成片状的为油性皮肤;透明点2点以下且不融合的为干性皮肤;介于两者之间的为中性皮肤。

(2)各类皮肤护理:①中性皮肤:皮肤平滑细腻,有光泽,油脂水分适中,看起来显得红润、光滑、没有瑕疵且富有弹性。随着年龄增长,若长期缺水,中性皮肤的人也会变成干性皮肤。所以应选用中性洗面奶,一年四季注意补水。②干性皮肤:肤质细腻,较薄,毛孔不明显,皮脂分泌少而均匀,没有油腻感觉。皮肤比较干燥,经不起外界刺激,容易老化起皱纹,特别是在眼前、嘴角处最易生皱纹。一般皮肤较白者多为干性皮肤。干性皮肤应注意空气湿度。冬季使用加湿器调节,选用滋润性较好的底层护肤品。一年四季注意补水。③油性皮肤:面部皮肤光泽、油亮,纹理粗、黑,毛孔较大,常生粉刺。多见于皮肤较黑的年轻人。应注意面部保洁。洗脸时应用热水清洗,再用冷水漂洗,若在水中加几滴食醋则效果更佳,四季均用收缩水。④T型混合皮肤:指眉以上的额部及沿鼻翼两侧下至下颚的面部(T型区)皮肤为油性皮肤,其余部位为中性皮肤。此类皮肤护理要点是用温水洗脸后再用冷水轻拍面部几次。

(3)皮肤综合护理:①保持皮肤充足水分:多喝水,多吃些含水分多的食物。体内缺水是使皮肤干燥粗糙的一个重要原因。特别是干性皮肤,需要常涂油性护肤液,以减少水分蒸发。②注意保护皮肤膜:皮肤膜是保护皮肤的重要屏障,失去了这道屏障,皮肤就会逐渐变粗。平时要注意清洁皮肤,不宜过频,以防损害皮肤保护膜而造成皮肤过敏和炎症的发生。皮肤不应经常接触碱性物质,否则会使皮肤酸性减弱以至破坏皮肤膜的正常作用。③保证充足的睡眠:睡眠不足会加快肌肤老化过程,其中干性皮肤比油性皮肤老化更快。护士的职业特点需要经常上夜班,切不可因为年轻而忽略足够睡眠的重要性。护士应调整自身心情和作息时间,保证充足的睡眠,改善慢性睡眠不足状态以减缓皮肤衰老过程。④避免外界刺激:冬季的严寒、夏日的酷暑,都会使皮肤变得粗糙,要根据季节变化适时采取防护措施。⑤保持良好的心态:情绪乐观,心态良好是保持年轻的秘诀。护理工作强度大,承受的身心压力也大,因此,在职业环境和日常生活中要注意保持积极乐观的心态,培养健康人格。另外,还应坚持适当的户外活动,保持健康的生活方式,注意合理饮食。

护士可以根据自身情况选择上述不同的保养方式,以达到容光焕发的目的。

2.发型与养护 每个人都应依照工作性质、自身特点,对头发进行清洁、修剪、保养和美化。护士的发型应当展现护士优雅气质,突出职业魅力。

(1)护士的发型:①佩戴燕帽时的发型。护士在带燕帽时,后面的头发不过肩,前面的头发不遮眉,两侧不遮耳。长发应盘起并佩戴发网,短发不要超过耳下。(图7-1)②佩戴圆帽时的发型。在戴圆帽时,头发要全部放于帽内,前后都不外露头发(图图7-2)。对于男性护士,不应留长发,不应剃光头。

(2)头发养护:①头发的清洁:对头发定期清洗。洗发周期可根据环境、季节、头发的性质来确定。根据头发性质选择不同的洗发剂,洗发时水温以40℃左右为宜。②头发的按摩:按摩是保养头发的一个重要方法。按摩的方法是:伸开十指,手呈弓形,沿发际线由前额向头顶,再由头顶到脑后,然后由两鬓向头顶作环状揉动,按摩时需用力均匀。如果是油性头发,按摩时用力要轻;干性头发按摩时可以使用发乳、发油等护发品,使头发光亮润泽。③头发的养护:多吃富含维生素、微量元素、蛋白质的食品;防止阳光暴晒,烈日下外出要使用遮阳帽或遮阳伞;避免经常染发、烫发、拉直头发等对头发造成伤害的行为;洗完发后,尽量自然晾干,吹风机吹发时风筒要距离头发10cm左右;游泳时池水中的矿物质、氯气对头发有腐蚀作用,预防方法是:事先在头发上涂适量的发油,戴不透水的游泳帽,游泳后一定要将头发彻底冲洗干净,并涂以护发素滋养头发。

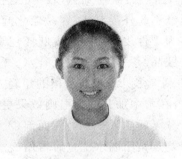 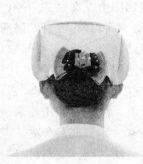

护士发型(正面)　　　　　　　　　护士发型(反面)

图 7-1

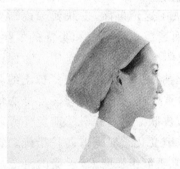 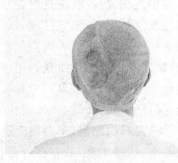

护士发型(圆帽)

图 7-2

(二)护士服饰美的塑造

"服饰"是人们穿着的服装和配戴的饰品的总称,是仪表的重要组成部分。孔子曰:"人不可不饰,不饰无貌,无貌不敬,不敬无礼,无礼不立。"从宏观上看,服饰能反映一个国家一个民族的文化素养、精神面貌及物质文明的发展程度;从微观上看,服饰能表达个人的气质、性格、社会地位、文化品位、审美情趣和价值取向。

1. 着装的基本原则　着装应根据个性、阅历、修养及自身特点等选择恰当的服饰,在选择过程中需要遵循着装的基本原则:

(1)TPO原则:TPO原则是世界上通用的着装协调的国际标准。TPO是英文Time(时间)、place(地点)、object(目的)三个词首字母的缩写。T代表时间、季节、时令、时代;P代表地点、场合、职位;O代表目的、对象。着装的TPO原则是着装打扮的最基本原则。它要求人们的服饰应力求和谐,要与所处场合环境,与不同国家、区域、民族的不同习俗相融合;要根据不同的交往目的、交往对象选择服饰。简言之,着装要与时间、地点、场合相吻合。

(2)适宜性原则:①与年龄相适宜。选择服装首先应该符合自己的年龄。年长者、身份地位高者,着装应体现一种成熟、健康、庄重的美感。其服装形象往往更多地融入知识与文化的内涵。常言"青春自有三分俏",青少年着装则着重体现青春气息,以朴素、整洁为宜,清新、活泼最好,若以过分的服饰破坏了青春朝气,实在得不偿失。②与体型相适宜。形体条件对服装款式的选择也有很大影响。身材矮胖、颈粗圆脸形者,宜穿深色低"V"字形领、大"U"型领套装,浅色高领服装则不适合。身材瘦长、颈细长、长脸形者,宜穿浅色、高领或圆形领服装。方脸形者,则宜穿小圆领或双翻领服装。③与职业相适宜。着装可以反映出一个人所从事的职业、受教育的程度。如,国家公务员在工作时间着装应端庄、整洁;从事广告设计者着装应时尚、个性;医务工作者着装应整洁、和谐。总之,与职业相匹配的服装,可以塑造一个单位的团体形象。④与肤色相适宜。一般来说,面色红润的人,适宜穿茶绿或墨绿衣服;脸色黄白的人,穿蓝色或浅蓝色的衣服可使偏黄的皮肤衬托得洁白娇美;肤色偏黑的人,适宜穿浅色调、明亮些的衣服,这样可以提亮肤色。

(3)整体性原则:着装整体性是指由人的内在美与服饰的外在美构成的。内在美指人的内在精神、气质、修养及服饰本身所具有的"气韵";外在美指人的形体即服饰的全部外在表现。整体性重点是将人视为一个整体,也就是说,着装时应选择与自身的年龄、性格、职业、爱好、身材、体型、肤色以及脸型、发型合理搭配的服饰,还要注重服装色彩以及饰物的合理搭配,使之浑然一体,营造出整体风采。

2. 不同场合的着装要求

(1)公务场合:写字间、谈判厅,以及外出执行公务出席各种会议、宴会、座谈会、交响乐音乐会等,宜穿西装职业装、套裙。西装的穿着原则:

①西服色彩:应以灰、深蓝、黑色为主,以毛纺面料为宜。穿着西装时,身上的颜色不能超过三种。②西装长短:西装要合体,上衣应长过臀部,袖子刚过腕部,西裤应刚盖过脚面,达到皮鞋后跟部。③西装衬衫:衬衫领子不可过紧或过松,袖口长度应该长出西装1~2cm。系领带时穿的衬衫要贴身,不系领带时穿的衬衫可宽松一点。④西装纽扣:双排扣西装,扣子要全扣上;单排两粒扣,只扣上边一粒或都不扣;单排三粒,只扣中间一粒或都不扣;单排一粒,扣不扣均可;穿三件套西装,要扣好马甲上所有的扣子,外套的扣子可以不扣。⑤西装口袋:西装上衣口袋只作为装饰可以装西装手帕;裤兜也不能装物,以保持裤型美观。⑥西装配鞋:一定要穿皮鞋,以黑色鞋为正色,袜宜穿深色棉质袜。⑦西装领带:领带颜色要与衬衫相协调,通常选用以红、蓝、黄为主的花色领带。领带长度稍长于腰带为宜。领带夹也是西装的重要饰品,现在国外已很少使用,如要固定领带,可将其第二层放入领带后面的标牌内。若西装里穿毛背心,要将领带放在背心里面。

(2)社交场合:社交场合,特指人们置身于交际地点,在公共场所与熟人交往、共处的场合。如舞会、宴请、拜访、聚会等。社交场合对服饰的要求是:个性、典雅、时尚。适宜的服装款式为:时装、礼服、个人缝制的个性化服装等。不适宜的款式有:运动装、家居服、工作装等等。

(3)休闲场合:指人们置身于闲暇地点,在公务、社交之外,一人独处或是在公共场合与不相识者共处的地点。娱乐、健身、逛街、旅游、居家等都属于休闲活动。休闲场合对服饰的要求是：自然、方便、舒适。适宜的服装款式为：牛仔裤、运动装、家居服、沙滩装等。不适宜的款式有：套装、工作服、礼服、时装等等。

3.护士服饰　护士服装代表护理专业的特征,表现护士纯洁、高雅、轻盈、严谨、干练的特性。护士服装的颜色,以白色为主色调。随着色彩影响心理研究的深入,许多医院根据不同工作环境和服务对象,选择不同颜色和样式的护士服装,如儿科或妇产科护士穿着温馨、柔和的粉红色、苹果绿色或小碎花工作服；手术室、重症监护室护士穿着缓解视觉疲劳淡绿色或淡蓝色工作衣裤。

护士的着装,既反映了护士自身职业形象,同时又代表了所在单位形象及其规范化程度,因此,护士有必要掌握相关的服饰礼仪。

(1)护士服着装原则：①端庄大方：护士工作期间必须穿工作装,即护士服,这是护理职业的基本要求。护士在着装上应做到：端庄实用,简约朴素,线条流畅,呈现护士青春活力美。②干净整齐：干净整齐是护士着装的根本要求,也是护士职业特殊品质的显示和护士精神面貌的显示。③搭配协调：穿着护士服时,要求大小、长短、型号适宜,腰带平整、松紧适度。同时注意其他服饰的统一,如,护士帽、护士鞋等。

(2)护士服穿着具体要求：①护士服：护士服要求简洁、美观,穿着大小合体、松紧适度,衣扣整齐,便于操作；面料挺括、透气、易清洗；色彩淡雅。穿长袖护士服时,应与其他服饰的搭配协调,领边和袖边不宜外露于护士服外。夏季护士多着裙装,可在护士服内穿着衬裙,但颜色宜选用白色或肉色,同时下摆不能超出护士服下摆。护士穿裙式工作服时,最好配上肉色或浅色的长筒袜。(图7-3)②工作牌：护士身着护士服时应同时佩戴标明其姓名、职称、职务的工作牌。工作牌应端正地佩戴在左胸上方,避免右侧佩戴。③护士帽：护士帽有两种,燕帽和圆帽。燕帽用于普通工作区,圆帽适用于无菌操作要求比较严格的区域,如手术室、隔离病区。男护士无论在什么科室工作,均一律佩戴圆帽。燕帽应保持洁净无皱,戴正戴稳,发夹不得显露于帽的正面,切忌前额头发(特别是卷发)高于燕帽。配戴圆帽时,帽缝要放在后面,边缘要平整。④护士鞋：护士鞋应选择防滑、软底、坡跟或平跟,以穿着舒适、走路无声和方便工作为原则。护士鞋的颜色应与服装协调,以白色、奶白色为主。(图7-4)⑤护士袜：袜子颜色以单一色调为佳,以肉色和浅色为常用。必须保持鞋袜的清洁,切忌光脚穿鞋,或当众整理袜子。袜口一定要高于裙摆,不应使袜口露于裙摆或裤腿外面。(图7-5)⑥口罩：应根据护士脸型大小及工作场景选择合适的口罩。戴口罩时,首先应端正口罩,系带于两耳后,松紧适度,遮住口鼻,注意不可露出鼻孔。纱布制口罩应及时换洗消毒,保持口罩的清洁美观。一次性口罩使用后及时处理,不宜反复使用。护士不应戴有污渍或被污染的口罩,不宜将口罩挂于胸前或装入不洁的口袋中。(图7-6)⑦护士表：护士工作场合一般不戴手表,应当佩戴胸表,因为手表戴在腕部,易被污染也不便消毒处理,而胸表小巧别致,可挂于左侧胸前。在工作过程中,护士胸表无需手取即可直接用于测量时间。(图7-7)⑧护士其他饰物：由于无菌技术和洗手消毒等护理操作的需要,护士在工作场合一般不宜佩戴戒指、手链(手镯)、脚链、耳饰和挂件,一般不主张护士上班时间内戴项链,如需佩戴,也只能戴于工作服以内,勿露于外。

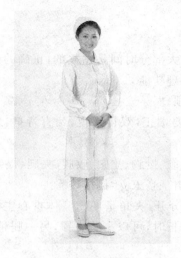
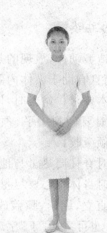

长袖护士服　　　　　　　短袖护士服

图 7-3

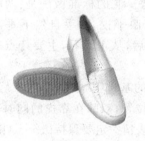
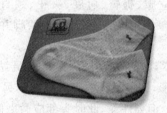

护士鞋　　　　　　　　　护士袜

图 7-4　　　　　　　　　图 7-5

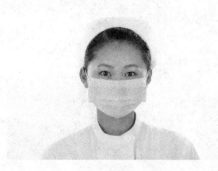
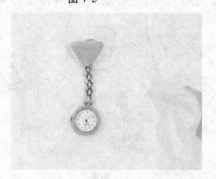

口罩　　　　　　　　　　护士表

图 7-6　　　　　　　　　图 7-7

护士在工作中，应尽量以美好的服饰礼仪展现外在美，以良好的服务体现内在美，使病人在美的感受下鼓起与疾病斗争的勇气，从而更好地配合治疗与护理，尽快地康复。

二、护士的动作姿态

姿态可反映一个人的文化修养。护士的基本姿态具体表现在站姿、坐姿、走姿、蹲姿和手姿等动作上。护士美的姿态应该是文雅、健美、庄重和富有朝气。

(一)护士的站姿

站姿是静力造型动作,显现的是静态美。护士工作大部分时间是站立的,正确的站姿不仅给人以美感,而且有助于人体内脏器官发挥正常的生理功能。

1. 站姿的基本要求　站立时,以挺、直、高、稳为要领。

(1) 挺:站立时要做到头平、颈直、肩夹、背挺。头要端正,双目平视,颈直背挺,表情自然,面带微笑,下颌微收。

(2) 直:站立时脊柱要尽量与地面保持垂直,注意收颌、挺胸、立腰、收腹、夹腿、提臀。

(3) 高:站立时身体重心要尽量提高,昂首提气,显出亭亭玉立,挺拔俊秀。

(4) 稳:两腿直立、绷紧,膝盖放松,足跟并拢,足尖分开,夹角呈60°,身体重心主要支撑于脚掌、脚弓上。也可采用"丁"字形站姿。站立时间较长时,可以一腿支撑,另一腿稍放松,保持自然随和。

2. 不同场合的站立方法

(1) 基本站姿:是指人们在自然直立时所采取的正确姿势。它的标准做法是:两腿绷直,收腹、挺胸、立腰、提臀、肩展、头正、颈直,下颌微微内收,双眼平视,两手自然下垂,虎口向前。男士两脚分开与肩同宽,女士两脚并拢。采用基本站姿后,从正面看,主要特点是头正、肩展、身挺。

(2) "丁"字位站姿:俗称"接待人员站姿"。在基本站姿的基础上,双脚一前一后站成汉字的"丁"字形,即一只脚的脚后跟放于另一只脚内侧中间的位置,双膝在靠拢的同时,可以略微前后重叠。但要注意,此时头部应微微侧向服务对象,面部表情一定要保持微笑。(图7-8)

(3) "V"字位站姿:"V"形即双脚的跟部并拢,两脚尖张开,张开的脚尖之间大致10cm,其张角约45°,呈"V"字形,使身体重心穿过脊柱,落在两腿正中。(图7-9)

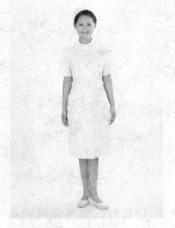

"丁"字形站姿

图 7-8

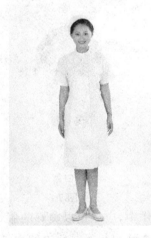

"V"字位站姿

图 7-9

3. 禁忌站姿

(1) 全身不够端正:站立时东倒西歪,斜肩、勾背、凹胸、凸腹、撅臀、屈膝,或两腿交叉,懒洋洋地倚靠在病榻、床柜、墙壁等支撑物上,双手插在口袋里,或交叉于胸前,往往给人一种敷衍、轻蔑、傲慢、漫不经心、懒散懈怠的感觉。案例中,乙护士除了语言表达存在问题外,她半靠着桌子、一手叉腰的非语言表现,违反了护士站姿要求,有损护士的职业形象。

(2)手脚随意乱动:站立时下意识地做小动作,如玩弄医疗器械(听诊器)、咬手指甲等。用脚尖乱点乱划,用脚去勾东西,蹭痒,脱下鞋子"解放"双脚,或是半脱不脱,脚后跟踩在鞋帮上,一半在鞋里一半在鞋外等。这样不但显得拘谨,而且也有失仪表的庄重。

(3)双腿叉开太大:在他人面前,站立时两腿叉开很大距离,尤其是女士在穿裙装时,会给人以有伤大雅的感觉。男士即使两腿分开,通常也要保持两腿的距离不要宽于本人的肩部,切勿过于分开。

(4)表现自由散漫:站无站相,站立时随意扶、拉、倚、靠、趴、踩、蹬、跨,显得无精打采,自由散漫。

4.站姿训练

(1)靠墙法:身体背靠墙站好,若后脑、肩、臀及足跟均能与墙壁紧密接触,说明站姿是正确的。

(2)背靠背法:两人背靠背站立,后脑、肩、臀及足跟均能彼此紧密接触,说明站姿是正确的。

(二)护士的行姿

行姿,即行走时的姿势。行姿属于动态美,最能体现一个人的精神面貌。步伐矫健的人,显得精明强干;步伐稳重的人,显得沉着老练;步伐轻盈的人,显得朝气蓬勃。总之,正确、富有魅力的行姿像一首动人的抒情诗,会给人留下难忘的印象。

护士在接送病人、巡回病房以及为病人做各种治疗和护理时,都离不开行走,护士正确而优美的行走动作,如风行水上,轻快自如,能给人一种干练愉悦的感受。

1.行姿的基本要求　保持上身正直,头正肩平,双目平视,挺胸收腹,立腰提臀足尖向前,自然摆臂,步幅在30cm左右(通常为自己一只脚的长度)。女士在行走时左右脚应在一条直线上,男士走平行线,即男士的左右脚踏出的应是平行线。行进的速度应保持均匀、平衡,步伐快慢适当。女士每分钟走90步,男士每分钟走100步。如男士和女士同行,男士要考虑对方,适当调整步伐节奏,尽量与女士同步行走。(图7-10)

2.不同场合行走姿势

(1)普通病房:巡视病房、去做操作时,应柔步无声、轻盈稳健,显出成熟自信。

(2)急救病房:有紧急抢救或病房传出呼唤时,要急而不乱。上身仍要保持平稳,轻盈机敏地加快步速,肌肉放松,舒展自如,展示一名职业护士镇定、敏捷、充满信心的形象。案例中的甲护士慢悠悠走了出去,显然不符合急救情境下护士行走姿势的要求。而丙护士,在接到急诊病人时迅速走向病人,体现了护士能急病人之所急的良好职业道德。

(3)上下楼梯:应当注意礼让,要单人行走,不宜多人并排而行。上下楼梯要靠右侧行走,将自己左侧留出,以方便有紧急事务者快速通过;若为他人引领,应走在前方楼梯中间位置。上下楼梯时注意安全,不做交谈,留心脚下。与尊者、异性一起下楼梯时,应主动行走在前,以防身后之人有闪失。还应注意与身前、身后之人保持一定距离,以防碰撞。

(4)出入电梯:乘坐电梯时,要遵循规则,注意安全。当电梯门关闭时,不要扒门或强行挤入。电梯超载时,不要心存侥幸,硬挤进去。出入有序,进入时按先来后到,出来时则应由外而里依次而出。与尊长、女士、客人同乘有人管理的电梯,应主动后进后出;如乘坐无人看管电梯时,则应先进后出,主动控制电梯,为他人服务。在乘坐扶梯时,按照国际惯例,应立于右侧,留出左侧作为紧急通道。主人应上时在后,下时在前。

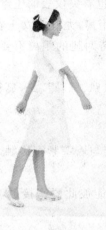 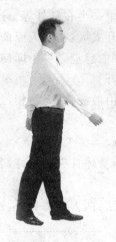

行姿(女士)　　　　　　　　　行姿(男士)

图 7-10

(5)引导步:是用于走在前边给病人带路的步态。引导时要尽可能走在病人左侧前方,整个身体半转向病人方向,保持两步的距离,遇到上下楼梯、拐弯、进门时,要伸出左手示意,提示请病人上楼、进门等。

(6)前行转身步:在前行中拐弯时,要在距所转方向远侧的一脚落地后,立即以该脚掌为轴,转过全身,然后迈出另一脚。向左拐,要右脚在前时转身;向右拐,要左脚在前时转身。

(7)后退步:与人告别时,应当先后退两三步,再转身离去。退步时脚轻擦地面,步幅要小,先转身后转头。

3.行姿的禁忌

(1)方向不定:行走时忽左忽右、左摇右晃、重心不稳;弯腰驼背、瞻前顾后。

(2)体位失当:摇头、晃肩、扭臀。

(3)左顾右盼:在行走时,不应左顾右盼,尤其是不应反复回过头来注视身后。

(4)扭来扭去的"外八字"步和"内八字"步。

(5)与多人走路时,或勾肩搭背,或奔跑蹦跳,或大声喊叫等。

(6)背手、插兜、抱肘、叉腰,双手插入裤袋。

(三)护士的坐姿

坐的姿势,也就是我们通常所说的"坐姿",是指人们在就座时、就座后,身体保持的一种行为姿势。护士在日常工作中,有许多工作是在坐姿下完成的,如接打电话、查阅病案、书写护理记录等等,护士工作时的坐姿要端正,要体现端庄、稳重、文雅、舒适的感觉。

1.坐姿的基本要求

(1)入座要求:入座又叫"就座",是指人们从椅子旁将身体移至座位上去的姿势。在入

座时,要注意以下几点:

①注意顺序:与他人一起入座,落座时一定要讲究先后顺序,礼让尊长,请位尊者先入座。平辈之间或亲友之间可同时入座。无论如何,抢先就座都是失礼的表现。

②方法得当:就座时应背对座位、面向他人入座,如距椅子较远,可向后轻移右腿,右腿肚感知椅子的位置后,左脚跟上,轻轻入座。着裙装的女士应先用双手抚平裙摆,轻轻落座在椅面前2/3~3/4处。

③左进左出:无论从正面、侧面还是背面走向座位,通常都讲究从左侧走向自己的座位,从左侧离开自己的座位。这是一种礼貌,简称为"左进左出",在正式场合一定要遵守。

④落座无声:无论是移动座位还是落座、调整坐姿,都应不慌不忙,悄然无声,这本身也体现了一种教养。

⑤坐姿端庄:正确的坐姿是上身端直、微向前倾,两肩平正放松。手自然放在双膝上,也可两臂曲放在桌子上或沙发两侧的扶手上,掌心向下,目视前方或注视交谈对象。双膝并拢,亦可一脚稍前,一脚稍后。

(2)离座要求:离座亦应注意礼仪规范。如旁边有人在座,应向对方示意后方可离座;与他人同时离座,尊者先离座,双方地位相当可同时起身离座;离座时,动作轻缓,悄然无声,站定之后由椅子左侧谨慎离席。不可突然跳起,把身边东西碰翻掉地,弄出声响。

2.护士优美的坐姿

(1)标准式:轻缓地走到座位前,转身后两脚成小"丁"字步,左前右后,两膝并拢的同时,上身前倾,向下落座。如果穿的是裙装,在落座时要用双手在后边从上往下把裙子拢一下,以防坐出皱褶或因裙子被打折坐住,而使腿部裸露过多。坐下后,上身挺直,双肩平正,两臂自然弯曲,两手交叉叠放在两腿中部,并靠近小腹。两膝并拢,小腿垂直于地面,两脚保持小"丁"字步。(图7-11)

(2)重叠式:重叠式也叫"二郎腿"或"标准式架腿"等。在标准式坐姿的基础上,两腿向前,一条腿提起,腘窝落在另一腿的膝关节上边。要注意上边的腿向里收,贴住另一腿,脚尖向下。(图7-12)

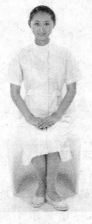

坐姿(基本式)

图 7-11

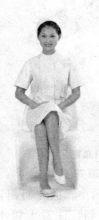

坐姿(重叠式)

图 7-12

(3)前伸式:在标准坐姿的基础上,两小腿向前伸出一脚的距离,脚尖不要翘起。(图 7-13)

(4)前交叉式:适合男士用于各种场合,在前伸式坐姿的基础上,右脚后缩,与左脚交叉,两踝关节重叠,两脚尖着地。(图 7-14)

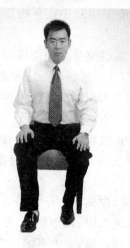

坐姿(前伸式)
图 7-13

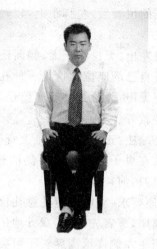

坐姿(前交叉式)
图 7-14

(5)单腿后点式:在标准坐姿的基础上,提起右脚向后拉一小步,左右脚呈平行状,两脚距离大约一脚远。(图 7-15)

(6)双腿后点式:两小腿后屈,脚尖着地,双膝并拢。(图 7-16)

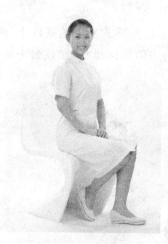

坐姿(单腿后点)
图 7-15

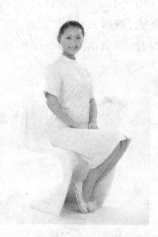

坐姿(双腿后点)
图 7-16

(7)侧点式:两小腿向左斜出,两膝并拢,右脚跟靠拢左脚内侧,右脚撑着地,左脚尖点地,头和身躯向左斜。注意大腿小腿要成90°,小腿要充分伸直,尽量显示小腿长度。(图 7-17)

(8)侧挂式:在侧点式基础上,左小腿后屈,脚绷直,脚掌内侧着地,右脚提起,用脚面贴住左踝,膝和小腿并拢,上身右转。(图7-18)

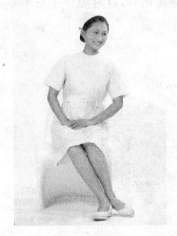

坐姿(侧点)
图7-17

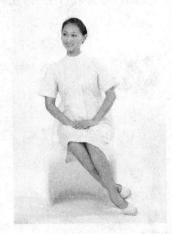

坐姿(侧挂)
图7-18

3.坐姿的禁忌

(1)头部:仰头靠在椅背上,或是低头注视地面;左顾右盼、闭目养神、摇头晃脑;前倾后仰,歪歪扭扭。

(2)躯干:半躺半坐,歪歪斜斜;上身前俯后靠、歪向一侧或是趴向前方。坐下后随意挪动椅子,猛坐猛起。坐沙发时太靠里面,呈后仰状态。

(3)双手:将两手夹在大腿中间或垫在大腿下,或抱于脑后;将肘部支撑在桌上,或东摸西碰;用手挖耳朵、鼻孔,玩弄手指。

(4)腿部:双腿敞开过大,或长长地伸出;跷起二郎腿;颤腿、摇腿不止;骑在座位上,或将腿架在其他物体上。

(5)脚部:将脚抬得太高,脚尖冲着他人,或使对方能看到鞋底;将脚翘到自己或他人的座位上;用脚勾着椅子腿,把脚抬高。

(四)护士的蹲姿

蹲姿不像站姿、行姿、坐姿那样使用频繁,因而往往被人所忽视。一件东西掉在地上,一般人都会很随便弯下腰,把东西捡起来。但这种姿势会使臀部后撅,上身前倒,显得非常不雅。在护理工作中,蹲姿多用于下蹲拾捡物品、整理下层储物柜等。

1.蹲姿的基本要求 护士做操作下蹲时,应注意掌握一脚在前、一脚稍后、双脚靠紧、臀部向下的蹲姿要领。前脚全脚掌着地,小腿基本垂直于地面,后脚脚跟抬起,前脚掌着地,显示出文雅与对病人的尊重。俯身拾物时,应走近物体,一脚后退半步,屈膝下蹲,左手扶住衣裙下摆,右手拾物,保持美观。(图7-19)

2.蹲姿禁忌

(1)面对他人下蹲,这样会使他人不便。

(2) 背对他人下蹲,这样做对他人不够尊重。
(3) 下蹲时双腿平行叉开,这样做好像在上洗手间,故称"洗手间姿势",显得不够文雅。
(4) 下蹲时低头、弯背或弯上身,翘臀部,特别是女性穿短裙时,这种姿势十分不雅。(图7-20)

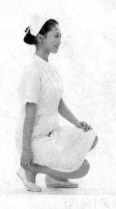

标准蹲姿

图 7-19

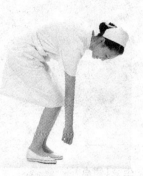

禁忌蹲姿

图 7-20

(五)护士的手姿

手姿是指人的两只手及手臂所做的动作。手是人身体最灵活自如的一个部位,所以手姿是身体语言中最丰富、最有表现力的举止。护理工作实践性较强,护士经常用手势来配合语言进行有效的沟通,也会使用手进行各种护理技术操作,如持病历夹、端治疗盘、推治疗车等。因此,护士应把握并运用好正确的手姿,更好地表现出护理工作的艺术美。

1. 手姿的作用　德国心理学家冯特曾指出,远古时候,人们最初是用手姿语表达意思,声音只用来表达感情。如果说眼睛是心灵的窗户,那么手就是心灵的触角。语言学家研究发现,手姿的动作有200多个,如招手致意、摆手拒绝、拍手称赞、拱手答谢、挥手告别、合手祈祷、举手赞同、握手问好、垂手听命、袖手旁观、手抚是爱、手攥是恨、手指是怒、手甩是憾、手搂是亲、手捧是敬、手颤是怕、手遮是羞等等。手姿在表达思想和感情方面起了非常重要的作用,在沟通中,可以起到加强、强调或澄清某些语言信息,如说"欢迎"的同时伸出手做握手状或请坐的手姿,能让人感到热情轻松;又如两手合掌,把头倚在手背上,紧闭双眼,表示我累了要睡了;用手拍拍胃部表示我吃饱了;用手呈杯状,做饮水动作,表示我渴了;竖起大拇指表示夸奖。在语言不通的情况下,手势几乎成了主要的交流沟通方式。

2. 护士常用的手姿

(1)垂放:手的摆放可以有以下几种:①双手垂握于下腹部:双臂基本垂直,双手几乎平展,一手叠于另一手上,并轻握另一手四指指尖,被握之手的指尖不能超出上手的外侧缘;②双手相握于中腹部:双臂略弯曲,双手四指相勾,轻握,置于中腹部;③两臂放松、自然下垂:掌心向内,双手自然垂于身体两侧。站立时的手姿表示着护理职业的谦逊和"随时准备着"。

(2)持物:即用手拿东西,其做法多种多样。既可用一只手,也可用双手。护士持物在工作中表现为:托治疗盘、持病历夹、推治疗车等。

①持病历卡：A. 行走时持病历卡：左手放于病历卡外侧中间的部位，病历卡的内侧置于左前臂，病历卡下端紧贴于前腰部，和腰部呈锐角。（图7-21）B. 书写病历卡：左手放于病历卡上端中间部位，病历卡下端放于前腰部，和腰部呈直角或锐角。（图7-22）

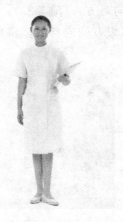

行走时持病历卡

图 7-21

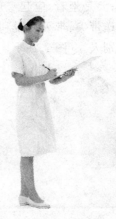

书写病历卡

图 7-22

②托治疗盘：护士应双手托治疗盘底部两侧边缘位置，两拇指放于治疗盘两端边缘。盘内缘距躯干3~5cm，双肘靠近腰部，前臂与上臂呈90°（图7-23）。注意保持治疗盘重心平稳，取放和行进中防止歪斜，治疗盘不应触及护士服，开门时不可用脚踢门，可用肩部或肘部将门轻轻推开。

③推治疗车：护士推用各种车辆时，应给人美感和安全感，使用中要注意自然优美、平稳安全。护士推车时应用双手扶住车缘两侧，双臂均匀用力，重心集中于前臂，躯干略向前倾，轻巧地向前推进，而不能用手拽着车或拉着车走。（图7-24）进入病房前应先停车，用手轻轻推开门，然后推车入室进行操作，严禁用治疗车撞击房门。

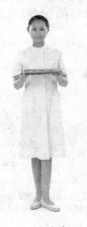

托治疗盘

图 7-23

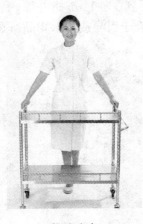

推治疗车

图 7-24

（3）递送物品：递送或接受物品是护理工作中常用的姿势。在递送物品时，主要注意以下几点：

①双手：在递送物品时，一般要采用双手递送。如不方便双手递送时，以右手为佳。左手递物，被视为不礼貌的行为。

②姿势：在递送物品时，上身前倾，以递送到别人手中为宜，所以在递送时，如距对方太远，应主动上前；要是坐着，应起身递送。还要将文字正面面向对方。（图7-25）

③安全：递送带尖、带刃或锐利易伤人的物品，应当将尖、刃方朝向自己。将危险留给自己，将安全留给别人。（图7-26）

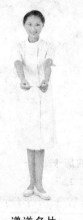
递送名片
图 7-25

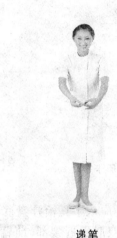
递笔
图 7-26

（4）臂部姿势：主要用在为他人指示方向、物品、请他人进门、请他人入座等，具体地做法是：

①横摆式：主要用来指示方向。掌心向上，五指并拢，手臂抬起，抬至与胸同高的位置，然后由体前向体侧横向摆动，肘关节大于90°小于180°，指尖和视线指向被引导或指示的方向。（图7-27）

②直臂式：掌心向上，五指并拢，手臂从体侧直接抬起至与肩同高的位置，指尖和视线指向前方。它适合于引导或指示物品所在处。（图7-28）

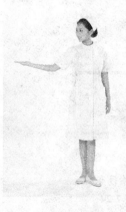
横摆式
图 7-27

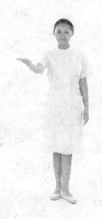
直臂式
图 7-28

③曲臂式：手臂弯曲，由体侧向体前摆动，手臂高度在胸一线，上身稍微前倾。指尖指向客人要去的方向，脸朝向客人来的方向，面带微笑。请人进门，就是采用这种姿势。（图7-29）

④斜臂式：手臂由上向下斜伸摆动，指尖和视线朝下看着要指向的物品。多适用于请人入座。（图7-30）

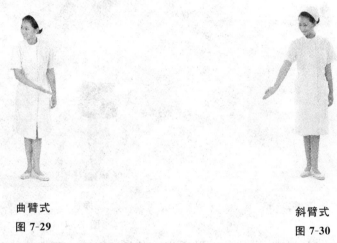

曲臂式　　　　　　　　　　　　　斜臂式
图 7-29　　　　　　　　　　　　　图 7-30

以上都是单臂姿势，另一只手臂自然垂放于身体一侧。

⑤双臂式：双手先叠放于腹前，然后抬至胸部以下，同时将手臂向身体两侧摆动。（图7-31）也可双臂同向摆动，（图7-32）多用于招呼较多人员，所以视线应朝向客人。

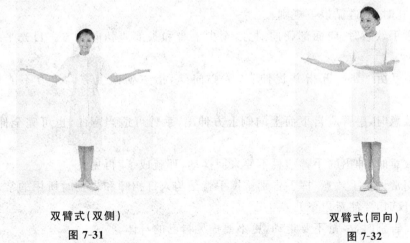

双臂式（双侧）　　　　　　　　　双臂式（同向）
图 7-31　　　　　　　　　　　　　图 7-32

（5）握手：握手是一种常用的礼节，实际上也是手势的一种。在病区环境中较少使用，但在社交活动中比其他手势更为常用，内容更丰富、细腻。握手时手要清洁、干燥、温暖。伸出右手，要掌心略向上，五指并用，以示谦虚和尊重。握手时间不超过3秒钟；不可用左手握手。（图7-33）与多人握手时，应遵循先上级后下级、先长后幼、先女后男的原则。握手时注视对方，不要旁顾他人他物。

（6）搀扶：搀扶是指用自己的一只手或是双手，去轻轻架扶服务对象的一只手或胳膊共同行进。在医院环境中,当遇见身体虚弱的病人时,作为医护人员应该主动给予关心照顾,以保证病人的安全。护士在搀扶病人时要注意做到:尊重病人意愿,征得病人同意,以免伤及病人自尊心;采用方法得当,既节省体力,又保证安全;行进速度合适,避免步伐过快使病人不舒适或缺乏安全感。(图7-34)

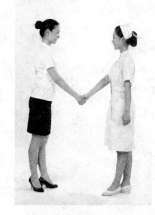 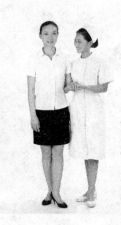

握手 图7-33　　　　　　　　　　　　搀扶 图7-34

(7)鼓掌:用以表示欢迎、祝贺、支持的一种手姿。其做法是以右手掌心向下,有节奏地拍击掌心向上的左手。必要时起身站立。(图7-35)

(8)举手:是用于向他人表示问候、致敬、感谢之意。既可悄无声息地进行,也可伴随着相关的语言。护士在忙于工作时,如遇到熟人,又无暇分身,向其举手致意,可以消除对方被冷落感。在行举手礼时,应遵循以下规则:

①面向对方:举手致意时,应面部朝向对方,至少上身和头部要朝向对方。目光平视对方,面部表情微笑。

②掌心向外:举手示意时,五指并拢伸直,掌心向外,指尖朝向上方。千万不能以拳示意。

③臂部上伸:致意时,手臂应自下而上向侧上方伸出,手臂可适当弯曲,也可完全伸直。(图7-36)

④勿需摆动:致意时,伸出的手臂切忌不要来回摆动,那就成了"再见"。

(9)挥手　人们常说举手致意,挥手告别。挥手就是与人打招呼和告别时所用的常规动作。但在行挥手礼仪时,要注意以下几点:

①身体直立:在告别时,尽量不要走动,更不要摇晃自己的身体。

②目视对方:手势再标准,不看对方的,都会被人当作"目中无人",引起不必要的误会。

③手臂前伸:在与人道别时,一般都用右手,也可使用双手。要使手臂尽量向上、向前伸出,指尖向上。手臂不要伸得太低或过分弯曲。

④掌心向外:挥手时,掌心一定要保持向外,否则,会给人有失礼貌的感觉。

⑤左右摆动:在挥手告别时,要将手臂向左右侧轻轻挥动,不要上下摆动。以双手告别时,应将双手由外侧向内侧来回挥动。

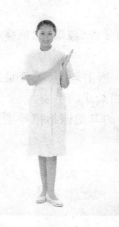
鼓掌
图 7-35

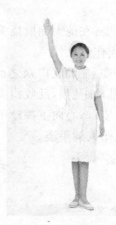
举手礼
图 7-36

(10)出入病房：一般情况下，进入病房前，应先轻轻敲门，得到允许后，用手把门推开。如推着治疗车，应先停车，用手把门推开；如手中持有物品，可侧过身，用肩背部把门推开，切勿用脚、膝盖或臀部开门。进门后，保持正面朝前，身体稍侧转，把门关好。出病房时，应在走出病房后转回身体，把门关好后再离开。

(11)搬、拿椅子方法：护士取右侧前位，面向椅背，以右手握住椅背下缘中段，左手扶住椅背上缘，四指并拢，拇指在内侧，向上提起。搬拿、放下动作要轻，节力、美观且避免发出声响，以保持病房安静。

(12)引领病人姿势：作引领时，护士应主动走在来宾或病人的前面。行走中护士应半侧前行朝向病人或来宾。(图 7-37)通常引领者要主动开门，将病人或来宾引入。进入病房开门时，如果是拉门，护士应先行将门拉开站立于门一侧，请病人先行，然后护士随手关门。如果是推门，护士应开门后，自己先入，站于门侧，在室内迎接病人，以示对病人的尊敬。引领来宾或病人时，一般以右为尊，以前为尊，以中为尊，以女为尊。上下楼梯应靠右而行，护士应主动在前，引领并保护病人。(图 7-38)

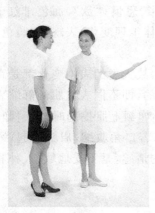
陪同引导
图 7-37

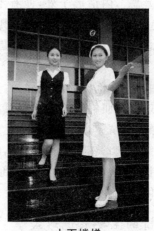
上下楼梯
图 7-38

3. 手姿禁忌

(1) 不卫生的手姿：在他人面前搔头皮、掏耳朵、抠鼻孔、剔牙齿、擦眼垢、抓痒痒、摸脚丫等，都极不卫生，令人作呕。

(2) 不稳重的手姿：在大庭广众之前，手势过多、动作过大、指手画脚、手舞足蹈，都是不稳重的手势。双手乱动、乱摸、乱咬指尖、抱大腿等，也都是应当禁止的手姿。

(3) 不礼貌的手姿：掌心向下挥动手臂，勾动食指或拇指外的其他四指招呼别人，用手指指点他人，都是失敬于人的手姿。

三、护士的面部表情

(一) 表情的含义

表情主要指通过面部的颜色、光泽，肌肉收缩、舒展与纹路变化，眼、眉、口、鼻的动作，以及它们的综合运动所反映的心理活动和情感信息。

表情是非语言沟通中较为广泛使用的一种形式。与其他非语言沟通形式一样，主要作用在于表达某种情感、显示某种关系，对语言信息起一定的验证和补充作用。任何人际沟通都离不开表情，没有表情的语言就等于没有了灵魂，没有了感情。但表情既可表现一个人的情绪，又可以与真实的情绪相矛盾，有时还可以掩饰某种真正的情绪。所以对表情的判断要根据交往当时的具体情境、交往对象的个人特征，结合其他体态行为和语言性反馈来寻找信息发出者想要表达的真正意思。

护士不仅要善于从病人的面部表情来收集信息，还要注意控制那些影响护患关系的面部表情，如皱眉、撇嘴角等。

(二) 表情的主要类型：

(1) 面部颜色：脸色是人健康状况的外在表现。"脸色"还有一层意思，就是面部表情。这种属于体态语言的内容，主要是由情感引起的。古人早已总结出有"七情"的说法，就是"喜怒哀乐惧爱恶"，内情形于外，便有不同的脸色。如"喜"色，满面红光、容光焕发、兴高采烈；"怒"，脸色发青——生气、愤怒；"惧"，脸色苍白——紧张、恐惧；"欲"，面色绯红——害羞、激动等。总之，人的面部颜色主要是由情感引起，产生人体生理变化，表现出"脸色"的不同变化。

(2) 面部肌肉：面部的肌肉又称为"表情肌"，受神经支配，故人类的表情变化都是在大脑的指挥下，通过表情肌的收缩与舒展引起的复杂变化来实现的，即不同表情肌的舒缩表达着人们内心的意志与情感，而且这种表达往往是自然流露的。如额上肌提起时，眼睛睁大；枕肌收缩时，眉头皱起；笑肌横向收缩时，嘴角向上，笑容满面；若口角收缩，眉头皱起，一副横眉立目的凶相便出现在脸上。这种面部肌肉的运动所产生的情感，是不受地域、人种和国界限制的，是任何人都能理解的交际手段。

(三) 表情的主要表现形式

1. 目光 即通常所说的"眼神"。眼睛被人们称作"心灵的窗户"，人们灵魂深处的东西都可以从这个窗户折射出来。因而目光比其他体态信号更复杂、更深刻、更真实、更富表现力。

(1)目光的作用:目光的作用有三:一能表达心绪。接触中的目光反映了双方情绪的内心意向,如互相注视表示坦诚,互相瞪眼表示敌意,斜眼扫视表示鄙视等。二能调节互动。谈话者可以通过听话者的目光了解他对谈话是否有兴趣。只有在目光的支持下,点头或摇头才表示沟通者对一件事情的肯定或否定。三能确定关系。目光注视能传达人际关系的状况。它不仅可以表明人际关系的亲疏程度,也能表达人际间支配与被支配的地位关系。

(2)护士目光交流技巧:恰到好处地运用目光是一种艺术。护士温和的目光可使新入院病人消除顾虑,亲切的目光可使孤独病人感觉到亲人般的温暖,镇静的目光可使危重病人获得安全感,安详的目光可使濒死病人减轻对死亡的恐惧。对于护士,在运用目光时特别要注意以下几点:

①注意目光接触的向度:向度是指交往时目光的方向部位。在一般情况下,与他人相处时,不宜注视对方的头顶、大腿,对异性而言,尤其不应注视其胸部、裆部、腿部。交往时最好将目光落在对方眼以下、颌以上的区域,把目光放虚一些,不要将目光聚焦于对方的眼睛或脸上的某个部位,让眼睛的余光看到对方眼睛即可。

②注意目光接触的角度:在人际交往中,要注意目光接触的水平度。一般来说,正视表示理性、平等、无畏;仰视表示尊敬、期待;俯视表示自信、权威。最理想的护患交流是双方的目光在同一水平上,这样可以体现一种平等关系,也能表现出护士对病人的尊重。如与患儿交流时可采取蹲式、半蹲式或坐位,与卧床病人交流时可取坐位或身体前倾,以降低身高,避免向下看病人,给人一种居高临下的感觉。

③注意目光接触的长度:即注意目光停留的时间长短。目光接触的次数与每次接触维持的时间,是沟通信息量的重要指标,相互作用过多或过少都会引起不良后果。与病人交谈时,视线接触对方脸部的时间应占全部谈话时间的30%~60%。超过这一平均值者,可以认为是对谈话者很感兴趣,也可以表示对对方抱有敌意,甚至为寻衅闹事;低于此平均值,可以认为对谈话内容和谈话者都不怎么感兴趣。若对方是异性,双目连续对视不宜超过10秒钟,目不转睛地长时间注视是失礼的。

护士在工作中要学会运用目光来表达不同的情感。如表达帮助,目光中蕴含真诚;表达支持,目光中饱含力量;表达安慰,目光中充满关爱。请记住,我们的一双眼睛时刻都在"说话"。

2.微笑 微笑是人际交往的金钥匙。笑是心理健康和良好精神状态的一个标志。"笑是没有副作用的镇静剂",面对医院里不同的病人,护士的微笑服务比语言表述效果会更好。白衣天使的微笑是美的象征,是爱心的体现,是护士送给病人的一剂良药,能够驱散病人心中的愁云,让病人在微笑中得到信任,看到真诚。微笑也使护士的相貌美变得生动而感人,给护士形象增添了无穷的魅力。但护士在病房哈哈大笑则是不适宜的,会引起病人烦躁与反感的情绪。

(1)微笑的作用:

①调节情绪:微笑是一种积极、乐观的情绪。以微笑面对他人,既可以创造出一种和谐融洽的气氛,又可以感染在场的每个人,使其倍感温暖愉快,并在一定程度上驱散烦恼和忧

郁等悲观情绪。

②获取信任：当双方初次见面时，微笑的普遍含义是接纳对方，热情友善。因此它是人际交往的特别通行证，最易于得到交往对象的认同、喜欢。护士在工作中保持诚恳的微笑，可以获取病人的信任和配合。

③消除隔阂：人际交往难免会产生误会或隔阂，微笑是友谊的桥梁。当护患之间产生误会时，护士以微笑面对病人，耐心解释，往往可使双方的误解冰消雪化，增进护患之间的感情。

④优化形象：人际关系学家告诉我们，"微笑的面孔就是一封介绍信"。微笑是人际交往中的"润滑剂"，并提出一条公关的制胜法宝——笑脸相迎。有分寸的微笑，再配上优雅的举止，不仅可以美化护士的形象，陶冶护士的情操，同时可以收到"此时无声胜有声"的效果。

⑤有益身心："笑一笑，十年少"。笑口常开的人，往往产生积极的心态。从事人类健康服务事业的人们，应该善于用微笑来感染对方，以此获得精神和心理的最大满足。

(2)护士微笑艺术：微笑是社交场合中最有吸引力、最有价值的面部表情。发自内心的微笑是真诚、自然、适度、适宜的。

①真诚：真诚、友好的微笑能传递许多信息，能够使沟通在轻松的氛围中进行。真诚的微笑可以反映一个人品德高尚和待人至诚。只有发自内心的、真诚的微笑才能真正打动他人。

②自然：发自内心的微笑应该是心情、语言、神情与笑容的和谐统一。当你与他人接触时面带微笑，表示你愿意与人交往。当你赞扬他人或受到他人赞扬时应面带微笑，因为微笑是应对的最佳利器。护士自然的微笑能够为病人送去生的希望，增强与疾病斗争的勇气。

③适度：微笑要适度。笑得过久，有小瞧他人或不以为然之味；笑得过短，给人以皮笑肉不笑的虚伪感；笑得过分，有讥笑之嫌。微笑的含义也要因对象不同而有所变化。对朋友的微笑应包含平等与友好；对长者的微笑应包含尊敬和爱戴；对孩子的微笑应包含慈爱和关怀；对病人的微笑应包含关爱与尊重。护士应学会用真诚的微笑面对病人。

④适宜：微笑服务只是对护理工作的一种总体要求，但在具体运用时，还必须注意与所处环境、场合相协调。在下列情况下，面带微笑往往是不可取的：进入气氛庄严的场所时；病人满面愁容、忧伤时；病人言谈、走路异样时；病人具有某种先天的生理缺陷；接待急危、重症病人或抢救病人时；他人出了洋相而感到极其尴尬时。以上几种情况，如果面露笑意，便会伤及对方的情感，且会使自己在人际交往中处于尴尬的境地。案例中，甲护士微笑着对病人家属说话就显得非常不合时宜，反映出护士甲错误地运用了非语言沟通。

微笑是一种情绪语言的传递。只有热情主动、善解人意和富有同情心的人才会从内心发出真诚的微笑，也只有坚持这种微笑的人，才能与人友好，受人尊重。

(3)微笑的训练方法

(1)练习嘴角上翘：练习者对着镜子，为使双颊肌肉上抬，口里可发普通话"一"字音，用力抬高口角两端，但要注意下唇勿用力过大。

(2)练习眼中含笑：取厚纸一张，遮住眼睛下边部位，对着镜子，心里想着那些最让人高兴的事情，使笑肌抬升收缩，鼓起双颊，嘴角两端做微笑的口型。这时练习者的双眼就会呈现出十分自然的表情。然后再放松面孔，眼睛恢复原样，目光仍旧脉脉含笑，这时就是眼中含笑。

（三）避免使用的表情

1. 高傲　高傲实际上是某种优越感的显示。常见的高傲表情是头向后仰、目光从上到下地投过来，两眼半闭，下巴跷起，或是歪着脖子，斜着眼睛，用目光上上下下地打量着对方。表现出高人一等、目无一切的狂妄表情。从这种表情中，对方将感受到被轻视。所以，护士与病人之间，尤其是接待来自于农村地区、文化水平较低的病人，以及护士与其他人员之间，都要注意自身的表情，不要在不经意中传递出不良信号，从而有碍和谐护患关系的形成。

2. 冷漠　冷漠传递的是不尊重他人的轻视信号，它可以从视线中反映出来。陌生人与陌生人相遇，双方的视线会迅速移开。如果双方的视线交换，这是想要进行交往的信号。当病人家属热情地走过来，向护士咨询有关情况时，护士一副爱理不理、冷若冰霜的样子，说话时左顾右盼，或是眼睛看着别的地方，或干脆不理不睬、旁若无人，甚至径直走开，这都会使病人家属感到尴尬窘迫，从而影响护士的良好形象。

3. 厌烦　厌烦是一种消极的情绪，是对事物缺乏应有的热情，以致失去了蓬勃的朝气，形成了一种暮气沉沉的情绪状态。常见的厌烦表情是手撑着头垂下眼睑，或是茫然的凝视。厌烦与其他各种基本情绪一样，有强弱之分，如从微弱的焦躁不安到强烈的愤怒，其间有各种不同的厌烦程度。护士在工作中会遇到各种各样的病人和情景，有些病人对一个问题常常要多次询问，此时护士一定不要流露出厌烦的表情，否则易导致护患关系的紧张。

4. 嘲笑　嘲笑含有讽刺、不满意、轻视别人的意思。无声的嘲笑是让人无法忍受的。常见的嘲笑表情有：蔑视，用眼睛斜看着别人，同时伴有嘴角下撇；挤弄眼睛，也是嘲弄对方的信号。任何含有嘲笑与讽刺意义的目光表情都会让人感到极不舒服。

在护理工作中，当病人说错了话或做错了事时，护士绝不可以嘲笑病人，应当委婉地向对方提出来。这样，病人感受到护士的诚恳，会更加尊重护士，也为良好护患关系的建立打下基础。

四、护士专业性触摸

触摸是非语言沟通的特殊形式，是一种无声的语言，包括抚摸、握手、依偎、拥抱、搀扶等。触摸可以表达关心、理解、支持、安慰。如为了安慰因紧张、恐惧而不愿配合治疗的患儿，护士可以轻拍患儿背部或抚摸其头部；产妇分娩时，按摩她的腹部，可促进顺利分娩；轻拍老年人手背，是一种非常有效的安慰性触摸。触摸所传递的信息往往是其他沟通形式所无法取代的，是一种很有效的沟通方式。

（一）触摸的作用

1. 有利于密切人际关系　科学家帕斯曼等人通过严格的实验研究发现，人不仅对舒适的体触感到愉快，而且会对体触对象产生情感依恋。我们仔细观察一下自己或周围的孩子就会发现，孩子与谁的身体接触最多，对谁的情感依恋就最强烈、最深刻。在人际沟通过程中，双方在身体上相互接受的程度，是情感上相互接纳水平最有力的证明。

2. 有利于个体生长发育　科学研究表明，触摸在人类的成长中起到了重要作用。母亲与婴儿的体触不仅建立在接受食物上,相互接触产生的舒适感对婴儿正常发育更具重要意义。心理学家还发现,常在亲人怀抱中的婴幼儿,能意识到同亲人紧密相连的安全感,因而啼哭少、睡眠好、体重增加快、抵抗力较强,学步、说话、智力发育也明显提前。相反,如果缺少或剥夺这种皮肤感觉上的"温饱",让孩子长期处于"皮肤饥饿"状态,则会引起孩子食欲不振、智力迟缓以及行为异常,如咬手指、啃玩具、哭闹不安,就是较大的孩子也很喜欢把自己的身体依偎着亲人,喜欢亲人抚摸他们的手和头。可以这样说,早期和不断的触觉感受对儿童智力发展及人格成长有一定的影响。因此,现在许多医院妇产科里推行新生儿抚触。

3. 有利于传递各种信息　　两位好朋友相互挽着胳膊或相互拉着手,表示亲密;多年不见的老友相逢时的紧紧拥抱,表示兴奋与激动;临床工作中护士搀扶视力障碍的病人,表示"我在帮助你";用手触摸高热病人的额部,传递着护士对病人的关心和对工作的高度负责。

(二)触摸在护理工作中的应用

1. 健康评估　　在护患交往中,触摸是一种有效的沟通方式,也是评估和诊断健康问题的重要手段之一。新入院的病人,通过测脉搏、血压、胸腹部听诊、触诊、叩诊等职业性体触获得第一手健康资料,为护理诊断提供依据。

2. 心理支持　　触摸是一种无声的安慰和重要的心理支持,可以表达关心、安慰、体贴、理解。当病人(或产妇)剧痛时,护士紧握她的手,并不时为她擦汗,抚摸她的头发,传递着护士"我知道你的痛苦,我在关心你"的心声,使病人(或产妇)产生安全感;当病人焦虑害怕时(如手术台上),护士握住病人的手,传递着"我在你身边,我在帮助你",可使病人减少恐惧,稳定情绪;在儿科病房,适当的抚摸、拥抱可以使烦躁、哭泣的患儿安静下来。这种职业上的触摸给予服务对象心理上的安慰和精神上的支持。这种无声的抚慰有时会起到比语言更大的作用。

3. 辅助疗法　　护士在完成日常的基础护理工作,如给病人翻身、按摩、口腔护理、肌内注射、静脉输液等,都需要接触病人身体肌肤,达到治疗和护理的目的。近些年来,一些国家开始将触摸作为一种辅助治疗手段。研究发现,触摸能激发人体的免疫系统,使人精神兴奋,减轻焦虑、紧张引起的疼痛,有时还能缓解心动过速和心律不齐等症状,起到一定的辅助治疗作用。

(三)触摸时应注意事项

护士在运用触摸的问题上应保持谨慎态度,不恰当的触摸也容易引起误会。护士应注意对方的年龄、性别、社会背景,准确、适度、明智地应用触摸。一旦发现触摸效果不佳或有误解时,应立即调整,并结合语言交流来弥补或纠正。

1. 根据不同情境　　如病人家属被告知亲人病危时,此时护士握住病人家属的手,或将手放在病人家属的肩膀或手臂处可以起到镇静、安慰的作用。如果病人正在为某事发火,此时去触摸他,可能会引起反感甚至恼怒。只有采取与环境场合相一致的触摸才能起到良好效果。

2. 根据病人特点　　从中国传统习惯来看,一般同性之间比较容易接受触摸的方式,而对异性应持谨慎态度。护理工作中,根据女性病人较男性病人容易接受体触的特点,女护士对女性病人可通过触摸方式更多地表示关心,效果较好。对于异性病人的触摸应持谨慎态度,年龄相仿时尤应慎重。护理幼小患儿时则无需顾虑性别。

3. 根据双方关系　一般的社交场合,可以礼节性地握一下手。如果双方关系较亲密,可轻轻拍一下对方的手臂或肩膀。当交往双方的关系达到密切程度时,除了握手之外,还会选择拥抱、拍肩、拉手等方式来表达见面时的激动情感。

4. 根据文化背景　如东南亚一些国家,不允许随便触摸大人或是小孩头部,当地习俗认为这样会给被触摸方带来晦气。在西方,男女之间可以采取拥抱表示友好。在我国,异性之间主要通过握手表示问候。

总之,在选择体触方式进行沟通时,应注意观察对方的反应并及时进行调整。

五、护理工作中的距离

(一)人对人际距离的需要

人际距离亦称为"人际空间"、"界域语"或"空间效应",是沟通双方通过个人空间位置和距离传达情意的体态语言。双方的空间距离往往反映了彼此的亲密程度。护士要有意识地把握与病人的距离,对较孤独的病人、儿童和老人缩短距离,会有利于情感的沟通,而对有些敏感病人、异性病人的交往距离应适当远些,以免引起反感或误解。

据专家研究,每个生命都如同一个独立王国——有自己的领土领空。生物学上叫"生物安全圈",倘若异物侵入,就会感到警觉不安。比如许多动物都用"尿迹"留下气味来标明自己的领地,不允许同类或其他动物侵入,一旦领地被侵犯,就会发生殴斗。凶猛的毒蛇一般只有在人靠近它、进入它的安全圈时,才奋起自卫,扑向此人。近年来,人类学家研究结果表明,人类和动物一样,也需要保持自己的领域。我们每个人都生活在一个无形的空间范围内,这个空间范围就是他感到必须与他人保持的间隔范围。它不是人们的共事空间,而是人们心理上所需要的最小空间,随身体移动而转移。它为一个人提供了自由感、安全感和控制感。这种个人需要的空间范围就称为"个人空间"。在人际沟通中,当无权进入个人空间的人进入这个范围时,我们会感到不安,甚至引起恼怒,因为这样做破坏了人们心理内环境的稳态。有时在拥挤的公共汽车、地铁或电梯上,人们挤在一起,外人处在我们的个人空间,此时,我们通过不说话、不与他人目光接触、脸上无表情、避免不必要的身体动作来应付这种情况。用这种方式,我们即使不能在身体上也要在心理上保护自己的"安全圈"。

(二)人际距离的划分

由于距离因素与沟通关系密切,因此,在沟通交流时要注意运用合适的距离。美国心理学家爱德华·霍尔(E.L Hall)为空间和距离的研究创造了"空间关系"这个术语。通过他的观察和访谈,霍尔将人际沟通中的距离划分为以下四个层次。

1. 亲密距离　交流双方距离小于50cm。一般只有感情非常亲密的双方才会进入这个距离。在此距离谈话常是低声的,或者是耳语,话题往往非常私人性,而且也包括身体接触。因此,这是一种知心密友、父母与子女之间、或夫妻、情人之间关系的距离,是安慰、爱抚、保护等动作所需要的距离。护士如果因为工作的需要进入这个区域,应向病人说明原因,做出解释后方能进入。

2. 个人距离　交流双方距离以50cm~1.2m为宜,这也是比较亲近的交谈距离,适用于亲朋好友之间的交谈,也是进行非正式个人交谈时最经常保持的距离。这个距离近到可以伸手触到对方的手,看清对方的反应,但远到不易接触到对方的身体,一般用于熟人、同事、朋友之间的交谈,也是护患之间较理想的人际距离。在临床工作中,护士多在这种距离内对病人进行心理咨询、健康教育。

3. 社会距离　交流双方距离以1.2m~3.5m为宜。当交流双方不很熟悉时,这是最有可能保持的一种距离,也是正式社交或公务活动中常用的距离。说话的音量中等或略响,以使对方听清楚为宜。在护理工作中,护士在门口与病人说话或交代事情、在查房中站着与病人讲话时,该距离较为适宜。护士交班、讨论病例也常采用此距离。

4. 公众距离　交流双方距离大于3.5m。主要适合群体交往。这是人们在较大公共场合所保持的距离,常出现在作报告、演讲等场合。在距离较远的情况下,可以通过提高说话声音,适当增加姿势、手势等方式来调整。一般情况下,公众距离不适用于个人交谈。

(三) 人际距离在护理工作中的应用

在护理工作实践中,我们要注意个人空间问题。当病人进入医院后,不得不改变原有的生活空间,医护人员可随意进入病人房间,走近他们的身边检查和治疗,护理操作进一步缩小了病人私人性的空间范围。特别是在有许多病床的大病房里,病人私人性的空间范围更小,可以说病人很少有属于自己的个人空间。这一切容易使病人对医院生活感到厌倦。作为医护人员,虽不能消除区域产生的这些问题,但可以采取一些方法帮助病人建立客观条件允许的新的个人空间,并协助减轻由于个人空间被侵犯所造成的焦虑。

1. 病室的空间设计　在医疗用房设计中,应考虑到病人的空间需要。比如,大病房内床位与床位之间留有一定的间隔,尽可能让病人有自己的活动空间;医院建造时多考虑设计小病房,减少同病室内病人之间的相互干扰;避免在病房内或走廊上加床;在病室内进行某些需暴露病人身体隐私部位的护理操作,如导尿、灌肠时,需用屏风或布帘遮挡,将病人对不得已而侵犯其私人活动所产生的不适感降到最低限度。

2. 人际距离的应用　临床上某些护理操作必须进入亲密距离方能进行,如护理查体、口腔护理、皮肤护理等等。此时应向病人解释或说明,使病人有思想准备并予以配合,避免病人产生紧张不安或不适感。在医疗护理中,护患交流、收集资料、采集病史或向病人解释某项操作时,应采用个人距离,以表示对病人的关切、爱护,也便于病人能听清楚嘱咐,同时也使护患双方都感到自然舒适。

适宜的距离有利于护患沟通,医护人员在与病人的接触中,如何建立适宜的空间距离是护患之间真诚沟通的重要手段。医护人员都熟悉这样的场景:病人来就诊时,大多有把椅子朝医生跟前挪一挪向医生靠拢的动作。靠拢医生是病人对医护人员的期盼与渴求,也是通过缩小空间距离达到缩短心理距离的习惯动作。同样,对医护人员来说,近距离接触可以稳定病人的焦虑、恐惧心理,可以发现病人病情变化中的阳性症状与体征,可以增进护患间情感沟通。

(四)使用非语言沟通注意事项

1.尊重病人 在护理中将病人作为一个平等的人来看待,消除处于疾病状态下的病人不平衡的心理差位,不因疾病歧视病人,保持病人的人格尊严,就是尊重病人的个性心理、风俗习惯,尊重病人作为一个社会的人应有的尊严。

2.适度得体 护士端庄稳重的仪容,和睦可亲的态度,高雅大方、训练有素的举止可消除病人的疑虑,提升病人的信任感。

(1)面带微笑地迎接病人是进行护患沟通的第一步,它可以大大缩短护患之间的距离,从而减少病人的心理压力,消除护患之间的陌生感和恐惧感,给病人留下美好的第一印象,赢得病人的尊重和信任。

(2)目光接触是非语言沟通的主要信息通道,既可表达和传递情感,也能以目光显示个性的某些特征,并能影响他人的行为。目光接触可以帮助谈话双方保持话语同步,思路一致。护士在与病人交谈时,要用短促的目光接触来检验信息是否被病人接受,通过对方的回避视线、瞬间的目光接触等,判断其心理状态。

(3)人体触摸在护患沟通过程中具有特殊的价值和意义。据国外心理学家研究证实,触摸的动作有时会产生良好的医疗效果。适当的触摸可以使不安的病人平静下来,有加强沟通的作用。

第三节 非语言沟通对护理工作的意义

一、非语言沟通的作用

(一)塑造形象

护士与病人进行交往的第一印象、形象端庄、修饰规范的仪容、仪态会赢得良好的首因效应,从而在以后的工作中得到病人更多的尊重、支持与配合。护士亲切自然、面带微笑的表情,会为病人创造温馨安全、真诚友善的氛围。护士善解人意、从容的目光会使病人在病痛中获得重塑健康的信心。护士充满信心、乐观的神情能使病人获得良好的精神慰藉,唤起他们对美好生活的向往和热爱。总之,良好的形象不仅表达了对病人的尊重,也体现了护士对工作认真负责、爱岗敬业的精神,从而塑造了"白衣天使"的形象。

(二)表达情感

非语言沟通可以传递情感和情绪,面部表情、目光、手势、形体动作能表达愉快、悲哀、惊讶、恐惧等情绪情感。在护理工作中,护士与病人通过非语言形式表达他们内心的状况。例如:护士抚摸小儿表示关爱,紧握分娩产妇的手表示安慰。特别要善于发现由于疾病影响无法用语言沟通的病人,往往一个眼神、一个动作就反映出病人内心状况。同时,护士的表情动作也在向病人传递着各种信息。

(三) 验证信息

验证信息是相互的,护士与病人之间都会通过对对方非语言信息观察,从而证实自己的判断。由于医院特殊的环境和卫生设备、仪器,常使病人和家属产生不安与恐惧,为减少这种不安,他们会非常留意周围的信息,特别是医护人员的非语言信息。如在等待肿瘤切片报告的病人,会通过医护人员进入病房时的面部表情获得一些线索,以验证即将得到信息的性质。医护人员在观察病人时,也是通过注意语言和非语言信号表达信息是否一致来掌握其真实心理状况。

(四) 调节互动

非语言沟通具有调节互动行为的作用。在医护人员与病人及其家属之间的沟通中,存在着大量的非语言暗示,如点头、皱眉、降低声音、靠近或远离对方等,都传递着一些不必开口或不便明说的信息,调节着双方的互动行为。例如:当护士向病人做健康宣教时,病人目光与你对视并频频点头,说明他在专注地听讲,你可把握时机继续宣讲;假如该病人坐立不安、东张西望,甚至皱眉,则表示有干扰或不愿听,你必须停下来,等弄清情况后再作相应的调整。再如交谈中,一方突然降低声音并凑近对方耳朵,便表示谈话的内容不愿被第三者听到,则对方讲话也应降低声音加以响应。沟通双方诸如此类互动行为的调节,经常不由语言表明,而靠非语言暗示来传递。

(五) 显示关系

由于每次沟通都隐含着内容沟通和关系沟通,因此每条信息总是由内容含义(说什么)和关系含义(怎样说)相结合而成的。内容含义的显示多用语言,关系含义的显示则较多地依靠非语言信号。例如:护士和蔼、体贴的表情向病人传递了友好的相互关系,而一副生气的面孔和生硬的语调则向病人传递了冷漠和疏远的关系。护士靠近病人坐着,这种交谈方式显示了双方平等的关系;相反,说话时老师坐着学生站着,显示了老师对学生的控制地位。护士开会时,围着会议桌第一排就座的往往是年资长、职称高的护士,年轻护士和实习护士常常坐在最后几排,会议桌顶头位置一般留给主持人就坐。这种身份关系的显示,靠的也是非语言信号。

二、非语言沟通对护理工作的意义

(一) 病人对非语言沟通的重视

护理实践中的非语言沟通无处不在。病人在医院这个环境陌生、人员陌生、语言表述陌生的情况下,常常会非常关注护士的非语言行为,并通过护士的非语言行为来推测自己检查治疗的结果和疾病的预后。

1. 有的病人由于受到疾病导致的多疑心理影响,会特别关注医护人员的非语言信息。如做心电图、超声波检查时,把注意力集中在医护人员的非语言行为上,通过观察检查者面部表情来推测自己的检查结果。

2.有的病人在怀疑自己真实病情被医护人员隐瞒时,也会格外关注医护人员的言谈举止;有的病人即使在得到护士告知的明确诊断后,还会经常观察护士的面部表情,注意护士讲话的语气语调,以此弄清护士对自己疾病的真实看法。如焦急等在手术室外的病人家属、等待孩子骨髓穿刺报告的父母,都会通过观察护士出入手术室、病房时瞬间的面部表情,来分析他们将要得到消息的性质。

由此可见,护士的非语言行为是护患沟通中病人关注的重要内容。他们希望通过观察护士的非语言沟通行为,如触觉、视觉、声音、身体动作、面部表情等来解释心中的疑虑,获得医疗护理的相关信息。因此,护士应高度注意自己的非语言沟通行为,避免产生负面影响。

（二）护士对非语言沟通的重视

护士的非语言沟通能力能够展示现代护士的综合素质。临床护理工作中,护士可以通过观察病人的非语言行为来了解病人的病情和心理状态,增进与病人的沟通。尤其对婴幼儿、精神病病人、语言表述困难或意识不清等有沟通障碍的病人,护士可以通过加强观察非语言行为来了解其病情,所以说,良好的非语言沟通是提高护理质量的重要环节。

非语言沟通在医护人员的沟通中也非常重要。当医护人员因工作繁忙而影响语言沟通时,非语言沟通就可以起到增补语言沟通不足的效果,增进医护间的理解。此外,在一些紧急情况下,如抢救危重病人时,医护人员的一个眼神、一个动作都可以达到传递信息的目的。

（三）有利于建立良好的护患关系

护士第一次迎接病人时,双方都会通过某些非语言行为来认识和了解对方。护士用微笑的表情和关切的目光迎候病人,可以使病人感受到护士的关心与爱护,有利于建立起良好的护患关系。在一些特定场合,护士的非语言行为可以帮助病人建立战胜疾病的信心和勇气。如抚摸和体触等非语言沟通行为,对婴幼儿、产妇和老年病人来说就非常重要。由此可见,恰当地运用非语言行为能够有效地促进护患关系。护士在日常生活和工作中要善于观察不同病人在不同心态下的非语言行为,并努力寻找各种非语言行为之间的内在联系,总结出各类病人在各种情绪状态下的非语言行为模式,这样才能有效地进行护患交流,达到满意的治疗性沟通效果。案例中,丙护士迅速走向病人,查看病人的瞳孔,熟练地为病人测量生命体征,并不时地安慰病人和家属。丙护士的一系列的举动都在传递着对病人的关爱和对病人家属的理解,这不仅利于树立良好的职业形象,更有利于建立和谐的护患关系。

总之,恰当的非语言沟通可给病人以亲切、温暖、安全、体贴、被尊重的情绪体验,减轻病人的心理负担,改善病人的不良心态,为护士在紧张忙碌的工作中更好地实施心理护理提供可行的方式和方法。所以,护士要能用、会用、善用非语言沟通进行心理护理,以使病人处于接受治疗的最佳状态。

本章小结

本章旨在通过对非语言沟通的介绍,详细阐述了护理工作中非语言沟通的主要形式:仪表、表情、微笑、目光、人际距离、专业性触摸,以及在临床护理工作中的具体应用、实施方式和注意要点。

本章关键词：非语言沟通；仪表；表情；微笑；目光；人际距离；专业性触摸

课后思考

1. 非语言沟通的概念、特点和主要类型。
2. 护理工作中的服饰要求。
3. 触摸在护理工作中的应用。
4. 护理工作中如何应用非语言沟通的技巧。
5. 案例分析

案例：某外科病房，某日下午急诊入院一严重烧伤病人，医嘱给予对症处理，护士在插鼻导管时发现病人双眉紧锁，表情痛苦，头偏向一侧，摆手拒绝插鼻导管接受给氧，于是立即报告医生。经检查发现，该病人有呼吸道烧伤，因鼻导管刺激鼻腔粘膜，感到不适与疼痛，通过面部表情表现出来。由于护士的细心观察，及时明确了诊断。

分析：在这个案例中，护士通过细心观察病人非语言的行为：表情、动作、手势等，及时发现病人的病情及心理需要，协助诊断。

（刘军　陈文）

第八章
治疗性关系中的沟通技巧

案例

张先生,38岁,已婚。近日因痰中带血,同时伴有耳鸣、听力下降、耳闭塞感、头痛。在家人陪同下到医院检查,初步诊断为鼻咽癌。现住院准备进一步详细检查以确定诊断。张先生非常担心,吃不下,睡不好,在病房里大量抽烟,坐立不安。

小李是张先生的责任护士,通过向医生询问,已对张先生的病情有所了解。小李决定和张先生沟通一下,以缓解张先生的恐惧、焦虑的心情。

问题:
1. 张先生的表面想法、情感流露以及潜在的愿望是什么?
2. 在沟通中准备提出的问题和想要达到的目的是什么?
3. 如何运用沟通技巧,帮助张先生缓解恐惧、焦虑的心理,积极配合治疗?

本章学习目标

1. 掌握治疗性关系中各种沟通技巧的基本内容。
2. 熟悉治疗性关系中各种沟通技巧的基本原则及运用。
3. 了解治疗性关系中各种沟通技巧的含义。
4. 培养护士严谨、求实工作态度,建立良好的关系。

现代护理模式要求护士能针对病人不同的心理特点,通过沟通来启发、说服、安慰、鼓励病人,缓解病人的恐惧和焦虑,愉悦病人的身心,促进病人康复。

有效的沟通,除取决于良好的护患关系外,还取决于恰当地运用各种沟通技巧。只有将沟通技巧的运用与关爱情感的注入结合起来,才能有效地发挥沟通技巧的作用。

第一节 倾听与提问

一、倾听

(一)倾听的含义

护士在治疗性关系中的沟通首先要学会倾听。倾听不同于一般的听或听见。当人们清醒时,外界各种各样的声音都会传入人的耳朵,如鸟鸣声、汽车声、噪声、音乐声等等。这些声音我们虽然都听到了,但都不是入神的听。倾听即全神贯注地听,是指护士对病人发出的各种各样的信息进行整体接收、感知和理解的过程。

> **链接**
>
> 倾听的重要性
>
> 　　那是一个圣诞节,一个美国人兴冲冲从异地搭乘飞机往家赶。这架飞机在空中遭遇到猛烈的暴风雨,脱离航线,随时都有坠机的可能。飞机上所有的人都在祈祷。最后在飞行员冷静地驾驶下飞机平安着陆。
>
> 　　这个美国人回到家中异常兴奋,不停地向妻子描述飞机上的险情,并且满屋子转着、叫着、喊着,然而妻子和孩子都沉浸在节日的愉悦中,没有人去听他倾诉。美国人沮丧地看着家人,默默地转身上阁楼自杀了……

(二)倾听的作用

1. 表达尊重 倾听是表达对他人的尊重,有助于改善人际关系。当护士全神贯注地倾听对方诉说时,实际上向病人传达了这样的信息:我很尊重您,也很注意您说的话,请您畅所欲言!病人在接受到这个信息后,便会毫无顾忌地说下去,从中还会获得解决问题的办法和信心。

例:一位护士在护士站书写护理病案时,听见对面的走廊上一位老太太在哭泣。她立刻走过去问老人家有什么需要帮助的。老人家哭着向她倾诉老伴的癌症已扩散全身……护士默默听着老人的诉说,用理解的眼神注视着她,并轻轻地抚摸着老人的手。过了几分钟,有人叫这位护士,老人激动地说:"你去忙吧,我已好多了,真谢谢你!"

这位护士知道老人悲伤的原因之后什么也没说,只是默默地倾听老人的诉说,但是尊重和关注的态度是显而易见的,这种态度让对方得到莫大的安慰。

2. 获取信息 倾听有助于更多地了解他人,增加沟通的有效性。护士在和病人及其家属治疗性沟通中,通过有效倾听,听其言、观其行,从中获得较全面的信息,有利于沟通的进一步展开。

情景1:病人张大爷只有一个儿子,老伴病逝后一直和儿子和儿媳同住,最近因为锻炼时不小心摔伤住院,现处于康复期。护士见张大爷最近总是神情忧郁、闷闷不乐,便安排了一次治疗性交谈。

张大爷：我都80多岁了，这次不小心摔伤给儿子一家带来很多的麻烦。我想这次出院后住到养老院去，我的退休工资也够自己花销了……只是……（沉默不语）

护士：（点头倾听，眼睛关切地注视对方）

张大爷：只是……我又怕儿子和儿媳会有想法……

护士：（仍然点头倾听，微笑注视对方）

张大爷：（受到鼓舞，继续诉说）我老伴去世后，我一直和儿子、儿媳生活在一起，他们对我很孝顺。儿子家房子不大，孙子又在上高三，这次我又摔伤，我真的觉得很连累他们。但我又怕现在住到养老院去，邻居亲友会说闲话，让我儿子为难。

护士：（同情地握住病人的手）您实在不想拖累您儿子是吗？（略停片刻）您看我是不是可以同您儿子谈谈……

在以上沟通中，护士通过倾听了解到导致病人忧郁、不乐的原因所在，据此针对性地提出解决问题的办法。

3. 减轻压力　倾听可以减轻他人的压力，帮助他人理清思绪。

例：日本的"经营之神"松下幸之助最喜欢做的事就是找员工聊天，经常在倾听他们的种种抱怨中度过一天。在倾听的过程中，他往往什么也不做、什么也不说，只管认真地倾听。很多高层领导从松下的这个"嗜好"中发现了一个神奇的事实，尽管松下倾听完员工的意见并没有迅速给出答复，但说话者本人的愤怒和不满已经大大地减轻了，好像受到了莫大的激励一样，精神振奋地重新投入工作。

4. 提供支持　倾听可以给他人提供心理上的支持，帮助他人走出心理困境。人们常说，医院是个"变态"世界，因为人生"病"而导致自身的情感发生"变化"。病人一旦生病住院，他们都会产生不同程度的心理挫折和心理创伤，难以控制自己的情感，感到手足无措，有的几乎精神崩溃，需要靠别人的支持来渡过心理上的难关，这就需要支持性心理疗法。护士通过细听倾诉，支持和鼓励病人，使面临困难产生心理问题的病人得到依靠，恢复自信，走出心理困境，积极配合治疗。

（三）影响倾听的因素

1. 客观因素

（1）嘈杂声：在沟通过程中，喧哗声、电话铃声、车辆声、谈笑声等与沟通无关的噪声会分散沟通者的注意力，干扰沟通信息的传递，影响倾听的效果。

（2）距离：沟通者之间的距离不仅会影响沟通者的倾诉，还会影响沟通过程中的倾听。一般来说，沟通者之间较近的距离容易形成亲密、融洽、合作的气氛，利于倾听，而较远的距离则易形成防御，甚至敌对的气氛，难以倾听。

2. 主观因素

（1）生理因素：沟通者的生理不适，像疼痛、饥饿、疲劳等暂时性生理不适因素，都会使人难以集中精力倾听他人诉说。但当这些生理不适消失后，倾听又能正常进行。永久性的生理缺陷，如听觉功能不健全、智力发育不健全，则会长期影响倾听。

（2）个人因素

①倾听不充分:在倾听过程中,过于注意自己的观点,喜欢听与自己观点一致的意见,对不同的意见往往置若罔闻,以致错过倾听他人观点的机会。

②缺乏耐心:由于缺乏对倾听重要性的认识,遇到一些年长者、年幼者、语言表达能力差的或思维缓慢的人,沟通者表现出不耐烦,从而影响倾听。

③缺乏同情心:护士每天都在重复同样的工作,很容易产生"职业麻痹"。对病人缺乏同情,不能理解病人心中的不安和恐惧,因此,对病人的倾诉不能认真地去听。

(四)倾听技巧

1. 创造倾听环境　在工作中,护士习惯单纯地向别人灌输自己的思想,而忽视沟通是双向的。现代心理学已证实,我们需要创设一个倾听环境,不断向对方发布"我愿意听"的信息。

(1)平等的环境:在沟通时,护士要以平等的、恭敬的、尊敬的心去倾听。能够有机会倾听是一件非常幸运的事,因为病人把你当做可信赖的人。通过倾听,不仅可以加深护患之间的了解,还可以使护患关系更进一步融洽。

(2)安静的环境:护士要创造安静和私密的环境,尽量排除一些偶然因素的干扰,如接打手机或突然噪声的干扰。若非必须,不要随意打断对方的谈话或不恰当地改变话题,以免说话者思维中断,影响深入交流。

(3)积极的环境:在倾听时,要适时适度向对方发出反馈,可通过微微点头或轻声应答"嗯"、"对"、"哦"等,以显示自己的全神贯注和对于对方的关切,以使对方能畅所欲言。

2. 善用体态语

(1)动作:倾听时,护士不能只注重口语而忽略体态语。无论是坐着,还是站着,都要将自己的身体正面朝向对方,必要时身体可稍前倾,手势不要过多、动作不要过大,以免使对方产生畏惧或厌烦的心理。如可能的话,护士应在与病人保持合适距离后,坐下来与病人交谈,这样表示护士有足够的耐心来倾听诉说。在日本,如果病室的护士长、科主任、主治医生准备与一位病人谈话,他们就会手持一个小圆凳来到病人房间,分别坐在病人床铺的左右侧,护士长握住病人的手,和医生一起与病人进行面对面的、认真的、诚恳的交谈。

(2)表情:表情是人体语言最为丰富的部分,是人的内心情绪的流露,人的喜怒哀乐都可通过表情得以表现。心理学家总结出一个公式,即:人的情感表达=7%言语+38%声音+55%表情。表情主要由眼神和其他面部器官来体现。倾听他人说话时,目光应与对方相对而视,处于同一水平线上,使双方有一种平等的感觉。当然,注视的时间不宜过长,可偶然将视线上下稍微移动(上不过眉,下不过衣领)。倾听时,面部表情要自然,要随对方的表情变化而转化。

3. 推进倾听范围　诉说是人的一种天性,而倾听则是一种修养、一种美德。

(1)用"心"听:倾听要注意神情专注,多听少说。要用"心"去体会对方谈话内容,善解其言外之意。

(2)用"情"听:在倾听时,注意观察说话人的神态、表情、姿势等非语言符号的变化。尽量"听懂"这类非语言符号传递出的信息,以便进一步了解对方的真实想法。

例:美国著名的主持人林克莱特曾在节目中问一名立志当驾驶员的小孩:"如果在太平

洋上,你的飞机引擎起火,你怎么办?"男孩回答说:"我会让每个人都系上安全带,然后我跳伞出去。"听众大笑不止。孩子却留下两行委屈的泪水。林克莱特没有笑,他只是点点头,用鼓励的目光看着孩子。孩子哽咽着继续说道:"我去拿燃料,我要回来的。"会场一片沉默,然后爆发出雷鸣般的掌声。

让对方完整地说出自己的想法,推进倾听范围,会有新的突破,也会更进一步了解他人的真实想法。

4.注重回顾总结　当护士在倾听病人说话时,需要用较短的时间在心里回顾病人的话并加以整理总结。删除那些不必要的细节,思维集中在对方所要表达的重要的想法上。

(1)回顾:用较短时间在脑海里回顾病人的话,找出话中的关键词,透过关键词分析出对方感兴趣的话题和想法。如果在后续谈话中护士酌情加入病人所说过的关键词,就会让病人感觉到你对他所说的话很感兴趣或很关心,这样会使沟通进一步深入。

(2)总结:通过对对方语言的回顾总结出重点,可以帮助护士得出病人的真实想法。若这些想法和护士的观点不同,护士仍应尊重病人的想法,病人可以坚持自己的观点或想法。只有接纳对方,对方才会接纳你,沟通双方才能共同建立融洽的沟通关系。

二、提问

(一)提问的含义

法国著名的作家巴尔扎克说:"打开一切科学的钥匙毫无疑问的是问号。"提问是指在沟通的过程中,向对方提出问题,让对方回答。提问既是输出信息,又是输入信息;既是启发教育自己,又是诱导启迪别人,提问是沟通双方情感的双向交流。

教师在教学中恰如其分地提问,可以活跃课堂气氛,激发学生的学习激情,了解学生知识掌握情况,启迪学生智能,提高学生的听课注意力,提升学生的语言表达能力;提问还可以引导学生进行回忆、对比、分析、综合和概括。

护士在与病人沟通时,不仅要学会听,更要学会问。可以说倾听和提问是相辅相成、相得益彰的。提问是收集信息和核对信息的重要方式,也是确保交谈围绕主题持续进行的基本方法。通过提问可以了解病人更多的真实的心理情况,掌握病人更准确的资料信息。所以有人说,提问是交谈的基本工具,精于提问是一个有能力护士的基本功。

(二)提问原则

1.适时性原则　交谈中,提出问题要适时。护患交谈一般都以提问作为开始,例如"您吃了吗";"您今天感觉好些了吗";"天冷了,您怎么没多加件衣服"等等,这些根据病人实际情况适时提出的问题,能起到启动交谈的作用。

在病人心情异常沮丧或焦虑不安时,护士既要保持足够的镇定,又要能够理解病人的感情以及引起悲痛的原因。这时可以用适时提问了解病人的真情实感,以帮助病人能正面确定自己的情感和思想,让病人从中感受到理解和同情,护患双方产生共鸣。

情景2:

病人:我住院好几天了,钱也花了,检查也做了,但到现在你们医院也没对我的病情作出一个明确诊断,我这病你们到底能不能治?

护士:您看起来非常着急,也非常烦恼,是吗?

病人:可不是……(继续诉说)

以上护士的适时提问,把病人的着急、烦恼的情绪指出来,病人从中感受到被理解,并受到鼓励继续倾诉,这就有效地缓解了自己焦虑的心情。

护士适时地提问可以拉近和病人之间的心理距离,也可以帮助病人理清思绪,领悟自己的真实情感,使得护患交谈顺利进行。

2. 适量性原则 "凡事预则立,不预则废"。在提问时,要做好充分准备,每次最好只提出一个问题,等到病人回答后,再提问第二个问题。如果一次就提出好几个问题要病人回答,就会使病人感到困惑,例:"过几天您就要动手术了,您对手术有什么想法吗?您对这两天医院的伙食有什么意见吗?您对术后的恢复有什么看法?"护士一下提出几个问题,让病人不知到底回答哪个问题较好,甚至会导致其心里紧张,产生压力,拒绝回答。所以提出的问题要适量,要宁精勿滥。

3. 适度性原则 护士在提问前,对病人的情况应有一个准确认知,认知对方的年龄、文化程度、性格,提出的问题难易适度,过浅的问题对一些人缺乏吸引力,过深的问题则会出现冷场;过大问题让别人无从回答,过小的问题又抓不住重点。总之,提问的问题应与提问对象相匹配,以免谈话中断,达不到预设的目的。在提问时,要注意设置问题的梯度,一般要设计一系列的由浅入深、由易到难的问题坡度,这样才能把握提问分寸,使病人在回答问题时获取自信。

每个人都有自己的隐私和忌讳。护士在提问时还要了解对方的一些禁忌,要注意观察,如发现病人不合作时,则需灵活改变话题。在提问中,涉及个人隐私的问题不可随意当众脱口而出,以免对方尴尬,难以回答。若在不知的情况下提问了对方的禁忌,应道歉,请求谅解,并立刻转移话题。如果提问中提及诊断和护理的正确与否等敏感问题时,护士不应避而不谈,要真诚作答,以获取病人的信任。

(三)提问类型

为确保提问的有效性,护士可根据具体情况采用以下提问方式。

1. 封闭式 封闭式提问又称"限制性提问",一般都用在指导性交谈中。封闭式提问是将病人的应答范围限定在特定范围之内的提问,病人回答问题时选择范围非常狭小,有时只需要回答"是"或"不是"、"有"或"没有"。封闭型提问和我们考试中的单选题相类似。

下面是一些封闭型提问的例子:

您早晨吃了吗?(回答"吃了"或"没吃")

您家中有人患高血压吗?(回答"有"或"没有")

您看了您的检查报告,是不是感到很担心?(回答"是"或"不是")

您平时都进行哪些体育锻炼?(具体说出体育项目名称)

您昨晚大概睡了几小时?(回答大概几小时)

封闭式提问一般都用在护患交谈的起始期。它的优点是病人能直接坦率作答,交谈的进程较快,比较节省时间。其缺点是病人处于被动地位,回答比较单一,不能充分地表达自己的情感。

2. 开放式　开放式提问又称"敞口式提问",即对所问问题的回答没有范围的限制,病人可根据自己的感受、观点,自由回答,护士可以从中了解病人真实的想法和感受。

情景3：

护士：张局长,您怎么不高兴了？

病人：唉！人老了没意思,我在退休前真的特别忙,每天要处理好多公务,还要接待和接见许多人,甚至晚上和周末都不能休息,我觉得自己是个不可缺少的人物？可现在……

护士：张局长,您一辈子把所有的时间和精力都放在工作上了。您现在退休了,很不习惯这种赋闲的生活,是吗？

病人：你说得没错！我确实不习惯这种无所事事的生活……以前,我时常抱怨自己工作太忙什么的,但现在我真的很留恋那种日子……

上例,护士首先使用了开放式提问,有意询问病人"您怎么不高兴了",促使病人说出自己目前不习惯这种"赋闲"生活的感受,以及退休后的"孤独"和"寂寞"的情感。

在治疗性沟通中运用开放式提问,不仅有利于病人开启心扉、发泄和表达被压抑的情感,又能使护士获得更多、更真实的资料,以便更好地帮助病人明白自己想要解决的问题。

3. 启发式　护患沟通中,护士要求病人说出某些关键性的细节时,病人说得不太清楚,也不具体。这时护士可以针对病人描述模糊的地方,通过提问启发他们,使他们的思维变得清晰起来。

情景4：

病人：我从去年到现在有过好几次头晕,很难受……

护士：您说过有好几次头晕,您能举个比较典型的例子,说明一下您头晕时的感受,好吗？(启发)

病人：(略作思考、回忆)好吧！就说最近一次吧。开始时,我突然觉得天旋地转、恶心、手脚冰凉,我赶快躺在床上,不能睁眼,家人弄了碗糖水给我喝。大约过了十几分钟,眩晕的感觉减轻,最后完全消失,人也恢复正常,但出了身虚汗。

以上情景护士用启发式提问,帮助病人回忆发病时的情形,从中获得准确而具体的信息,弄清了问题的关键。

启发式提问有助于加强信息的准确度,不仅可以使护士更好地了解病人,还可以使病人更好地了解自己。

4. 追问式　在护患沟通中,常常出现护士提出问题,病人在回答时或不全面,或不得要领,这时需要护士用追问式提问的方法,从正反两方面多问几个"为什么",刨根问底,求其所以然。追问型提问就是在病人陈述的基础上,用病人的原话或原意进行提问："为什么说自己要死了"；"为什么要把癌症和死亡联在一起"；"为什么说胖就是吃的"。

(四)提问技巧

在临床护理中,提问是护患沟通的准备手段,也是护患治疗性沟通技巧的有机组成部分。作为一名护士,必须掌握提问的技巧。

1. 小事入手　在治疗性交谈开始时,病人可能比较紧张、拘谨,这时的谈话很容易出现冷场。为了缓解紧张气氛,使沟通顺畅进行,护士可从小事入手进行提问。如:"您是哪地方人";"您今天看起来气色真好";"听您家人说,您今天吃得不多"等等。这些问题比较容易回答,能有效缓解病人紧张的心情。

　　2.把握重点　提出的问题一定要有逻辑性。问题与问题之间应该存在内在的逻辑联系。在护患沟通中,提出问题是为了帮助病人更好地了解自己。那种大而泛之、前后不连贯的问题会让病人难以作答,而那些重点突出的问题,则可以引导病人理清思路,准确作答。

　　情景5:一位手术后的女病人向护士诉苦:

　　病人:我婆婆平时不喜欢我,我丈夫也没办法。你看我住院这么长时间,我婆婆都没来看过我。

　　护士:(点头、倾听)

　　病人:我婆婆还过分地宠我的儿子。我儿子都上中学了,贪玩、不爱学习,还不能说,一说他,他奶奶就和我吵架。我爱人工作忙,也没时间管孩子,唉!你看我现在在医院,这个家都不知乱成什么样子了?

　　护士:这些事真让您烦心的。但您能想象最让您担心的是哪件事吗?

　　病人:(略作思考)嗯,我还是最担心儿子的功课吧!

　　当病人陈述好几个让她困惑的问题时,护士抓住重点,发出提问,让病人弄清自己目前最主要、最关键的困惑是什么,然后帮助病人,集中精力解决最关键的问题。

　　3.循序渐进　钱梦龙认为:"提问时,先问一些比较容易、有趣的问题,让人尝到一点解决问题的乐趣,然后逐步加大难度。"提出问题要有渐进性。在治疗性沟通中要面对不同层次的病人设计不同问题,在问题设计时,要全面了解病人的情况,包括病人的既往病史及目前的症状和体征,还有精神、心理等各方面的情况,要做到层次分明,由小到大,由易到难,由感性到理性,由现象到本质。如由病人的现病史到既往病史、由既往病史到家族史、由工作职业到经济状况、由生活习惯到心理特点等,这样循序渐进的提问才能激发病人的兴趣,促进病人积极地去思维,去想象,增强病人回答问题的自信心,护士可以从中总结出对护理诊断有价值的信息。

　　4.用词恰当　在提问时,措辞要审慎。为了避免误解,仔细选词是非常重要的。

　　情景6:某病房病人张女士输液瓶的液体快滴完了,她的家属到护士站请护士更换输液瓶。护士小王因太忙,只听到某病房某某输液快输完了,但没听清楚是哪一床,于是匆匆忙忙来到该病房。

　　护士小王:谁快完了?(无人应声)

　　护士小王:(看到张女士的液体快输完了)哦,是你快完了,怎么不说话?

　　张女士:你这是什么话!大家都好好的,谁"快完了"?

　　护士小王:我说的是药液快输完了。

　　张女士:那你为什么不说清楚?

　　护士小王:默默离去。

　　以上对话,护士由于在提问时用词不当,造成护患双方对于信息理解的不一致,而这种理解上的分歧,常常导致误会产生。

　　5.注重方法　培根曾经说过:"谨慎的提问等于获得了一半的智慧。"虽然有效地提问对保持良性沟通具有诸多好处,但是如果在提问过程中不讲究方式和方法,那不仅达不到预期的目的,恐怕还会引起病人的反感,从而造成与病人关系的恶化,甚至破裂。

在与病人展开沟通的过程中,护士提出一个问题后,应礼貌耐心地倾听对方的回答,并注意察言观色,以便发现新的问题。当病人不恰当地改变交谈主题时,护士可用提问打断病人的谈话,如:"我能说两句吗";"不好意思,能打断您一下吗",让谈话自然转入正题。

总之,提问是收集信息和核实信息的重要方式,也是确保交谈围绕主题持续进行的基本方法。

第二节 共情与安慰

一、共情

(一)共情的含义

共情也译作"移情"、"同感"、"同理心"、"投情"等。共情指能设身处地地体验他人的处境,对他人的情感、情绪具备感受力和理解力。在与他人交流时,能进入对方的精神境界,感受对方的内心世界,能将心比心地去体验对方的感受,并对对方的感情做出恰当的反应。

共情是心理学家罗杰斯提出的,是心理咨询师在心理治疗时常用的技术之一。缺乏共情能力是现实生活里许多人产生心理和情绪障碍的重要原因之一。从某种程度上说,共情能力越高,人的心理越健康。共情能力不仅可以帮助医护人员更好地理解病人,同时可以帮助病人确定自己的情感和思想,从而使医患关系更加融洽。目前,共情已由专业性的医患关系扩展到一切人与人之间的关系,使用共情有助于建立健康向上的人际关系。

(二)共情与同情的差异

1. 立场差异 "同情"总是和"弱者"相连接。同情是指站在自身的立场上对弱者表达关心、提供帮助的一种情感流露。当一个弱者得到他人的同情之后,就会产生这样的心理:我为什么是弱者;为什么把我当做弱者?

共情不是同情,虽然共情里面有同情的成分,但不仅仅是同情。同情是一种怜悯,双方所处的位置不同,不能平等交换身份,同情不一定会有对对方感受的理解和体会。共情不仅有同情,更有理解和认同,共情是设身处地站在对方的角度上去思考和体会对方的内心世界,理解和认同对方的内心感受。

举一例来说明共情和同情的差异:

例:一位学生,在班级里被一位很强势的同学当众打了两耳光,这位同学羞辱难当,精神沮丧。他来到班主任处,对班主任说:"这事使我太难堪,我会杀了这位同学,然后我自杀……"

(同情)班主任:"这位同学太过分了,我非常同情你的遭遇。你千万别冲动,我一定要好好批评这位同学,让他向你赔礼道歉,帮你出口气……"

(共情)班主任:"当众被羞辱,你此时的心情我完全理解。你是不是感到这件事对你的伤害太大了?"

前者,老师站在同情的立场上表达自己与对方相同的情感。殊不知,这只是这位学生的表面想法,他的真实愿望绝不是出口气就能解决的,所以,这种沟通是无法达到效果的。

后者,老师用了共情技巧,既表示对他人的理解又直接进入他人的内心世界,站在对方的角度帮助对方明白自己心里的真实想法,以便下一步的有效沟通。

2. 认知差异　同情是对对方表面情感的认知。共情不仅能准确感知对方的表面情感,还能真实认知他人内心的情感世界,进而领悟对方的潜在愿望,把对方的一些言外之意说出来,帮助对方正确地确定自己的思想和情感,与对方的真正想法产生共鸣。

情景7:张太太,30岁,会计,因车祸失去一只脚,入院治疗。丈夫是推销员,经常出差。儿子5岁,在上幼儿园,家中还有公公、婆婆,公公因脑溢血长年瘫痪在床,婆婆气管炎发作尚在医院治疗。王太太清醒后,望着自己残疾的腿,想象自己家中的境况,痛哭流涕……

护士:张太太,您怎么了?这么伤心?能告诉我吗?我会尽力帮助您。

张太太:我这日子怎么过?婆婆生病住院,丈夫既要照顾婆婆又要照顾我,我那瘫痪在床的公公居然由我5岁的儿子照顾,我儿子真可怜!我现在又这样了,出院后这日子怎么过……(泣不成声)

选择A:

护士:唉,张太太,怎么所有的倒霉事您都碰上了!您儿子也真可怜,这么小没人照料,还要照顾别人。张太太,您又失去一条腿,真可怜!我真同情您,但您应该保重身体,坚强些,太伤心了对您的身体不好……(护士站在张太太身边,边说边用怜悯的眼神看着病人)

病人:要是你你能不伤心吗?反正我也是废人了,不如死了算了……(张太太更加伤心)

选择B:

护士:(护士在病人身边的凳子上坐下,倾听病人倾诉,适时抚摸病人手臂)张太太,您真是太不幸了,我要是遇到您这种情况,我也会悲痛哭泣的……您也不要太悲观。肇事司机会给您一定的赔偿,您就可以装上义肢,仍旧可以像常人一样活动行走的。您的儿子真懂事,这么小就知道照顾老人,这都是您平时教育的结果,我真为您有这样的儿子感到骄傲……您丈夫可以向单位申请做内勤工作,您的一家老小,特别是您儿子都在盼您回家……

张太太:(渐渐停止哭泣)

在以上护患沟通中,选择A,护士用了同情的情感,表达了自己的怜悯之情,而这种怜悯使得病人觉得不被理解,所以更加悲伤。

选择B,护士首先坐在病人身边,和病人保持平等距离,创设了一个良好的共情氛围。在病人的倾诉中护士认同病人的想法,以平等的心态来感受对方的想法,设身处地地站在病人的立场,寻求病人目前最希望得到什么样的帮助?当护士走入病人的内心世界后,紧接着用"对儿子的赞赏"来鼓励病人,又用"装义肢、换工作、获得赔偿"等实情,鼓励病人去克服眼前的困难。病人被这充满关爱的真情和解决问题的实意所打动,逐渐振奋起来。

同情是一种情感,是指与他人的一些表面想法产生共鸣,而共情却是一种能力,是指人们通过表面的想法去探视他人真实的内心世界,并据此提出他人真正需要的一些建议。

共情是设身处地站在对方的角度去思考和体会对方的内心世界。共情不但有同情,更有理解、认同、共鸣。

(三)共情技巧

1. 思维同步　思维同步是指从他人的立场考虑问题,做到暂时忘我,从对方的思想、情感、立场、主张出发,理解对方的思维、想法,找到彼此的共同点,使得沟通更易进行。

澳大利亚有个叫"平静女子"的专卖店,这是一家专营乳腺癌术后用品专卖店。店主本身就是一个乳腺癌病人,她在经历了得病的悲伤、恐惧、绝望、愤怒、平静的心理过程后,深深知道,得病后最困难的不是应付疾病,而是应付随之而来种种生活的改变。

店址没有选在闹市区,店主明白没有人愿意在众目睽睽之下走进一家癌症用品商店。店铺外部装修很低调,但内部非常舒适,有极宽敞的试衣间。店主深知经过癌症的创伤后,人们需要一个安静舒适的环境来选购自己需要的东西。店里提供的不仅仅是特制的内衣、义乳等产品,还有温馨的氛围、周到的服务。所有的店员都是经过专门培训,尤其懂得为客户保密。当你走进店里的一刹那,就感受到一种深切的关怀,但不是同情。店主说,我们不需要别人同情的目光,越同情,越是让我们无形中感觉自己是弱者。这个店渐渐变成了一个群体。有医生、护士、心理咨询师提供无偿服务,还有定期开办的工作坊可以让人自由谈论那些无法启齿的问题。店里生意十分火爆。店主告诉别人,我不喜欢"受害者"(victim)这个词,这个词好像很无助似的,好像人人都应该为你难过。但事实上,我们经历了一段艰难的历程,我们是幸存者,我们能走出去,我们需要的是共情而不是同情。

这样一家小店为什么能举世闻名,正是由于店主和客户之间能同思维、共命运,也就是说,店主能够真切地站在客户的角度,想客户之所想。

2. 情感同步　在人际沟通中,情感上的彼此认同是一种可以直接表达思想的技巧。在情感上和他人保持认同感,我们的建议更容易被他人理解、接受,从而形成默契,达到行动同步。情感同步是建立和谐人际关系的前提。

在治疗性沟通中,护士如何动之以情、晓之以理,和病人情感上同步?这就要求护士在工作中经常自我反省:我是真正关心病人的健康吗?我是真诚帮助病人解决问题吗?我能真心实意地维护病人的权益吗?我把病人当做平等的一员加以尊重吗?当护士确信自己已具备理解、尊重、真诚等情感时,便可运用共情能力了。

3. 语言同步　语言是人类最重要的交际工具。我们在沟通中的一切技巧都离不开语言。在表达我们对他人的认可、接纳、理解时,不仅要思维同步、情感同步,更要语言同步。语言是思维、情感的外化表现。

在整体护理模式下,护士的共情是从接诊语言开始的。在门诊接诊时,我们应了解门诊病人的心理特征,对那些反复咨询的,特别是一些老年病人,我们应尽可能使用安慰和鼓励性的语言,不厌其烦地为他们解释,同时要注意自己的语气、语调和表情。在接诊时,切忌把病人的编号当姓名呼唤,例如:"20号,进来。"对于住院病人,我们更要了解他们极为复杂的心理活动。入院之初,很多人都难以适应医院的陌生环境,我们首先根据病人健康资料给病人一个得体称谓,然后做一简单的自我介绍。在自我介绍时还应介绍一下同室的病友,使病人熟悉周围环境,减轻孤独感。在解释入院制度、辅助检查、检查结果时,我们尽量用简洁、通俗、易懂的语言。对一些重症、癌症病人反馈检查结果时,则需更加慎重。

在治疗性沟通中,护士要注重用同步适时的语言,帮助病人明确自己的问题,克服个人的身心障碍,如焦虑、悲伤等,促使其对以往的经历产生新的认识,找出新的解决问题的方法,并以积极的态度和合适的方式对待困难。

二、安慰

(一)安慰的含义

安慰就是安顿抚慰。是指交际对方在需要安抚时,交际方通过巧妙的劝慰使对方心情安适、宽解,使其精神上的不满足得到补偿。

心理学家说:安慰不同于治疗,治疗是使人改变,借改变来断其烦恼;而安慰则是肯定其苦,尽可能减轻其苦,但不能断其所苦。

安慰的目的主要有两点:一是满足人们心理慰藉的需要。安慰本身就是传递关心,被安慰者得到心里的温情是一种心理需求,安慰时不能掺杂不必要的怜悯,否则会伤害被安慰者的自尊心。二是增加人们的自信心。人们在遭遇不幸或苦恼时,心情会变得焦虑、脆弱,甚至会失去对自己和对他人的信心。这时就需要我们用不同的方法去安慰他,减轻其苦,提升其战胜困难的能力,增加其战胜困难的信心。

(二)安慰的类型

1. 现身安慰 在人际交往中,以自己的亲身体验去安慰别人,往往更有说服力,更便于交际双方的心理沟通。例如我们安慰身患重病的病人时,如果安慰者自己或其亲朋好友得过此病但现在痊愈了,那么拿这些例证来安慰病人,将是最有说服力和最有效的一种安慰。

2. 寻找参照 可以说"从众"是中国人的传统心理。寻找比当事人更不幸的参照,可以让当事人心里平衡。既然自己不是最不幸的,那么就不必过于痛苦了。或者让当事人意识到:在别人的痛苦面前,自己的痛苦还真算不了什么,别人都能挺过来,我又有什么办不到的呢!

例:李祥去年参加高考发挥失常,差5分没能上本科线。看到同班同学有的考取重点大学,平时比自己差的也考上了本科。他痛苦、失落,甚至想到了自杀。妈妈擦干眼泪,咬咬牙说:"复读去,明年再考!家里砸锅卖铁也供你!"李祥伤心地哭了,他10岁丧父,母亲靠做针线活儿养家糊口,他不忍心啊。

这时舅舅来了,他问清情况后,乐呵呵地说:"全国800万考生,考上本科的200多万,是少数。落榜的300多万,你比他们强嘛!'宁做鸡头,莫当凤尾',你在专科生中是名列前茅的,完全可以进重点大学的专科,再凭自己的努力,争取一个专升本的名额,四年后你也是重点大学的本科毕业生!哈哈!"几句话说得李祥母子破涕为笑,高高兴兴准备上大学去。

面对因高考"失败"而悲痛的李祥母子,李祥的舅舅用寻找参照安慰法,使他们从"比下有余"中消除了名落孙山的失落感,进而鼓励李祥利用"鸡头"(高分专科生)地位的优势,力争最好的前途,后来居上。既"知足"不失落,又"进取"争上游,参照式安慰收到了最佳效果。

3. 分散注意力 有的人遇到挫折时,会采用压抑的方式,把所有的不如意压抑在潜意识中。但一个人若长时间沉浸在低落、不愉快的情绪中,从心理健康角度来讲,则是一种不健康的方式。因此要帮助他人摆脱这样一种消极情绪,最好的办法就是设法分散当事人的注意力,将当事人关注的重心转移到有益于当事人调整心态、摆脱苦恼的事物中去。

例:老孙的弟弟死于肺癌,他从外地赶回来,只见弟妹和侄儿、侄女嚎啕大哭,痛不欲生。老孙并不多问弟弟得病的详情,只是专注地听弟妹的哭诉,等到弟妹发泄得差不多后,老孙才关切地说:"弟妹节哀顺变。说说往后的生活吧,都有哪些困难呢?"侄女、侄女婿说:"妈退休了,一个人在家没人照应,我们接她过去住……"侄子说:"我读硕士研究生班,还有两年毕业。妈甭操心,我去勤工助学,帮导师做课题研究,有一些收入,家里不用给我寄钱了。"老孙说:"弟妹呀,你女儿、女婿这么孝顺,儿子这么懂事能干,你今后真有福气!往后弟妹有啥困难,只管说,大哥一定帮忙!"一番安慰话,使死者家属的心平静下来,踏实起来,看到了生活的希望。

老孙的安慰是恰当的。他引导亲人面对无可挽回的事实节哀顺变,用"往后的生活"这个新话题去分散大家的心理焦点,让弟妹从儿女的孝顺中感到了欣慰,丧夫之痛明显减轻。

我们在看望病人时,如果谈来谈去都是一个"病"字,只会给病人平添苦恼。应常用分散注意力安慰法。谈一些对方较感兴趣的话题。比如对方是教授,你和他谈他的学生;对方是农民,你和他谈收成;对方是足球迷,你便同他侃世界杯的赛事。总之,尝试着适时分散病人注意力,让病人不再时刻纠缠于疾病的苦恼,这对恢复健康是非常最有利的。

(三)安慰技巧

1.聆听对方倾诉 在他人需要安慰时,我们应选择合适的时间、地点,制造机会让他倾诉。在他人倾诉过程中,聆听者要做到忘我,抛开自己的思想,用真诚的态度全身心聆听,这样倾诉者才会对你产生信任。在聆听过程中,尽量不要插话,一定要充当被安慰者的"共鸣箱",不厌其烦地供其使用,让他把所有的负面情感全部宣泄出来。对倾诉者所说的内容,聆听者通过眼神、态势动作、简短的支持性话语来证明他说的是对的,即使说错也不应该加以更正。聆听是"心心"相惜的过程,不要追问事情的前因后果,也不要急于做出自己的判断,要让对方能够充分表达自己的感受,以便使对方得到心理安慰。

2.接纳对方的情感 我们在安慰他人时,最大的障碍就是无法理解、体会或认同当事人的情感,对他人所讲的"苦"不以为然。安慰本身不是去帮助他人解决实际问题,只是接纳对方情感,尽可能帮助他人解决心理问题,通过解决心理问题从而解决实际问题。

例:明代著名医学家李时珍,世代业医,祖父是"铃医",父亲李名闻也是当地名医。到李时珍时,医术更是精湛,上门求医的人很多,不管大小病,病人们都喜欢上李家看病。一次,一个得了腹泻的病人摇摇晃晃来到李家门前,请李时珍一定要给他看病。李时珍给他把了脉,发现无恙,只需静养两日,恢复体力便可与往常一样了,于是让他回去。谁知病人不信自己没病,说找大夫看过,至今无效,怎么也不肯回去,一定要李时珍给他开些药才行。李时珍想了想,就在路边拔了几根草,交给病人并告诉他回家洗干净用水煎服即可。几日后,那人体力渐渐恢复,人变得有生气起来,高兴地来答谢李时珍时,才知道自己不过是吃了几根没有药性的野草而已,哪是什么药。病人对李时珍的无药胜有药佩服至极。

还有一次,李时珍在一个小镇,也用同样的方法把一个财主的病给"安慰"好了。说的是当时镇上一位财主闻得李时珍大名,便拿出前几天当地一位中医开的药方给李时珍看,说吃了没一点效果,请李时珍另开一处方。李时珍一看,药方上开的是"四君子汤",共有四味中药:人参、白术、茯苓、甘草。李时珍再给财主切脉,看舌苔,发现病人症状属气虚,当地中医让他服"四君子汤"是对的。但看财主的表情,似难说服,告诉他药开对了也不一定信。李时珍思虑片刻,给财主另开了一张处方:鬼益、杨抢、松腴、国老,这只不过是"四君子汤"的别名。财主一见处方上的四味药很是眼生,以为是什么药到病除的好药,兴高采烈吩咐仆人买来煎煮服用。十五天,果然病愈,他佩服李时珍的医术高明,遂登门道谢。

以上的事例说明,我们要接纳病人对名医信服的情感,并且帮助他们解决心理问题,以收到健康的疗效。

3. 探索对方经历　由于生活体验、家庭背景、所受教育不同,每个人对苦恼的理解也不同。因此,当试图去安慰一个人时,首先要理解他的苦恼,探索对方走过的路,了解其失败的经历,让他被听、被懂、被认可。

例:上世纪80年代,某中学在分配教师住房时,竟把住房十分困难的女教师徐×选落在外,徐老师得知后,觉得委屈万分,同校领导争论起来,准备辞去学校工作。

那天晚上,徐老师的父亲听说女儿要辞职,赶忙过来安慰她。他看到女儿一家三代四口人窝居在一间十几平方米的房子里,徐大伯感到一阵阵揪心的疼痛。女儿泣不成声地诉说:"我到学校这么多年,工作任劳任怨,勤勤恳恳,别人不带的班我带,别人不愿干的事我干。我教的两个高三班,高考成绩全校第一……我就是不会拍马溜须,评优没有我,提工资没有我,反正什么好事都没有我,我都忍了,这次分房还没有我……"徐大伯静静地听女儿诉说,不时递去纸巾给她擦眼泪,让她尽情宣泄之后,意味深长地说:"蓉蓉,不就暂时分不到房子吗,没啥了不得的!'天将降大任于斯人也,必先苦其心志,劳其筋骨,空乏其身……'你还年轻,让你多吃点苦,锻炼得更坚强些,是好事嘛!你取得的成绩受益的是你的学生。不过,你想想你到学校这么多年,为什么所有的好事都和你无缘?这次分房是民主投票,为什么大家不投你的票?是你过于高傲的个性,你总是看不起你的同事,难道是你一个人把学生培养成才的吗?难道别的老师都是无才之人……"

徐老师的父亲十分同情女儿遭遇,但他并没有就不公正待遇本身进行评说,而是首先鼓励女儿尽情宣泄心中的郁闷,然后帮助她回顾自己在学校的所作所为,开导她以辩证的观点去看待"不公正待遇",鼓励她发愤图强,争当名师。一番热切的激励,驱散了女儿心头的阴云,使她重新振作起来。

4. 运用积极的语言　在生活中,常常会发生一些不尽人意的事。因此,我们时常需要得到别人的安慰,反过来,我们也时常安慰别人。但是,由于很多人不会说安慰话,结果就会适得其反、弄巧成拙。

例如:一位40多岁的中年人突然病逝,家人悲痛欲绝,不愿面对现实。不少亲朋好友前来吊唁时,一进门便追问:"这是怎么回事?前一个礼拜他还是好好的呀,我们还在一起吃饭,怎么说没就没了呢?"说者无意,听者有心,每来一批人,全家人就痛哭一场。

这是安慰别人最容易犯的一个毛病——火上浇油,把他人刚平息的情绪又煽动起来。面对这样的不幸,我们应该采用一些积极的语言转移对方的心理焦点,以淡化其伤痛的思绪,达到安慰的目的。安慰时,尽量少提及甚至不提及死者,让他们暂时忘记那无法挽回的不幸,引导他们向前看,走出痛苦的阴影,这是安慰死者家属常用的一种方法。

怎样去除别人心里的悲伤和不快,使其恢复心态平衡,达到有效安慰的目的?有效的方法是利用适时的语言,帮助对方作理性的分析,弄清事情的是非曲直、利害得失,使其面对现实,走出阴影。

例:小丁和小王是大学同学,两人相恋3年。去年小丁到美国留学,小王倾其所有竭力相助,小丁异常感动,信誓旦旦、海誓山盟。可小丁到美国一年不到就另有所爱,抛弃了小王。失恋后的小王羞愤交加,不能自已。来安慰的人都义愤填膺骂小丁是"陈世美,不是东西",有的责备小王"不该出钱",还有的不无惋惜地说:"一朵鲜花插到牛粪上了。"这些言语使失恋者伤心之余,又多了一份窝囊和寒心。

当小王痛不欲生时,她最好的同学小梅来了,她推心置腹地对小王说:"不值得那么伤心嘛。我看小丁比你失去的更多,他失去了你这位纯洁、漂亮的姑娘,失去了诚信和人格,他终生都会受到正义和良心的谴责。你付出了情和钱,但却帮你认清了一个根本不值得你留恋的人,我觉得值!钱,身外之物而已,丝毫无损于你的品格和形象,对这样的人更无从谈情。你要更加精彩地活着,要让小丁后悔,后悔当初抛弃你是个多么愚蠢的举动。"小梅巧妙的安慰话使小王逐步走出了失恋的阴影。

面对现实,小梅的话没有谴责和煽动,而是心平气和地分析双方的是非得失,帮助小王认清小丁见异思迁的丑陋面目,觉悟到不值得为此而悲痛;帮助她认识自己是人格和道义的胜利者。这些积极安慰的语言使小王对未来充满了信心,昂首阔步走向新的生活。

第三节 鼓励与说服

一、鼓励

(一)鼓励的含义

"鼓励"一词来源于古人"鼓动"词义的演变。古人打仗时击鼓鸣金被称为"鼓动"。古人擂鼓的目的有三:一是用来指挥作战;二是用来振奋士气;三是用来震慑对方。后来,"鼓励"被引申为:激发、勉励,振作精神。

在临床工作中,护士应利用自己的语言鼓励病人积极配合治疗,树立战胜疾病的信心。

(二)鼓励类型

1.适时鼓励 真诚、坦率、适时的鼓励能创造奇迹。《圣经》中所罗门谚语说:"种在合适的环境说的话,就像银幕布景下映衬着一个金苹果一样。"选择合适的时机,给他人以适时的鼓励,能起到事半功倍的效果。

例如肿瘤病人,术前他们大多数表现为焦虑、恐惧、孤独、抑郁。护士在术前沟通中,鼓励病人说出自己恐惧的原因,表达自己的感受,然后针对性地给以解释、安慰,再加以适时的鼓励,这样可以有效缓解病人焦虑的心情,增加其生存的勇气。

当看到一位精神长期处于压抑状态的病人独居一处、沉默不语时,护士应主动走过去陪伴病人,并轻声告诉病人:"我看到您一个人坐在这里很久了,好像心情很沉重的样子,您愿意告诉我您在想什么吗?"引导鼓励病人说出自己的内心感受,护士对这些感受加以接纳和确认,适时给予鼓励。这些鼓励会给病人巨大的精神支援,使之精神振奋。

脑血栓的病人做肢体功能锻炼,在他艰难地行走时,一定要适时地给予鼓励:"好,真的很好,不要怕,再往前一步!"当一个孩子在打点滴时没像昨天那样大喊大叫,也要及时给以鼓励:"小朋友,今天真勇敢!"这些恰到好处的鼓励,能起到药物起不到的作用。

作为护士,在治疗性沟通中不仅要适时给病人鼓励,也要及时给病人家属以鼓励。因为,病人家属是病人家庭原有角色功能的替代者,是病人生活的照顾者和心理的支持者,是病人护理计划及其实施的参与者。护士与病人家属建立关系并进行适时有效的沟通机制,目的在于指导其很好地承担起自己的角色功能,有效地支持病人早日康复。

2. 目标鼓励　为病人树立一个目标,使他们在期望中得到某种满足,振奋精神。有这样一个故事:

一场突如其来的沙漠风暴,使一位旅行者迷失了方向。更可怕的是,旅行者随身带的旅行包也被大风刮走了,他翻遍身上所有的口袋,只找到了一个青苹果。"啊,我还有一个苹果!"旅行者惊喜地叫着。他紧握着那个苹果,独自在沙漠中寻找出路。每当饥饿、口渴时,他都要看一看手中的苹果,舔舔开裂的嘴唇,陡然又会增添不少力量。一天过去了,两天过去了,第三天,旅行者终于走出了沙漠。那个他始终未曾咬过一口的青苹果,已干得不成样子,他却当做宝贝似的一直紧攥在手里。

这就是信念的力量!不管我们身处何种境地,只要我们心存信念就可以扬起前进的风帆,鼓起生活的勇气。

无论是多么豁达开朗的人,对于疾病的突然来临都有一种恐惧的心理,有的显现于外表,有的却埋藏在心里。对此,护士应为他们找到那个使他赖以生存的"苹果",将这个"苹果"移植到他们的心里,鼓励他走过人生的沙漠。例如:在车祸中失去肢体的人、患有绝症的人、慢性病病人、正在分娩的产妇等,我们可以用:"为了您的父母,您要坚强起来";"您的家人还在盼您回家,您一定要坚强地活下去……";"您一定要有信心,您的学生还在等着您……";"很好,用力,配合得很好,我已经看见了您宝宝的头发,只要再配合下,我们就胜利了"等目标来鼓励他们,不失时机地馈赠给他们一个满怀信念的"苹果",帮助他们战胜自我,激发他们坚强的信念。

(三)鼓励技巧

鼓励也需要有一定的技巧,运用好这些技巧的前提是要有诚心、要有爱心。

1. 及时肯定他人　心理学家威廉·詹姆士说过:"人类本质中最殷切的要求是渴望被肯定。"每个人都需要从别人的肯定与鼓励中发现自我存在的价值。对攀登者的鼓励,能增添他的勇气;对失败者的鼓励,能激起他的信心;对病痛者的鼓励,能使他重温人间温馨;对学生的鼓励,能使其充分发挥潜能。在现实生活中,一个常受到肯定的人,一定会感到愉快和喜悦,其自尊心和自信心也会随之增强。

俄国著名教育家乌申斯基说:"儿童最憎恨那些在任何时候也不能从他那里得到肯定和鼓励的教师。"老师对学生的一句不经意的肯定,也许说了就忘了,但学生可能永记在心,甚至能改变他的一生。诺贝尔奖获得者瓦拉赫,在被许多教师列为"不可造就之才"之后,一位老师从他的一次"笨拙"的举动中,及时肯定了他办事认真、谨慎的性格特征,并加以赞赏,这位老师建议瓦拉赫去学化学,这一建议使瓦拉赫成了"前程远大的高材生",获得了诺贝尔奖,这就是著名的"瓦拉赫效应"。教师善于发现可以肯定的事情,再加以表扬、鼓励,可以满足学生的自尊和正常的生理需要,增强其学习的动力。

在临床护理中,护士面对的病人是形形色色的,他们存在着文化、性格、年龄、性别等差异,因此,护士要善于肯定他们,哪怕是一件微小的事情,都要及时给予肯定和鼓励:"您很勇敢";"您真细心";"您做得很好";"您就像这样坚持下去,效果会更好"。这些肯定鼓励的语言,会让病人在愉悦精神的同时,逐渐学会控制自己,约束自己,增加自身的增值感。

情景8:张大爷,68岁,某日行胆囊切除术,手术室护士小王到病房接张大爷。

护士小王:张大爷,您好!我是手术室护士小王,我来接您老人家去手术室。

张大爷:哦。

护士小王:张大爷,您昨晚睡得好吗?

张大爷:吃了一颗安定,还好。

护士小王:这就好。张大爷,这说明您心态非常好……

上例中护士对病人的这种很好的配合及时给予肯定和鼓励,激发了病人的勇气。总之,在治疗性沟通中,护士对病人应多一点肯定,少一点埋怨;多一张笑脸,少一份冷漠;多一些关怀,少一些疏远,将健康开朗带给每一位病人。

2. 运用多变语言 人人都需要鼓励,这是渴求上进、寻求理解的表现。但是鼓励应该有度,无度的鼓励,让人感到虚假。有时我们也需要对他人的语言、观点、行为进行否定,当我们要否定他人时,应学会运用多变的语言,先肯定,再否定,使人在变化的否定语言中得到鼓励。

例,一位母亲鼓励儿子的故事:

儿子在上幼儿园时,第一次开家长会,当着其他家长的面,老师用不屑的语气批评这位母亲:"你儿子在班级表现最差,在板凳上连三分钟都坐不住,就是一个多动症病人,你最好带他去医院看看。"母亲又羞又气。回家路上,儿子问母亲:"老师说了什么?"母亲强压着心里的愤怒,对儿子说:"老师表扬你了,全班只有宝宝你进步最快,以前在凳子上坐不了一分钟,现在能坐三分钟了。"那天晚上,儿子破天荒一动不动地自己吃了两碗饭。上小学了,家长会上,老师对母亲说:"全班50名学生,你儿子排名40多名,我怀疑他有智障,你最好带他去医院看看。"母亲走出教室,流下了眼泪。回到家中,母亲对儿子说:"老师对你充满信心,他说了,你不是个笨孩子,只要你认真,你会超过你的同位,你的同位这次排名20多名。"说这话时,母亲感到儿子黯淡的眼神一下子充满光亮,沮丧的脸也舒展开来。孩子上中学了,家长会上,老师告诉母亲:"按你儿子现在的成绩,想考上重点中学危险。"母亲惊喜地走出校门,回来告诉儿子:"班主任对你充满希望,他说:只要你继续努力,就一定能考上重点高中。"儿子果然考上了重点高中,后来考上了清华大学,儿子拿着大学录取通知书,哭着对母亲说:"妈妈,我知道我不是个聪明的孩子,这个世界上只有您欣赏我,肯定我,鼓励我……"

当老师否定这个孩子时,是这位母亲及时运用变化的语言,因势利导,鼓励肯定,让孩子受到莫大的鼓舞,爆发出无穷的潜能。这个故事告诉我们:不是聪明的孩子常受表扬,而是表扬让孩子更聪明。

在医院这个浓缩的小社会中,护士面对的是一个特殊的群体,如果每天使用一成不变的鼓励语言,"好"、"对",一味肯定,不加分析,赞不绝口,会让病人感到乏味,丧失兴趣,降低其辨别正误的能力。

情景9:一位即将分娩的孕妇,有了规律性的宫缩,宫口开大,进入待产室观察。

护士:您好!我叫小陈,是今天产房值班护士。您有什么要求和身体不适,请及时告诉我,我会协助您解决的。(微笑、俯身)

孕妇:哎哟,哎哟,疼死了,我要死了。(捶胸顿足、大喊大叫)

护士:您不要怕,有我在您身边,我们会共渡难关的。宫缩时,疼痛是比较明显的。(边说边抚摸病人腹部)

孕妇不停地大声喊叫。

护士:您千万不要大声喊叫,这样会消耗您的体力的,对您的宝宝也不利,来,我帮您按摩按摩。(穴位按摩)

孕妇仍就大声喊叫。

护士:不要叫了,你怎么这么自私,你大声喊叫,不仅影响你自己,更影响你未出生的小宝宝,你说,到底要不要生了!(灵机一动,呵斥、分散注意力)

孕妇停止叫喊,安静下来。

护士:对不起,刚才实属无奈。您这样大声喊叫不仅消耗体力,同时也容易引起胀气,影响产程,影响您小宝宝的安危。如果您实在忍不住疼痛,我非常理解,您可以喊叫两声,我相信您一定能顺利生下小宝宝的。(护士道歉,帮助病人擦汗)

孕妇在护士鼓励下顺利生产。在这段治疗性沟通中,护士用真诚善良之心,适时多变的语言去鼓励病人,帮助病人克服心理障碍,顺利生产,确保母子安全。

> **链接**
>
> ### 变化语言的魅力
>
> 有一位肝癌术后病人,妻子将病理报告单拿给一位医生看,并问自己的丈夫还能活多久。医生看完后,说:"两年后50%的人会死亡。"妻子听后,整日泪流满面。丈夫听说后,考虑到家中的经济状况,坚决拒绝治疗。两天后,主任查房,听说此事后,说:"您的病,两年里50%的人都健康地活着,两年后,医学快速发展,会有更好的医疗技术出现,您只要好好地配合治疗,就有康复的可能。"丈夫听后,便积极配合治疗。
>
> 前一位医生的话,等于给病人判了"死缓";主任的话,给病人送去了"曙光"。这就是变化语言的魅力。

3. 避免相互比较 在鼓励时,我们不能简单地以优衬差,什么事都进行相互比较。比如老师表扬某个同学有吃苦耐劳精神:"某同学,在班级里,任何的苦事、难事、脏事都抢着干,这说明他具有吃苦耐劳的精神,而这种精神是我们班其他同学所没有的。"这样表扬一位同学,批评大多数同学;鼓励少数,伤害多数,是教育中的一大忌。每个人都有自身的长处,如果我们采用褒贬互衬、褒贬共存、相互对比,这样使得受批评者沮丧,受鼓励者孤立,被批评者对被鼓励者产生逆反抵触心理,加深了两者之间的矛盾。

在治疗性沟通中,我们更不能运用相互比较鼓励法,这样会使病人原本脆弱的心理雪上加霜。

情景10：病人张某，男，61岁，退休干部，因心脏病入院两天，下午护士到病房发药。病人面向窗子唉声叹气地坐着……

护士：张老，您好！这是您的药，饭前吃。

病人：(没说话)

护士：张老，您看起来心情不大好？

病人：唉！我退休前工作很忙，每天都要处理大量的事务，那时真充实；退休后，每天没事可做，无聊至极；现在又生病住院，人真没意思，唉……

护士：哦，您就为这事啊，那您可要跟您隔壁床的王局长学学了。王局长还是局长呢，比您忙多了。您看他退休后，又到老年大学上课，又去小学当校外辅导员，又是写字，又是画画，可充实了。您可要好好向他取取经。王局长，您要好好帮助帮助张老。

病人：(默不作声)

第二天，病人要求换病房。护士本意是好的，她原想鼓励张老走出过去的生活，勇敢面对现实。但护士在提出这些观点时，用了相互比较法，使得张老原本空虚、孤独的心里又增加了一种自卑。这种鼓励只能收到事与愿违的效果。

二、说服

(一)说服的含义

很多专家和学者对"说服"都有深入的研究，并从不同的角度对"说服"进行了定义，可谓仁者见仁，智者见智。20世纪后半叶以来，此项研究更是硕果累累。有人认为，说服是一种人们在沟通中通过传递信息使对方改变信仰、态度或行为的活动过程；也有人认为，说服是一种通过沟通使听话人自愿改变其信仰、态度或行为的活动。无论何种定义，其核心都是一样的。说服就是依靠理性的力量和情感的力量，通过自己的语言策略，令对方朝着对自己有利的方向改变。

说服可以使他人改变初衷，心悦诚服地接受你的意见。它是人际沟通的重要组成部分，能否有效地说服对方接受自己的观点，对于和谐沟通关系以及最终达到良好的沟通目的都有着重要的作用。

(二)说服的有效性

说服是否有效受到说服者的专业、身份、特征、态度等影响。说服者的专业具有使人信服的权威性，专业水平越高，说服力就越强。例：医学博士推荐的药品，病人很容易产生信服。说服者拥有令人喜欢的身份，被说服者认同这种身份，这种说服就非常有效，许多企业请明星代言产品就是这个原因。如果说服者与被说服者的身份、年龄、性别、爱好、价值观等具有相似或近似的特征，例如彼此都了解对方的压力、工作环境，则容易产生共鸣。所以说服者的专业、身份、特征、态度等与被说服者相近，可以收到很好的说服效果。

> **链接**
>
> **说服的妙用**
>
> 有一次,英国著名诗人拜伦在街上散步,看见一位盲人胸前挂着一块牌子,上面写着:"自幼失明,沿街乞讨。"可是路人都好像没看见一样匆匆而过,很长时间,盲人手中乞讨用的破盆子里还是没有一毛钱。拜伦走上前去,在盲人的牌子上加了一句话:"春天来了,我却看不见她。"一句话激起了人们的同情心,过路人纷纷伸出援助的手。

(三)说服的作用

1. **改变观点**　说服是治疗性沟通中重要的组成部分。在治疗性沟通中,护士会发现病人由于对疾病的认识不足、对一些治疗的不理解、对服药知识的缺乏、对饮食的困惑等原因,造成心理的恐惧、焦虑。所有这些问题的解决,都需要护士通过耐心的说服去完成。在说服之初,要努力营造一个理解对方、肯定对方的说话氛围,而不是把对方置于不同意、不愿做的地位,然后再去反驳他、劝说他。例如:"我晓得您会反对……可是事情已经到这一步了,还能怎样呢?"这样说话,对方仍然难以接受你的看法。在说服他人时,要把对方看作能够做或同意做的。例如,"我知道您肯定能把这件事情做得很好,只是不愿意去做而已";又如,"您一定会改变这种不合理的饮食习惯"等等。通过说服,护士利用专业知识,从积极的、主动的角度去启发病人、鼓励病人,让病人接受护士的建议,从而改变病人对疾病的认知方法、观念、行为习惯等,以达到提高战胜疾病的自信心、早日康复的目的。

2. **建立信任**　在说服他人的时候,最重要的是取得对方的信任。社会心理学家们认为,信任是人际沟通的"过滤"器。只有对方信任你,才会理解你友好的动机;如果对方不信任你,即使你说服他的动机是友好的,也会经过"不信任"的"过滤器"而变成其他的东西。因此,说服他人时能否取得他人的信任,是非常重要的。

在说服病人时,如何取得病人的信任?首先要考虑到病人的观点或行为存在的客观理由,还要设身处地站在病人的角度,使病人对护士产生一种"自己人"的感觉。只有赢得病人信任,说服才会有效。

(四)说服的技巧

在说服他人时,如果不讲究方法,不掌握要领,急于求成,往往会事与愿违。我们在说服他人时常犯的毛病就是:一是先想好几个理由,然后才去和对方辩论;二是站在领导者的角度上,以教训人的口气,指点他人应该怎样做;三是不分场合和时间,先批评对方一通,然后强迫对方接受自己观点等等。这样做,其实质是先把对方推到错误的一边,也就等于告诉对方,我已经对你失去信心了。这样说服效果往往十分不理想。要想说服有效,就要掌握一定的说服技巧。

1. **了解对方**　孙子曰:"知己知彼,百战不殆。"在说服对方前,应对对方的情况有个全方位的了解,以便有针对性地开展说服工作。在护患沟通中,护士在说服病人前,应对病人进行以下了解:

了解病人的健康资料,包括病人姓名、年龄、性别、民族、职业、文化程度等;了解病人此次入院的方式和临床诊断;了解病人的日常生活习惯;了解病人的家庭情况以及经济状况;了解病人的性格特征;了解病人的兴趣爱好;了解病人的心理状态;了解病人的宗教信仰和生活习俗;了解病人的情绪;了解病人对治疗护理的要求;了解病人希望达到的预后。

在了解病人之后,我们就能采用相应的、有的放矢的说服方法,一切从病人利益出发,为病人着想,以求达到说服目的。

2. 诚恳耐心 如果你想要劝说别人,不要因为一次拒绝就轻言放弃,一定要坚持再坚持。当然,坚持是需要耐心的,因为对方的想法、做法、习惯都不是一天形成的,要想改变对方对某个问题的某种看法,也绝非一日之功。同时,人的思想是动态的,是不断变化的,今天你把问题解决了,明天还会有新的问题出现,因此说服是一个长期的过程,它贯穿于病人从入院到出院的整个过程中。从某种意义上说,它贯穿于人的整个生命过程。

情景11:肿瘤病人放疗时,每周测一次血常规,有的病人拒绝检查,主要是因为他们没意识到这种监测的目的是保护自己。护士小王走进8床房间。

护士:陈老,请抽血!

病人:不抽,我太瘦了,没有血,不抽了!(拒绝)

护士:怎么会呢?(微笑)陈老,抽血是因为要检查骨髓的造血功能,例如,白细胞、红细胞、血小板等等,血象太低了,就不能继续做放疗,人会很难受,治疗也会中断!

病人:那要抽出血象低了,怎么办?

护士:降低了医生就会用药物使它上升。您看,别的病友都抽了!一点点血,对您不会有什么影响的。

病人:我的血管和他们不一样,很细,很难抽,我又很怕痛,还是不抽了吧?

护士:(点头)是的,能理解。您看这样行吗?您把胳膊伸出来给我看看,我觉得能一针见血的话我就帮您抽,要是不行的话,我请护士长帮您抽。

病人:好吧!(伸出胳膊)

病人在护士耐心诚恳的说服之下,终于同意抽血。

3. 变化方式 鲁迅先生说:"如果有人提议在房子墙壁上开个窗口,势必会遭到众人的反对,窗口肯定开不成。可是如果提议把房顶扒掉,众人则会相应退让,同意开个窗口。"当提议"把房顶扒掉"时,对方心中的"秤砣"就变小了,对于"墙壁上开个窗口"这个劝说目标,就会顺利答应了。这就告诉我们,在劝说他人时,需掌握方法。

某化妆品销售公司的严经理,因工作需要,打算让家在市区的推销员小王去近郊区的分公司工作。在找小王谈话时,严经理说:"公司研究,决定你去担任新的重要工作。有两个地方,你任选一个。一个是在远郊区的分公司,一个是在近郊区的分公司。"小王虽然不愿离开已经十分熟悉的市区,但也只好在远郊区和近郊区当中选择一个稍好点的——近郊区。

而小王的选择,恰恰与公司的安排不谋而合。严经理并没有多费唇舌,小王也认为选择了一项比较理想的工作岗位,双方满意,问题解决。在这个事例中,"远郊区"的出现,缩小了小王心中的"秤砣",从而使小王顺利地接受去近郊区工作。

如果你想让对方接受"一盆温水",为了不使他拒绝,不妨先让他试试"冷水"的滋味,再将"温水"端上,这样他就会欣然接受了。变化方式的说服更令人容易接受。

4.阐释准确 阐释是医护人员以病人的陈述为依据,提出自己一些新的看法和解释,以说服病人更好地面对自己或处理自己所遇到的问题。阐释的前提是要领悟病人的真情实感,阐释包括了护士自己对问题的一些理解和提议,这些提议对病人来说,可以接受,也可以拒绝,但阐释应让病人感觉有益。阐释时的语言要通俗,避免医学术语,同时,要避免不成熟的建议,以免增加病人的心理负担或导致医疗纠纷。

情景12:许先生一个人在外地山里游玩时,不慎摔伤了脚。后被村民发现送往医院救治。许先生右腿严重骨折,多处皮外伤,眼镜摔得粉碎,手机丢失。经紧急处理后需住院治疗。

护士:许先生,您好!您需要在这里住院治疗,您现在感觉怎样?

许先生:我要在这该死的地方待多久?我要打电话和家人联系,我没有眼镜什么也看不清,我真是倒霉透了。我不会死在这个地方吧?我真想马上离开这个倒霉的地方(许先生大声说话,并用力捶打着床,看上去焦虑不安)

护士:唔,许先生,您被困在这个地方,举目无亲,腿又摔伤了,真是太不幸了,我非常理解您的心情。您不要太担心,您只是摔伤了右腿,等您的伤势稍微稳定后,您就可以转院回家治疗。您把家里的电话告诉我,我帮您联系家人,您的眼镜的度数是多少,我待会下班后帮您配一副。您暂时不能下床,我们会经常来看您的,您有什么事,也可按铃找我们……

病人:(平静下来)……

以上护士的阐释都是顺着病人的思绪而来,并没有任何主观的猜想,但又加入了护士自己的了解和新的观点。从病人语言中理解到病人孤独感和恐惧感,从而提出了病人"可在病情稳定后回家治疗"的新观点,这些观点都很自然地被病人所接受,增加了病人的信任感,和谐了护患关系。

第四节 其他沟通技巧

一、语气

(一)语气的含义与类型

1.语气的含义 语气是指说话的口气,是思想情感在运动状态支配下语句的声音形式。它由两方面构成:一方面是一定的具体的思想感情;另一方面是一定的具体的声音形式。

2.语气的种类 语气,从语言学的角度,它属于语法范畴,通过一定的语法形式表达说话人的行为、动作和态度。

(1)陈述语气:表示动作或状态是现实的、确定的、符合事实的。主要用于陈述句、疑问句和感叹句。如:"我来给您做口腔护理";"昨晚您睡得好吗";"您真勇敢"。

(2)祈使语气:表示说话人对对方的请求或命令。如:"再也不要这样做了";"别忘了关灯"。

(3)虚拟语气:表示动作或状态不是客观存在的事实,而是说话人的主观愿望、假设或推测等。如:"祝您早日康复";"我真希望这个诊断是错的"。

(二)语气的作用

语气不仅可以"达意",而且还可以"传情"。同样的一句话,语气不同,就有不同的含义。如"讨厌",由于在说话时使用不同的语气,既可表示"厌恶",又可表示"亲昵"。

在治疗性沟通中,护士的语气就是红绿灯,语气温和是绿灯,相反的语气是红灯。

情景13:内科走廊上,一位护士和病人的一段对话:

护士:哎!小刘,你过来!(护士用不友好的语气招呼一名病人)

病人:干吗?(不高兴地走过来)

护士:你昨晚为什么不请假就回家了?(质问的语气)

病人:家中有事。(不耐烦)

护士:你这是什么态度?(生气的语气)

病人:我什么态度?你不看看你什么态度?(非常不满)

这位护士引起病人不满的原因,就是因为语气运用不当,使病人感觉护士像审犯人一样,其自尊心受到伤害,便产生了抵触的情绪。

(三)正确使用语气

在护患沟通中,应根据不同环境、不同对象,正确使用不同的语气,以求准确地表情达意。

1. **礼貌诚恳**　礼貌诚恳的语气既是个人修养的一种外化表现,又是支持性护患关系建立的必要途径。如在上例中,护士问:"刘先生(尊称),麻烦您过来一下。我昨晚查房,您不在,我可担心了,您的血压还没有平稳,如果出问题怎么办?您是家里有急事吗?……"这样礼貌诚恳的问询,病人受到尊重和理解,很容易接纳护士的关心,诚恳的语气化解了护患之间的矛盾。

2. **委婉得体**　委婉语,即运用迂回曲折的含蓄语言,表达说话者的一种观点和态度,多用于拒绝和批评。中国人特别在乎面子,所以我们要用委婉的语气来表达自己的立场,既不伤害他人也不委屈自己。例如,将"不同意"说成"目前,恐怕很难办到"或者"我尽量努力去办,如果办不到,请您见谅"。又如,营业员对一位正在剥菜叶的顾客很不满意,于是说:"请您别把菜叶碰下来。"一个"碰"字,软化了批评,巧妙地保留了顾客的面子。

3. **轻松愉悦**　病人来到一个完全陌生的环境,心理难免焦虑、紧张。所以,护士的语气要轻松愉悦,适当地使用一些赞美语。赞美是一门需要修炼的艺术,要赞美得恰到好处,使人愿意接受你的赞美。对一位母亲,你称赞他的孩子;对一位摄影师,你赞美他的作品。在护患交流中,采用轻松愉悦的语气,可以使严肃的主题以轻松愉悦的口气表达出来,营造有利的治疗环境。

总之,在护患治疗性沟通中,语气的使用非常重要。在使用语气时,要合时宜,要灵活机动,发挥其应有的效应。

二、节奏

(一)节奏的含义和作用

1. 节奏的含义　节奏是指语速的快慢和语调的长短、高低、强弱、缓急等。它是借助艺术品中的概念引申而来,是指构成语言的各种要素有序的、有规律的变化,而这一切的变化又一步步地激起倾听者或交谈方的注意与欣赏。

2. 节奏的作用　要增强声音的感染力,一个很重要的影响因素就是说话的节奏。节奏的快慢,是指说话速度的快慢。说话速度快慢与交谈目的、表达内容、环境氛围、心境情绪、个人性格、健康状况紧密相关。

快的语速,一般表达急切、愤怒、兴奋、激昂等情感;慢的语速,一般用于表达沉郁、沮丧、悲哀等情感。快急的语速使人激动、紧张;低沉的语速让人深思和忧伤。在沟通时,应做到快与慢交替使用,快中有慢,慢中有快。

(二)节奏的类型

1. 轻快型　语速中等稍快,语音轻快。在病人心情平静时,向病人表述一般事情时,可用轻快型节奏,如:自我介绍、规章制度告之、辅助检查告之等。也可在对健康人群进行讲座时使用,例如:"如何合理饮食"、"音乐疗法在临床上的运用"等主题讲座,可采用轻快型。

2. 凝重型　语速中等,语音凝重,适合于表述重大问题时,如肿瘤病人检查结果的告之。也适合于正式场合致辞,以及做工作报告、总结发言等。

3. 舒缓型　语速中等或略慢,语音平和自然,从容不迫。在做晨间护理、口腔护理、老年护理、卫生宣教时可用舒缓型节奏。在学术演说时,为便于听众记笔记,也可用舒缓型。

4. 兴奋型　语速中等或略快,语音高扬振奋。在对康复病人、正在分娩的病人等进行鼓励时,高亢铿锵兴奋型节奏,可催人奋发。它也适合在激励演讲时使用。

以上的节奏都不是孤立使用的,可根据内容交叉使用。在特殊情况下,还可以使用急促型节奏(紧张、危险)和低抑型节奏。

(三)正确把握节奏

节奏一方面是指讲话的语速,另一方面也是指交谈双方的反应速度。在人际沟通中,大多数人从来不考虑说话的节奏,事实上,说话节奏可以调节交谈时的氛围。只有懂得说话的节奏、思路清晰的人,才会有活跃的思维。掌握好节奏的最高境界是说话自然流利。

1. 内容熟悉　如何才能掌握好说话的节奏,提高说话的流利水平?充分的准备可以增加说话流利程度。当我们的思考不发生任何迟疑的情况时,要说的话也就自然地到了嘴边。另外,熟悉主题会增加说话者的自信心,使说话者坚信自己要表达的内容,激起更大激情,这种激情会使说话者的整个身心都投入到说话的境界之中。说话流利了,把握节奏也就不成问题了。

2. 发音准确　不良的发声习惯和方言乡音,很容易使听者听不明白或听不清楚,甚至造成误解。有人说话速度太快,往往忽略某些音节,使两个字听起来像是一个字,例如"关爱"

说急了,听起来像是说"怪"(guan ai→guai),"只要"说快了像是说"照"(zhi yao→zhao),如果说话者连续发音不清,听者听不清楚,自然就会失去耐心,听不下去,甚至会烦躁不安,导致交谈失败。

3. 行止得当 行与止,关键是"止"。"止"指的是停顿的意思。停顿包括语法停顿、心理停顿。语法停顿是指说话时以标点符号为依据的停顿。在口语中,标点符号是看不见的,但说话者大脑里不能没有标点符号,停顿就是标点符号的反映。停顿时间长短要与标点符号相对应,大致是:句号＞分号＞冒号＞逗号＞顿号。

> **链接**
>
> 成功应用停顿
>
> 　　林肯和道格拉斯著名的辩论接近尾声之际,所有的迹象都显示出林肯已失败。于是,林肯在最后的一次演说中突然停顿下来,默默站了一分钟,望着他面前那些半是朋友半是旁观者的群众面孔。然后,以他那独特的单调声音说道:"朋友们,不管是道格拉斯法官或我自己被选入美国参议院,那是无关紧要的,一点关系也没有;但是,我们今天向你们提出的这个重大的问题才是最重要的,远胜于任何个人的利益和任何人的政治前途。朋友们——"说到这儿,林肯又停了下来,听众们屏息以待,唯恐漏掉了一个字,"即使道格拉斯法官和我自己的那根可怜、脆弱、无用的舌头已经安息在坟墓中时,这个问题仍将继续存在……"林肯在辩论中就是巧妙地运用了停顿,一举扭转了败势。这是成功运用停顿的经典。

心理停顿是指交谈时,为适应说者和听者双方心理需要做出的停顿。当说话者要发表一个特别重要的观点和意见之前,先停顿,引起听者的注意之后再继续说下去,这样能起到加深印象的作用。有时发表一个重要意见后略作停顿,可给听者一个整理思绪的时间。有时说话者说了一些内容后要观察一下听者的反应,也可利用停顿。说话者有时用停顿来激发听者的兴趣。

4. 声调和谐 在语言交谈中要注意声调和谐,讲究扬抑的变化,声调是指一个音节语音高低升降的变化。人的各种情感都是通过声调和节奏体现出来的。例如,"爱"的感情一般是"气徐声柔";"喜"的感情应是"气满声高";"憎"的情感一般是"气促声硬";"悲"的情感应是"气沉声缓";"惧"的情感一般是"气提声凝";"急"的情感应是"气短声促";"怒"的情感一般是"气粗声重";"疑"的情感应是"气细声粘"。

在我们工作中,音调过高,会有失礼、张扬的感觉;音调过低,会有冷漠、消沉的感觉。得体地运用语调,既可以彰显自身的修养,又能融洽护患关系。

三、幽默

(一) 幽默的含义

美国一位心理学家说过:"幽默是一种最有趣、最有感染力、最具有普遍意义的传递艺术。"幽默是运用诙谐的、意味深长的语言传递方式。它借助特殊的语法修辞使交往双方摆脱窘境,进入愉快的境地。幽默语往往是借助双关语、歇后语表达说话人的情绪,多用在化解困境、回答问题、消除误会的时候,它是一种智慧和自信的表现。

(二)幽默语的作用

1. 缓解气氛　幽默的语言,利于交流,能使沟通气氛轻松、融洽。

情景14:内科病房30床的张大爷是位离休干部,患有高血压、冠心病,又因最近几天不能吃饭,需静脉补充营养,一躺就是七八个小时,张大爷急得直抱怨。下午护士给大爷换输液瓶。

张大爷:已经三点了,护士,还有几瓶?

护士:大爷,还有两瓶。

张大爷:还有两瓶?不打了,不打了……(着急地说)

护士:张大爷,我们把它喝了吧!(微笑,看着大爷)

顿时,病房人都笑了,张大爷也笑了。

护士:张大爷,您别着急,您的营养都来自这些瓶子,等您能吃些东西了,输液自然就会少的,是不是睡久了?来,我扶您起来坐坐,好吗?

护士运用幽默的魅力,缓解了紧张的空气,营造出轻松和谐的医疗氛围。

2. 促进友谊　朋友间的幽默,更能促进友谊。小雨拜访朋友,不小心把朋友家桌上的花瓶打碎了,心里很是不安,处于相当尴尬之中。而朋友迅速地把玻璃渣扫掉,并打趣地说:"这花瓶早就过时了,式样太陈旧,一直都想把它处理掉,今天你帮我果断解决了,真是英明的举动。"朋友幽默的话顿时让小雨摆脱了窘境。

3. 协调关系　在一些场合,我们有时会遇到一些尴尬的处境,这时巧几句幽默的语言,就能在轻松愉快的笑声中缓解紧张尴尬的气氛,从而使自己走出困境,协调双方的关系。例:一位著名的钢琴家,去一个大城市演奏。钢琴家走上舞台才发现全场观众坐了不到五成,见此情景他很失望。但他很快调整了情绪,恢复了自信,走向舞台对听众说:"这个城市的人一定很有钱。我看到你们每个人都买了两三个人的座位票。"音乐厅里响起一片笑声。为数不多的观众立刻对这位钢琴家产生了好感,聚精会神地欣赏他美妙的钢琴演奏。正是幽默改变了他的处境,协调了他和观众的关系。

4. 彰显修养　幽默是一种优美健康的品质,也是现代人应该具备的素质。在人际交往中,寓教育、批评于幽默之中,能起到易让人接受的感化作用。如在饭馆里,一位顾客把米饭里的沙子吐出来。一粒一粒地堆在桌上,服务员看到了很难为情,便抱歉地问:"净是沙子吧?"顾客摆摆头说:"不,也有米饭。""也有米饭"形象地表达了顾客的意见,以及对米饭质量的描述。运用幽默语言进行善意批评,既达到了批评的目的,避免出现使对方难堪的场面,又体现了在人际交往中诚恳、谦逊、与人为善的美德。

(三)幽默语运用

1. 幽默有度,不失分寸　做任何事情都有一个"度"的问题,幽默也是如此。在运用幽默时,应考虑场合、对象等客观因素。我们都有过这样的体会:同一个玩笑,你可以同甲讲,却不能对乙说;在某场合可以说,而在其他场合却不行。对于初识的人或长辈,幽默一定要慎用,否则很容易让人感到似乎是一种突然到来的亲切或唐突,甚至被认为是在卖弄聪明或笑料。幽默过了头,就会变成一种取笑和讥讽。

幽默虽然能够促进人际关系的和谐,但倘若不把握分寸,也会适得其反,破坏人际关系的平衡,激化潜在矛盾,甚至造成冲突。例如,在一家饭店,一位顾客生气地对服务员嚷道:"这是怎么回事?这只鸡怎么一条腿比另一条腿短一截?"服务员故作幽默地说:"那有什么!你到底是要吃它,还是要和它跳舞?"顾客听了十分生气,一场本来可以化为乌有的争吵便发生了。所以,幽默应高雅得体,态度应谨慎和善,不伤害对方。幽默不失分寸,才能促使人际关系和谐融洽。

2. 积累知识,提高能力　要想拥有适时得体的幽默感,首先要扩大知识面。知识面是幽默的基础,也是幽默的来源。知识在于积累,要培养幽默感就需不断地读书,从浩瀚的书的世界里,汲取精华,去其糟粕。其次是陶冶情操。要拥有一颗善良仁爱之心,要学会克制宽容。同时还要有乐观的人生态度。乐观与幽默是亲密的朋友,生活中如果多一点幽默和轻松,就会多一点笑容和快乐。最后是培养观察事物的能力。培养机智应变的能力,是提高幽默素养的一个重要方面。只有迅速地洞察事物的本质,以恰当的比喻和诙谐的语言,才能使人产生轻松的感觉。当然,在幽默的同时,还应注意在处理不同问题时要把握好灵活性,做到幽默而不庸俗,真正体现幽默的魅力。

四、沉默

(一)沉默的作用

语言沟通在人际交往中固然重要,但它不是人际沟通唯一方法。沉默在交谈中也可以起到很大的作用,能使沟通产生良好的效果。

1. 表示同情　当别人伤心欲绝时,语言是苍白无力的。我们用沉默加触摸来表示我们的同情,给病人提供思考和回忆的时间、诉说和宣泄的机会。此时的沉默会起到此时无声胜有声的作用。

2. 表示宽容　当病人和家属无理取闹、破口大骂时,医务工作人员选择沉默,既缓解病人过激的情绪和行为,又给自己提供思考、冷静和观察的时间,同时也彰显自身的宽容和大度。

3. 表示默许　当给那些拒绝合作的病人提出新的治疗方案时,对方选择沉默,这就意味着默许。

4. 表示拒绝　对一些病人无聊的承诺和无理要求,在难以用语言答复的情况下,我们可以用沉默来表示拒绝。

5. 表示否认　在人际交往中如果我们不同意别人的意见,又不想和别人发生正面冲突,我们可以用沉默来表示否定。

(二)运用沉默技巧

在交谈中适当运用沉默,也是一种很有效的沟通技巧。要想运用好沉默,关键是选择时机和场合。

1. 把握时机　一般来说,沉默较少运用于交谈的启动期和结束期,而较多地用于展开期。在启动期,医护人员和病人努力营造和谐愉悦的交谈氛围,以此推动交谈进程,而沉默将影响这一进程。在交谈的最后阶段,沉默可能暗示交谈停止过早,这种作用恰与有计划的终止背道而驰。在双方交谈展开期,沉默是有效交谈的一个重要组成部分,医护人员运用短暂的沉默来控制病人不良情绪,并为其提供支持性交谈的意愿。在沟通效果上,医护人员的沉默是在告诉病人:"您继续说下去,我很理解您,也很愿意听您说。"

2. 整理思绪　心理学专家指出:沉默可以让人有机会反省自己、检讨自己,沉默更可以支配他人的谈话态度和谈话方向。在护患双方的交谈中,特别是对某一问题有分歧进行探讨时,沉默是让医护人员和病人汇集、整理思绪,对护理问题的判断和提出解决问题的方法,会有很大帮助。

3. 善用体语　在运用沉默时,说话者通常还需要用点头、眼神注视、表情变化、人体触摸以及诸如"嗯"、"哦"等语气词来表现对他人内心体验的感同。

4. 摆脱窘境　在人际交往中,经常会遇到一些使人难堪或尴尬的窘境,沉默是摆脱这种窘境的最好方法。这种沉默比直接语言否定显得有底蕴,更能促人反思,有时,也昭示一种人格的胜利。

尽管沉默的作用是有效的,但它在沟通中只能起到辅助语言的效果。在交谈者双方没有相互充分理解的情况下,沉默将增加紧张度。当双方不清楚对方在沉默中究竟想做些什么时,沉默可能增加他们的不舒适和焦虑。交谈中过多运用沉默也可引起无所适从的感觉,太多的停顿和沉默可使参与者感到谈话目的不明确,或无重点。所以我们在使用沉默技巧时,一定要把握分寸。

五、告知

在护患沟通中,告知经常用于自我介绍、入院、辅助检查、诊断结果、催款等时候。告知的形式一般有口语告知和书面告知。在行告知礼仪时,也必须掌握一些技巧,以达到告知目的,和谐护患关系。

(一)自我告知

病人入院时,由于病痛和环境的陌生,难免心情焦虑、紧张。作为护士应采取自我介绍主动和病人认识。如:"王先生,您好!我是您的责任护士李梅,您就叫我小李好了,有事需要我帮忙,您到护士站就可以找着我。"在自我介绍同时,可顺带介绍一下同室的病友。这样使病人很快和周围熟悉,从而减轻孤独感。

(二)入院制度告知

对首次入院的病人可向他们或家属发放入院流程,帮助他们尽快办理好住院手续,同时向他们和家属宣讲医院的规章制度。在宣讲规章制度时,从病人的角度出发,使用商量性的语言,避免使用命令式的语言。如:"张老,为了病房整洁,麻烦您把家中带来的被子放到柜子里,把水瓶放在架上。为了您晚上起来方便,请您把盆像别的病人一样放在床底下盆架上,好吗?""张老,医院人多,您请保管好您的贵重物品。"这样的告知语言,病人听起来舒服,也更容易接受。

(三) 辅助检查告知

病人在入院时,要接受必要的检查。对此,医护人员应给予帮助和指导。

例:"小王,您明早要抽血检查,请不要吃饭、喝水";"您明早到医技楼二楼,进行B超检查"等。在进行检查告知时,要语言简洁,通俗易懂。

(四) 诊断结果告知

一般情况下,医护人员可把诊断结果直接告知病人和家属。但对一些癌症、重症病人,则需谨慎告知。有的时候我们还需要说一些善意的谎言,以避免最大程度地伤害病人。在告之诊断结果时,要和家属商量,考虑其心理承受能力,可先安抚,"有少部分有可能变异的细胞需要进行化疗",然后再进行鼓励,让其逐渐接受事实。

(五) 催款告知

随着新技术、新药的不断应用和开发,医药费用也在不断攀升,给病人造成了一定的经济压力。当病人花了钱,治疗效果不明显时,就可能诱发护理矛盾。在临床工作中,护士承担科室的记账及催费工作,病人对此特别敏感,有可能对医院的收费产生质疑,如果表达不当,就很容易引发矛盾。此外,个别护士态度冷淡、不耐烦,更增加了病人的不满和疑惑,从而引起纠纷。

为了减少医疗费用引发的纠纷,医院应建立完善的收费制度并公开收费标准,实行微机管理,建立网络体系,定期组织人员审核收费情况。收费项目有明确标准和随时可查的查询系统,增加透明度。对病人提出的疑问和要求,及时提供查询帮助,对不恰当的收费,有错就改,化解误会。医院还可实行双联处方,一日清单,抢救病人时使用贵重药品、自费药及仪器,在征得病人及家属的同意后,方可使用;在诊治和护理过程中,多与病人沟通,告知费用情况;急诊的病人主动相迎,询问病情,采取先检查治疗抢救,后挂号、买药、交费。对危重病人给予相应的处置,疏导其心理焦虑,稳定其病情后再交费。

六、核实

核实是指医护人员在聆听过程中,为了确认自己理解是否准确时采用的一种沟通技巧。在核实时应保持客观公正,不应加入任何的主观意见和情感。核实是一种反馈机制,它体现了医护人员认真负责的精神。核实包括重述和澄清。

(一) 重述

重述包括病人重述和护士重述两种情况,即:一方面,护士将病人的话重复一遍,待病人确认后再交谈;另一方面,护士可以请求病人将说过的话重述一遍,待护士确认自己没有听错后再继续交谈。重述表明护士在认真倾听对方说话,从而增强对方表述的信心。但重述时,不能加上任何的主观猜测,否则会使对方感到不舒服。

重述可以直接用病人的原话。

情景 15：

　　病人：护士，我能不吃药吗？我胃不舒服，恶心，想吐。

　　护士：您是说您胃不舒服，恶心，想吐？

　　病人：是的，我太难受了……（继续诉说）

　　重述也可以重述病人说的意思，意思不变，用词稍加改变。

情景 16：

　　病人：我身体不好，老是生病住院，家也顾不上，孩子也没时间照料，到底能不能好，我真的很担心……（病人很难过）

　　护士：您很为您的病担心，您怕老是生病顾不上家和孩子，是吗？

　　病人：是的，我担心我的病，我也觉得对不起我的爱人和孩子……（继续倾诉）

　　以上例子中，护士就是在理解病人的基础上，没有加上任何的主观猜测，只是改变一些语句，对病人表述的意思加以重述。这不仅使病人的思想得到认可，同时也有效缓解了病人的情绪，使得交谈能继续顺利进行。

（二）澄清

　　澄清就是在听的过程中，对于对方陈述时模糊的、不完整的、不明确或不太清楚的语言加以提问，以求得更准确、更具体的信息。澄清常用的语言是："不好意思，刚才我没太清楚，您能再说一遍吗"；"您说的我不太明白，您能说清楚点吗"；"您的意思是不是"等等，澄清有助于进一步了解事情的原委，有助于护士更好地了解病人，也有助于病人更好地了解自己。

情景 17：

　　病人：护士，我今天这儿、这儿还有这儿，不舒服。

　　护士：您能具体说说您是哪儿不舒服？怎样的不舒服？

　　病人：（略作思考）就说我胸部很不舒服，气闷，胸骨处像受到重压一样，胸骨下有一种特别疼痛感……

　　在治疗性沟通中，重述和澄清往往是交替使用的，先用重述引起对方的关注，等对方确认信息后，再提出要澄清的问题，从而起到核实信息准确度的作用。

　　核实技巧不仅使护士能够获得更为准确的信息，同时向病人表明了护士对他的关注的程度，从而增强了病人诉说的信心，也促进了护患关系的良性发展。

七、案例分析

（一）病人的表面想法、情感流露以及潜在的愿望

　　1. 表面想法　张先生为自己的病情担忧、着急，并认为自己得了与死亡等同的癌症，在世的时间有限。

　　2. 情感流露　张先生因得知自己的病情后，流露出恐惧、焦虑和沮丧的心情。

　　3. 潜在愿望　病人想让自己的悲痛情感得到发泄，更想让护士了解和同情自己所承受的心理压力，给予指导和帮助，以便自己战胜疾病。

(二)护士在沟通中准备提出的问题和想要达到的目的

1. 准备提出的问题
(1)根据病人流露出的情感,提出与病人沟通的愿望。
(2)引导病人说出自己为什么沮丧、为什么担心、为什么把癌症和死亡联系在一起。
(3)提出让病人家属参与治疗方案的制定。

2. 沟通目的　帮助张先生缓解恐惧、焦虑的心理,积极配合治疗,让病人看到摆脱困境的希望,战胜恐惧和沮丧的心理,积极配合治疗。

(三)运用沟通技巧,交谈内容如下

交谈内容	评析
P:正在病房里来回走动。(手里拿着香烟)	
N:(轻轻敲门)	敲门,尊重病人的隐私权和自主权。
P:进来(无精打采)	
N:(走进病房,面带微笑)"张先生,您好!您有空吗?我想和您谈谈。"	用提问启动和病人交谈,既体现对他人的尊重,又体现自身的教养。
P:(病人仍然走来走去,并抽着香烟)"早上不是谈过了吗?还有什么好谈的?"	由非语言(病人走动、语气)判断病人情绪焦虑不安。
N:(面对病人的拒绝,护士仍面带微笑)"我是您的责任护士,我真的希望能和您谈谈。"	护士以微笑传递友好,并诚恳说出自己的目的。
P:(没有反应)。	
N:"如果您现在真的不想谈,那您休息会,我待会儿再来,好吗?"	护士以尊重病人为前提,并以商量的口吻约定沟通时间。
P:"好吧!你过会儿再来。"	病人接受护士的建议。
20分钟后,护士再次来到病房	护士信守约定承诺,利于信任关系形成。
N:(敲敲门)"张先生!"	
P:(垂着头,无精打采地坐在椅子上)进来吧!	从非语言看出病人情绪较差。
N:(走近病人并搬张椅子,和病人面对面坐着,亲切地说)"怎么了,您看起来似乎很沮丧?"	护士利用体态语(和病人与病人保持平起平坐)减少压迫感,又用了提问和共情技巧,站在病人的角度思考问题,并核实病人情绪反应。
P:"唉!过几天检查结果就要下来了。"	病人说出自己的担心所在。
N:"听起来,您似乎在担心些什么?"	护士利用澄清和提问的技巧,继续探究鼓励病人讲述问题。
P:"如果是癌症,不是等于宣布死亡?"(有点绝望)	病人透露了他对癌症、死亡的恐惧心理。
N:"为什么把癌症与死亡联想在一起?"	护士用了追问型的提问,鼓励病人把想法说出来。
P:"去年我的朋友得了肺癌,才三个月就死掉了,留下妻小三人,真是凄凉呀!"	病人进一步说出自己担心所在。

交谈内容	评析
N:(倾听)"哦,是这样,这件事确实让人很伤心。但(稍作沉默)张先生,您知道吗?目前癌症的治疗方式有很多,不同的癌症有不同的治疗及预后。等进一步检查结果出来,我再来和您谈谈好吗?"	护士利用倾听,鼓励病人说出自己的担心所在。又稍作沉默,让病人调整一下自身的情绪。紧接着,用安慰的语言帮助病人消除恐惧心理。并约定进一步沟通的可能。
P:"太好了!都没有人愿意和我谈这个问题。"	病人接受了护士的建议,并开始建立信任,认为护士能满足他的需要。
两天后,检查结果出来,护士再次来到张先生病房。 P:猛抽烟,一言不发地坐在病床上。	非语言反应病人情绪较差。
N:"张先生,您又抽烟了,是因为心情不好吗?"	利用闭合型提问、探究、核实病人情绪状况。
P:"抽烟与不抽烟还不是一样,反正我活不过一年了!"(苦笑)	病人此刻的心情是绝望透顶。以苦笑代替忧伤。
N:"您说您活不过一年了?"	护士核实重复病人的最后一句话。
P:"唉!早上查房医生告诉我,检查结果已确定我得了癌症,我还不大相信;刚刚主治医生也来证明,我真的得了鼻咽癌,我怎么这样倒霉。"(头低着,猛抽烟)	病人此时的心情异常沮丧。
N:"噢,是这样,我真的替您感到难过。(沉默)但医生告诉您治疗方案了吗?"	护士用了共情、沉默和提问的交谈技巧,缓解病人情绪,了解更多信息。
P:"医生让我赶快开刀。他说癌细胞还未转移。"	
N:"是这样,您的治愈希望很大,上个月出院的王老师和您情况差不多,已痊愈出院了,您要尽快做决定。"	护士提供参照,安慰病人,并说服病人尽早做决定。
P:"噢,真的?那手术会不会有危险?"	病人转变了态度,有了生的希望,但又提出新的疑虑。
N:"张先生,关于手术的事,我让医生抽个空和您、您太太说一下,好吗?"	护士提供更多的信息。
两天后,医生已和张先生和他太太谈过有关手术的事。 N:"张先生,早上好"	问候。
P:(微笑)"小李护士,你早啊!我已经决定要接受开刀了。"	病人说出自己的决定,并利用问候表达对护士的积极情感反应。
N:"哦,那是对的,您好像非常满意自己的决定。"	护士鼓励病人及时作出决定,对病人能积极地治疗表示赞成。
P:"是呀!虽然还是有点担心,但只要有治愈的希望,我不会放弃的。"	病人对疾病的治愈充满信心。
N:"您这么说,我听起来,真的很高兴。您这么快就从疾病的阴影中站了起来,真让人佩服!"	护士及时给予病人鼓励。

交谈内容	评析
P:"小李护士,谢谢你!在我最沮丧、意志最消沉的时候,你给我支持和鼓励,让我重新有了战胜疾病的信心。真庆幸你是我的责任护士。"	病人表达对护士的感谢。
N:"张先生,我也很高兴能帮助您。祝您手术顺利,早日康复!"	护士用自身良好的素养、适时的语言,赢得了病人的信任和感谢。

本章小结

  本章节主要介绍沟通中常用的技巧:倾听、提问、共情、安慰、鼓励、说服、核实、沉默,学习将各种沟通技巧运用到护理程序中,促进护患沟通良性发展,有效建立支持性沟通体系,使得护患关系更加和谐。

  本章关键词:倾听;提问;共情;安慰;鼓励;说服;核实;沉默。

课后思考

  1. 治疗性关系中的沟通技巧有哪些?
  2. "共情"与"同情"有什么不同?如何在护患沟通中运用共情?
  3. 案例分析

  陈女士,30多岁,教师,因突发车祸失去一条腿,现伤口已痊愈,准备出院回家休养。陈女士的爱人是位军人,长年在外地部队工作,婆婆因脑血栓后遗症,行动不便,公公也是常年生病,女儿上小学三年级。平时主要由陈女士照顾公婆和孩子。陈女士,性格坚强、豁达,住院期间,情绪较稳定。现同室病友匆匆忙忙来到护士站,告诉护士,说陈女士在那里痛哭流涕,怎么也劝不好,让护士过去看看……

  对以上案例进行评估,运用沟通技巧,设计与陈女士的沟通策略。然后在四人小组内进行角色模拟。

(陈文)

第九章 治疗性沟通系统

案例

产妇小张,32岁,于某日下午三时行剖宫产术产下一女婴,3400g,新生儿Apgar评分10分,尚未泌乳。第二天早晨,新生儿哭闹不止,体检显示无异常,喂哺代乳品效果不佳。产妇焦急、无助,怀抱婴儿哭泣:"我真是世界上最失败的妈妈,连喂奶这个小小的要求都不能满足我的孩子,我实在太糟糕了!"

问题:
1. 产妇为什么会出现这样的问题?
2. 作为她的责任护士,你应该做些什么?
3. 案例中问题的解决会给你带来哪些启发?

本章学习目标

1. 掌握治疗性沟通系统的概念及三要素之间的关系。掌握评估性沟通、治疗性沟通的实施过程。
2. 熟悉治疗性沟通的原则。熟悉关系性沟通的要素、内容与主要形式。熟悉评估性沟通的内容、形式和主要类型。
3. 了解治疗性沟通系统的特征及提出背景。
4. 讨论如何在治疗性沟通系统的学习与运用中提升护士的职业价值。

治疗性沟通系统是医护人员与病人及其家属进行的一种系统而有效的沟通体系,其特征是根据不同服务对象在不同时期对治疗与护理中的需求进行的沟通体系。它包括在构建和谐医(护)患关系的基础上,全面评估及分析病人生理、心理、社会、文化、精神等方面的需要;确立沟通主题及经过精心准备后,与病人及家属进行沟通,从而解决其在治疗与护理中的认知问题,纠正其不正确的诊疗态度和行为,最终达到促进健康、恢复健康的目的。治疗性沟通系统是医(护)患沟通领域中一个重要的范畴,是一种理念,更是一种工作方法,为医(护)患沟通向科学化、系统化的方向发展奠定了一定的科学基础。

治疗性沟通系统与心理咨询的主要区别:治疗性沟通系统中,沟通的内容与身体疾病密切相关,医患或护患双方是围绕病人疾病的诊断、治疗、护理和预后来进行沟通的,若病人身

第九章 治疗性沟通系统

体的康复涉及心理社会层面的,也应适时地进行心理社会问题的干预;而在心理咨询中,咨询者的身体多无器质性病变,沟通或干预内容更多局限于心理层面。治疗性沟通系统与健康教育的主要区别:治疗性沟通系统更强调"沟通"的个体化、系统化、专业化的治疗或辅助治疗的作用。医生和护士是治疗性沟通系统中主要的实施者,包括临床诊疗工作和社区诊疗工作等。需要说明的是,本章的后续讨论将主要集中在护理工作范围内,主要以临床护理工作为例来具体探讨。期望通过本章的学习,引导护士在临床护理工作中应用医学和护理学的专业知识,提升护士的职业价值感。

第一节 概述

治疗性沟通系统的建立,是护患关系中内容与形式的结合,是护患沟通实质的具体体现。护士运用治疗性沟通系统的理念进行护患交流,不仅有利于构建和谐的护患关系,也可增强治疗与护理的可行性和有效性。

一、治疗性沟通系统的提出背景

(一)疾病谱的变化——生活方式疾病成为危害人们健康的主要原因

随着社会的发展、生活条件的改善,以及医疗卫生事业的发展,人们所患疾病的种类正在发生变化。疾病通常分为传染性疾病和非传染性疾病两大类。传染性疾病,如肝炎、痢疾等等。非传染性疾病中,如高血压、冠心病、糖尿病等慢性病,又被称为"生活方式疾病"。2005年10月5日,世界卫生组织(WHO)发布了一个全球性报告,题为《预防慢性病:一项至关重要的投资》。报告指出,目前,慢性病是世界上最首要的死亡原因,由慢性病造成的死亡约占所有死亡的60%,所有慢性病死亡的80%发生在低收入和中等收入国家,无论是男性还是女性,慢性病死亡率基本相同。

2006年5月,我国卫生部和疾病预防控制中心联合发布了《中国慢性病报告》,报告中指出:"慢性病成为人群主要死因,死亡和患病持续上升。膳食不合理、身体活动不足及吸烟是造成多种慢性病的三大行为危险因素。"随着经济的快速发展,人们生活水平日益提高,食物供应丰富反而使人们的饮食结构呈现出越来越不合理的变化趋势,主要表现为:动物性食物明显增加,膳食脂肪供能比例快速上升,而谷类食物明显下降,主副食、荤素食结构不合理(大鱼大肉、暴饮暴食、高脂肪、高蛋白、高热量、低纤维)。同时,城市化的进程日益加剧,通讯、交通工具的日益便捷,使得久坐式的工作方式较以往大大增加;生活节奏的增快,竞争压力的与日俱增,使得长期紧张疲劳的身心状态、不良作息习惯日趋严重;对自我健康照顾的忽视,心理应变素质的降低,烟酒的大量、长期使用,与饮食结构的变化共同构成了生活方式疾病发病率上升的主要原因。

对上述原因的正确认知是人们改变生活方式的根本和基础。医护人员的工作宗旨就是帮助健康人群维持健康状态、帮助亚健康人群促进健康、帮助受到疾病威胁的人群恢复健康。临床护士主要的工作对象是病人,如何更好地建立并维系和谐的护患关系?治疗性沟通系统提供了科学的工作理念及方式。

(二)现代医学模式—整体护理观念与优质护理服务的提出

医学模式是人们对人类健康与疾病的特点和本质的哲学概括,是在不同的社会经济文化发展时期和医学科学发展阶段,对认识和解决医学问题的思考。古代医学模式主要是神明模式和自然哲学模式。现代医学模式起源于生物医学模式,从纯生物学角度研究宿主、环境和病因三大因素的动态平衡。随着人类社会发展和疾病谱的变化,人们逐渐认识到原有医学模式的不足,提出了生物—心理—社会医学模式。

这一模式的提出,为现代医学开拓了广阔的空间,赋予其更丰富的内涵,拓展了医疗与护理服务的范围,强调关心病人,注重技术与服务的共同提高。整体护理理念与护理程序化工作方式的提出,也是基于这一医疗模式的转变。从单纯的重视病人的生活和疾病的护理发展为全面重视病人生物、心理和社会方面对人的健康的影响;从单纯的病人护理发展为对健康人的预防保健;重视人的生命过程,从新生儿、婴儿、儿童、青少年、中年到老年各个阶段,整体护理理念及护理程序化工作方式给出了详细的工作指导。优质护理服务并不局限于满足病人生活或生存的基本需求,还要拓展到帮助病人解决由疾病而致的心理社会问题,也就是优质护理从"心"开始。治疗性沟通系统试图在护患沟通领域中,探索系统而标准的理念与实施模式来指导护士如何去科学、有序地展开与病人的沟通,运用沟通这一治疗手段去解决病人对疾病的认知问题,最终改善其生活方式,治疗疾病,促进康复。

(三)系统论、信息论、控制论等理论思想的渗透

1. 系统论(systems theory)　20世纪20年代初,美籍奥地利生物学家贝塔朗菲(Ludwig won Bertalanffy)开始专注于系统论理论的研究。1968年,其总结性专著《一般系统论:基础、发展和应用》问世后,系统论在全世界范围内受到普遍重视,并迅速渗透到自然科学、社会科学和人文科学等许多领域,成为当代最有影响的理论模式之一。

如前所述,治疗性沟通系统和系统论的任何一个经典系统一样,具有集合性、整体性、开放性、相互依存性等特征。一方面,治疗性沟通的要素包括关系性沟通、评估性沟通和治疗性沟通,这三个要素间彼此相互作用,形成一个整体,共同达成沟通效果。另一方面,病人的生理、心理和社会文化状况自成系统,护士的生理、心理和社会文化状况也自成系统,当这两个子系统在一定环境下"碰撞"形成护患沟通系统后,可能会形成三种不同的效果:有效沟通、无效沟通和类有效沟通。而治疗性沟通系统旨在强调沟通的个体化、系统化、专业化及如何相对标准地增强沟通效果。

2. 信息论(information theory)　信息论于1948年由美国学者香农(C. E. Shannon)提出,信息是对物质存在形式和属性的概括,人类的生产、生活方式都普遍存在着信息。信息论主要是研究信息在获取、传输、储存、处理和交换中所表现出的一般规律。

治疗性沟通系统中,信息是灵魂,系统中的所有沟通形式都是在为信息的传递提供载体。护士如何准确评估病人,如何结合自身的能力获取所需要的信息,如何通过环境的调控使信息准确、无误地传输出去,如何检验病人的接收、理解和消化吸收能力,这都需要信息论提供理论依据及指导。

3. 控制论(cybernetics)　1948年美国数学家维纳(N. Wiener)首先提出控制论,主要以

动物和机械为研究对象,探讨系统的控制以及信息传递的规律。控制论的思想可应用于任何系统,是研究各类系统的调节和控制规律的科学,整个控制过程就是一个信息流通的过程,控制就是通过信息的传输、变换、加工、处理来实现的。反馈对系统的控制和稳定起着决定性的作用,是控制论的核心问题。控制论就是研究如何利用控制器,通过信息的变换和反馈作用,使系统按照人们预定的程序运行,最终达到期望的目标的科学理论。

控制论的发生和发展是在动物学领域和机械控制领域,但其经典的理念在人文社会科学中同样有着广泛的运用,在人际沟通中、在治疗性沟通系统中,也有着重要的指导意义。控制与反馈是沟通过程中的重要环节,护士要能对整个沟通过程实施控制,也要让病人意识到应该对自身的健康状况加以管理。治疗性沟通系统通过关系性沟通、评估性沟通和治疗性沟通三个不同层面对沟通效果进行评价来控制整个系统,以期达成有效沟通。

(四)提升护士职业价值的内在要求

护理工作是病人在住院期间接受的唯一的全天候、不间断的照护服务。护士作为护理工作的实施主体,往往并没有因为所付出的辛劳得到病人及其家属、甚至是医生群体的认可;很多护士由于常年的劳作,相对较低的社会认可程度,加之日益严峻的职业压力,均有不同程度的职业倦怠感,对工作缺乏热情。

医学模式的转变为护理工作增添了很多的内涵,从单纯关心病人的身体状况,到关注病人的心理、社会状态;从对病人的护理,到对病人及其家属、乃至整个社会群体,包括健康人的照护;从医院环境开始扩展到院外、社区医疗卫生服务,护士有了更广阔的空间去发挥自己的作用。同时,物质文化水平日益提高,社会群体的健康意识明显增强,迫切地需要改革医疗、护理模式,加强人们对健康和疾病知识的认知,使他们能够得到关于如何促进健康和恢复健康的信息。这都为护士提升自己的职业价值创造了良好的机会。

随着治疗性沟通系统理念和工作模式的提出,期待临床护士在治疗性沟通系统的实施中,更好地应用医学和护理学的专业知识与病人沟通,以沟通作为"药物",治疗病人的疾病,促进其康复,从而提升护士的职业价值。

二、治疗性沟通系统的概念及特征

(一)治疗性沟通系统的概念

治疗性沟通系统是一种系统、科学而有效的护患沟通体系,目的是确认和解决病人在治疗与护理中现存或潜在的各种认知问题,从而为促进健康、恢复健康服务。治疗性沟通系统主要包括三个环节,也即三个基本要素:关系性沟通、评估性沟通和治疗性沟通。

(二)治疗性沟通系统的特征

治疗性沟通系统的提出受到系统论思想的极大影响,其特征亦符合经典系统论理论中系统的普遍特点。其主要特点如下:

1. **集合性** 治疗性沟通系统和任何一个系统一样,都由两个或两个以上的要素组成。关系性沟通、评估性沟通和治疗性沟通就是该系统的三个要素,它们有着各自鲜明的特色和独特的功能,而又共同构成系统这一整体。

2. 整体性　治疗性沟通系统作为一个系统所具备的功能远远大于任何一个独立的要素。虽然每个要素都有自己的工作内容和目的,但为了高质量地完成该系统的最终任务,即促进健康和恢复健康,单靠任一独立的沟通过程都是无法达到的。

3. 开放性　系统的"封闭"与"开放"只是两个相对的概念,事实上,并不存在绝对封闭或绝对开放的系统。任何系统,都必然以一定的方式、在一定的水平上与周围的环境发生某种交换关系。治疗性沟通系统所服务的对象是人,人的生理、心理及所处的社会文化总在发展、变化,故而该系统也必须及时做出相应调整,以达到预期目标。

4. 相互依存性　系统与要素以及系统内部各要素之间的关系呈现着重要的相互依存性。治疗性沟通系统功能的发挥有赖于关系性沟通、评估性沟通、治疗性沟通每个层面的共同作用,但各种沟通形式之间有着阶段性递进的关系,每一种沟通形式的正常运作又依赖于前一种形式所形成的人际关系模式与所积累的丰富信息。

5. 针对性　治疗性沟通系统的服务对象是人,它必然受到心理、行为、知识、文化、社会、人际交往等因素的影响。要想实现有效的沟通,必须要针对病人的个体情况进行设计。因此,治疗性沟通系统作为一种沟通理念而言,它的主要形式以及主体内容是一致的,但具体到每一个病人、每一次沟通过程,它的形式和内容又是独一无二的。

6. 非线性　护士与病人之间的沟通过程是双向的、有反馈的。关系性沟通、评估性沟通和治疗性沟通之间不是简单的线性、顺序递进关系,而是非线性的、循环反复的过程。

(三)治疗性沟通系统各要素的相互关系

关系性沟通是治疗性沟通系统的起始环节,是以人际关系的理论来指导实践的过程。主要的工作重点是在护士与病人之间建立相互熟悉、相互信任的人际关系,为后续的工作做好铺垫。同时,关系性沟通以其不拘时间地点、不拘形式、不拘内容的特点,又存在于护患沟通的任何一个阶段和环节,在评估性沟通和治疗性沟通的环节中也会经常利用这种沟通形式。

评估性沟通建立在关系性沟通的基础上,护士在了解病人一般性资料后,进一步了解其健康相关的深层资料,如遗传史和家族史、既往的健康问题、目前的健康状况、精神心理状况、住院的主要原因、日常生活方式、自理能力、治疗和护理中健康状况的变化等。这些信息大多是病人及其家属愿意告知的,而有些信息则可能涉及个人及家庭的隐私。另外,在评估性沟通中还要注意了解病人及其家属所拥有的或可利用的生活、学习和其他与健康相关的人力或物力资源。因为,后续的治疗性沟通在某种程度上,就是帮助病人利用好自己的资源来应对疾病。护士能否准确地收集全面的资料,就需要依靠和谐和信任性的护患关系氛围。

治疗性沟通是治疗性沟通系统的主体环节,是在前期准备基础上开展的关键性工作。这一阶段,护士要将病人所关注的问题讲解清楚,既要广泛地结合护士的专业背景以及实际工作,又要结合病人的个人情况;既专业又深入浅出。需要指出的是,治疗性沟通进行的过程其实也是护士进一步评估病人情况的过程,这些新信息的收集与整理,需要借助评估性工作的方式和方法,从而为下一个阶段的沟通做准备。所以,关系性沟通、评估性沟通和治疗性沟通三者的关系可如图9-1所示:

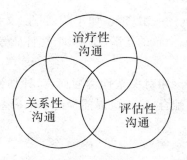

图 9-1　治疗性沟通系统各要素间的关系

第二节　关系性沟通

关系性沟通是治疗性沟通系统的第一步,是护患沟通中最常见、最灵活的沟通方式,可以独立构成一种过程,也可以融于评估性沟通与治疗性沟通的实践中。

一、关系性沟通的概念

关系性沟通是指沟通双方为建立信任关系而进行的沟通。作为治疗性沟通系统的第一步,关系性沟通的内涵有别于评估性沟通和治疗性沟通。关系性沟通,又称为"社交性沟通",在本文中,特指在人际关系理论的指导下,护士与病人及其家属不拘泥于特定时间、特定地点、特定内容进行的沟通活动。其目的是为了构建信任、和谐的护患关系,了解病人的一般资料及社会文化背景资料,为后续评估与治疗性沟通的开展奠定基础。关系性沟通的进行需要人际关系的基础理论作为指导,相关内容可参考第三章。

二、关系性沟通的要素

(一)沟通的对象

关系性沟通的对象多为病人及其家属,有时也可以是病人所在病室的其他病人及其家属。

(二)沟通的时间与地点

关系性沟通不限具体的时间与地点,它的发生发展是随机而灵活的。只要病人的身体状况、精神状况可以进行正常交谈,那么关系性沟通的发生时间可以是护士能够见到病人的任意一个时间点。沟通的地点也没有限制,医院的病房、走廊、护士办公室等任意一个地方,都可以进行交谈。

(三)沟通的内容

1.灵活选择主题　关系性沟通中的主题也没有特别的要求。可以根据沟通发生的时间和地点,根据当时的情形选择合适的话题,可以是对病人的问候,可以是对病人睡眠、饮食等状况的了解,也可以谈论天气、时事、娱乐、体育赛事、个人爱好等。通过一次或多次的关系性沟通,护士可以大致了解病人的一般资料,如年龄、职业、文化程度、家庭所在地等;病人也了解了护士的一些基本情况,如大致的年龄、工龄、个性特征等,护患双方从相互陌生到慢慢熟悉起来。

2. 预约评估性沟通的时间　相对关系性沟通而言,评估性沟通需要合适的时间、地点,需要病人有较好的精神状态来配合,护士应提前预约一个护患双方都合适的时间。

(四)沟通的形式

1. 专题的面对面沟通　这样相对正式的沟通多见于护患双方第一次见面时,尤其是病人及其家属刚入院时。对于新入院的病人而言,医院一切的环境都是陌生的,病区的环境设置、病房内的摆设、整体的装修风格、陌生的病友、忙碌的工作人员,加上对自己病情及预后的未知,以及可能存在的躯体的不适或疼痛,病人会感到陌生和无助,护患间的第一次沟通多发生在这样的情形下。

当然,专题的面对面沟通也可能出现在后续的住院期间,比如病人入院的时间恰巧是责任护士的休息时间,待责任护士上班后到病人病房进行的以互相熟悉为主要目的的交流也属于关系性沟通的范畴。

2. 治疗、护理间隙的沟通　如前所述,因为关系性沟通不强调特定的时间、地点与主题,加之大多临床护士要承担着繁重的工作压力,所以很多护士会选择在治疗与护理工作的间隙与病人进行交流。这些交谈有时是些关切的问候,有时是对病人简单疑问的解答,大多不需要花费太多的时间,但这些点点滴滴的交流汇集起来,却为护患关系的融洽做出了不小的贡献。

3. 其他形式　关系性沟通以其灵活多变的形式往往穿插在后续的评估性沟通与治疗性沟通之间。相对于关系性沟通,评估性沟通与治疗性沟通是主题明确的交流方式,但任何一种主题明确的交谈都不可能一开始就直接围绕着主题展开,适量的轻松交谈和情感交流是少不了的。如前所述,三个要素即三种不同沟通形式之间存在着交集。

当然,若病人的病情比较严重,需要护士迅速收集材料后做出反应或是配合医生展开抢救、治疗时,关系性沟通也可以作为评估性沟通的前奏出现,即护士在较短的时间内与病人及其家属进行初步的相互熟悉后,随即展开后续工作。

三、关系性沟通对护士的要求

(一)良好的职业修养

护理是一项专业性极强的工作,因为其服务的对象是人和人的生命全过程,所以护士要树立科学的世界观、人生观和价值观,能够认识护理专业的社会价值,愿意为护理专业的发展做出自己的努力。同时,护士应具备高度的责任感,具有慎独修养,尊重生命,一切以服务对象为中心。护士群体的每个个体都有着多重的社会角色,以女性护士为例,除了是一位临床护理工作者以外,她们可能还具有女儿、姐妹、妻子、母亲、学生等身份。纷繁的社会角色往往会分散她们的时间和精力,但对于一个有着良好的职业修养的护士而言,一旦进入工作岗位就能够全力投入。她们不会将生活中的压力带入工作,也不会将工作中的问题带入生活。

(二)大方得体的仪表、体态

护士是医院里与病人接触时间最长、关系最密切的群体,在日常工作中所表现出来的个体形象、容貌、服饰、言谈举止等已经成为职业活动中不可或缺的一部分,这其中所传递出来的良好的职业素养往往能给病人带来舒适的美感与职业信任。基本的要求包括:护士应衣帽穿戴整洁(衣服大小、长短适宜,发型整洁不凌乱,帽子佩戴得端正、美观),淡妆上岗,精神状态饱满、面带微笑,站、坐、走、蹲、执行操作时身体动作和姿态优雅、端庄等。

(三)平等真诚的态度

医院中的住院病人往往来自五湖四海、各行各业,有着不同的文化程度、不同的经济能力、不同的职业和身份。在日常护理工作中,护士应意识到,不论出身、职业或地位如何,每位病人都是平等的,对每位病人都应表现出平等而真诚的态度。接受病人及家属的个性差异,如不同的宗教信仰、风俗习惯,尊重病人的个性特征,如好胜心强、追求完美等,尤其要充分理解病人因疾病压力导致的过激情绪,如易怒、过于敏感等。平等而真诚的态度对于构建和谐、友好、相互信任的护患关系是十分重要的。

链接

几个小故事

故事一: 世界著名的文学家萧伯纳一次到苏联访问,在街头遇见一位聪明伶俐的小姑娘,就和她一起玩耍。离别时他对小姑娘说:"回去告诉你妈妈,今天和你玩的是世界著名的萧伯纳。"不料那位小姑娘竟学着萧伯纳的语气说:"你回去告诉你妈妈,今天和你玩的是苏联小姑娘卡嘉。"这件事给萧伯纳很大的震动,他感慨地说:"一个人无论他有多大的成就,他在人格上和任何人都是平等的。"

故事二: 俄国作家屠格涅夫有一次在街上散步,一个乞丐跪倒在地求道:"先生,给我一点食物吧。"屠格涅夫寻遍全身无一点可充饥之物。只好说:"兄弟啊!对不起!我没带吃的!"这时,那乞丐站起身,脸上挂着泪花,紧握作家的手说:"谢谢你!我本已走投无路,打算讨点吃的后就离开这个世界。您的一声'兄弟'让我感到这世间还有真情在,它给了我活下去的勇气。"

故事三: 一次,英国女王维多利亚忙于接见王公,却把她的丈夫阿尔贝特冷落在一边。丈夫很生气,就悄悄回到卧室。不久有人敲门,丈夫问:"谁?"回答:"我是女王。"门没有开,女王又敲门。房内又问:"谁?"女王和气地说:"维多利亚!"可是门依然紧闭。女王气极,想想还是要回去,于是再敲门,并婉和地回答:"你的妻子。"丈夫边笑边打开了房门。这个故事说出一个道理:只有你平等待人,别人才会尊重你,无论你是谁。

(四)通俗温暖的语言表达

俗话说:"一句话使人笑,一句话使人跳。"说的就是语言的力量。护患沟通中,护士应有得体的语言表达方式。

1. **使用普通话** 无论在什么地区、级别的医院,医护人员都应该使用普通话进行交谈,尤其是当有外地人在场的时候,使用本地方言会使人有被排除在某种范围之外的陌生感。

2. **尽量避免使用医学术语** 医学术语是为了便于医护工作者之间进行口头或书面交流时所使用的专业性语言。在与病人及其家属交谈的过程中,应尽量用通俗、易懂的话来表达医学术语所代表的含义,这样可减少沟通中的障碍。

3. **注意语音语调的变化** 大多数交谈中,护士可用平和的语音语调进行交谈,但某些特殊情境,语音语调的变化能起到意想不到的作用。尤其是当发现病人在治疗与护理过程中有好的表现和变化时,护士可以稍提高声调来表达,以坚定病人的某一信念或强化病人的某一行为。如"您术后恢复得很快,今天的气色明显比昨天好多了";"坚持适当的运动很重要,今天餐后的血糖值要比昨天餐后的降低很多"。

4. **选择合适的称谓** 护士对病人的称谓十分重要,可视病人的年龄、职业不同而选择不同的称呼。对于和自己年龄相仿的病人,可以直呼其姓名,熟悉后也可以直接以名相称;对比自己年长的病人,可称呼"王老"、"张老"等以表敬重,或"老张"、"老李"以表随和,或是结合职业称呼"赵老师"、"李会计"等;对比自己年轻的,可直呼姓名,也可以称呼"小马"、"小刘"等;对少年儿童,可以称呼"小朋友"或直呼小名以示亲切。

(五)合理化的个性展示

病人有不同的文化背景、职业、爱好,护士也有自己的个性特征,有的温柔、有的腼腆、有的大方、有的干练、有的朴素、有的时尚、有的沉稳、有的急躁。临床护理工作中,因为有着各不相同的病人,使得护理工作充满了挑战,也因有着性格各异、风格不同的护士,使得护理工作充满了色彩,避免陷入千篇一律的无味与平淡。在实际工作中,护士时时以病人为中心,不违反医院的各项规章制度,不对其他工作人员造成影响的情况下,可以有合理的个性展示,这也是体现了护理管理的"人性化"和"以人为本"。

(六)较广泛的兴趣、爱好

除了本职工作以外,护士应努力发展自己的兴趣与爱好。这样,既可以丰富自己的业余生活、保持良好的精神状态,也为自己与他人的交流提供了很好的素材。

第三节 评估性沟通

评估性沟通是治疗性沟通系统的第二步,是以关系性沟通所构建的良好护患关系为基础,目的是为了收集更多与治疗和护理工作相关的信息,然后去发现和提出病人现存的或潜在的、主要的生理、心理、社会或环境等与治疗或护理相关的问题。

一、评估性沟通的概念

评估性沟通是在护理工作中,为收集与病人个体健康相关的信息,促进病人参与明确护理问题、制定和实施护理计划所进行的护患交流活动。评估性沟通应有计划、有步骤地收集病人生理、心理、社会文化或环境等方面的资料,并对其进行整理和分析后形成对病人健康问题的判断。

二、评估性沟通的内容与形式

(一)评估性沟通的内容

1. 一般资料的进一步完善　关系性沟通中需要收集并记录病人的一般资料,若有遗漏和不足,可在评估性沟通中予以进一步完善。包括病人的姓名、民族、性别、年龄、职业、文化程度、婚姻状况、住址、家庭的经济状况、主要家庭成员及其健康状况等。

2. 病人的既往健康状况　既往健康状况往往能够提供大量的信息,从而帮助护士更好地了解病人此次的诊疗。包括既往病史、婚育史、用药史、药物过敏史、传染病史、家族史等。

3. 现在的健康状况及相关问题　包括此次住院的首发症状、病史、目前主要的病情表现、日常饮食情况、睡眠情况、排泄情况、运动的参与情况、生活自理能力等。

4. 个性心理特征　个性心理特征是指个体在其心理活动中经常地、稳定地表现出来的特征,这主要是个人的能力、气质和性格。个性心理特征会对健康产生影响,如:性格内向、忧郁、多虑的人容易患溃疡病、哮喘病、肿瘤、便秘等病症。病人不同的气质、性格特点也影响着疾病的康复过程。如是否有信心,能否克服消极、畏难情绪并有坚持不懈的意志,对于一个正在进行康复锻炼的脑血管意外所致的偏瘫病人而言,将在其康复过程中起重要作用。

5. 病人拥有的资源　在病人的诊治与康复过程中,往往需要多方的人力、物力、财力等共同形成作用力,才能战胜疾病。在评估性沟通中,要注意了解病人可以获得的社会支持系统,包括社会关系及密切程度、社会组织关系及支持程度、工作与学习情况、医疗保障条件等。例如,病人是否可以获得亲人、同事或朋友给予的帮助等;还要注意了解病人的经济物质保障,例如,来自农村的病人经济收入可能比较低,但可以更方便地获得新鲜的蔬菜和五谷杂粮,或可以获得自养的家畜和水产品等。

(二)评估性沟通的形式

1. 语言沟通　语言沟通是评估性沟通最常用的方式,通过和病人及其家属的交谈,收集并记录其中有价值的信息。

2. 非语言沟通　语言沟通过程中,非语言交流的运用也非常重要。除了观察病人的症状、体征以及精神状态外,还应观察病人的心理反应、与家属或同病室其他病人之间的交谈等,以发现一些潜在的护理问题。

3. 其他　如护理体检,翻阅病人以往的健康病历,查阅相关书籍、资料等,也十分有助于获得全面而客观的资料。

(三)评估性沟通的类型

1. 入院时的评估性沟通　多在病人刚住院的一段特定时间里进行。主要收集的是病人的基线资料,建立病人的住院信息库,为后续的护理以及护理干预效果的比较提供基线资料。

2. 针对特定问题的评估性沟通　临床护理工作中,护士为病人提供的是不间断的全程护理。和医疗提供的诊断性问题不同,护理问题在整个住院期间会不停地变化。例如,病人的情绪状态在疾病的初始诊断、住院治疗期间以及即将出院等情况下会变得完全不同,即使是同一种疾病诊断、同一种治疗方法,不同的病人因为不同的个性特征、经济实力等情况,也会有着不同的表现。所以,除了初始的评估性沟通外,护士要想获得及时、准确的信息,就应该持续地关注病人的情况。

3. 应对紧急情况的评估性沟通　临床护理工作中,病人可能会因为生理性、心理性因素而发生突发的病情变化或是情绪问题。应对这样的紧急情况,护士要应用自己的专科知识和临床经验,借助评估性沟通的方式,迅速地找到问题的症结。例如本章开篇中的那个情境问题,产妇小张尚未泌乳,婴儿拒绝吸吮人工乳头而饿得哇哇大哭,小张的情绪因为孩子的哭闹变得极度低落。护士发现这一问题后应立即展开工作,找出产妇尚未泌乳以及婴儿拒绝人工乳头的可能原因,然后帮助产妇早"开奶",帮助婴儿喂哺代乳品,以切实解决产妇的问题。

4. 出院时的评估性沟通　在护患关系的结束期,评估性沟通仍然发挥着重要的作用。护士需要收集病人当前的信息与初始的信息相比较,以评价护理工作的效果;同时,也要借助这些信息的获得来发现病人有无新的或潜在的问题出现,争取在出院前帮助病人及其家属共同解决。比如,在糖尿病病人出院前,护士再次评估病人对于饮食控制、用药方法、血糖监控等主要措施的掌握情况,发现其错误或模糊认知时,及时给予纠正。

三、评估性沟通的实施

(一)评估性沟通的准备阶段

1. 遵守约定　一般而言,护士在关系性沟通即将结束的时候,要与病人约定下一次交谈的大致时间。所以,若有事先约定,护士一定要在约定的时间来与病人及其家属进行交谈,这是治疗性沟通系统中必须遵照的原则之一,因为兑现承诺是建立信任关系的必要条件。若某一方因故不能遵守约定,应提前告知对方;尤其是护士,除非是不可抗拒的因素,否则不应随便更改与病人的约定,若必须更改,应提前告知病人及其家属并解释原因,以取得理解。

2. 做好环境准备　选择良好的沟通环境对于沟通效果而言是事半功倍的条件。病房是大多护患沟通进行的场所,选择这个交谈环境要注意其利弊。利在于,相对于医院其他环境而言,这个环境是病人及其家属较为熟悉的地方,能够消除陌生环境给人带来的不舒适;弊在于,尤其是多人共住的病房,人员嘈杂,可能影响沟通的进行过程和效果。此外,评估性沟通中需要病人及其家属提供很多信息,其中包括既往病史、家族病史、经济状况等较多隐私信息。所以,在适当的条件下,可提供病人及其家属几个备选的环境,如病房、护士办公室、医生办公室、病人会客厅(根据医院具体情况定)等。地点选择好之后,护士应酌情关闭房门,避免噪音的干扰,同时也可让病人有较为舒适的空间感。

3. 护士自身准备　护士在进行治疗性沟通之前要安排好自己的工作,以保证有充足的时间和不被轻易打扰。同时,护士应对病人及其家属的一般性资料有清楚的了解,尤其是病人的姓名、床号等最基本的住院信息,否则会给病人及家属带来不信任以及不被尊重的消极感受。

4. 病人及其家属的准备　任何一个主题明确的沟通都需要病人有较好的状态投入,评估性沟通也是如此。病人要神志清楚、精力充足、没有疼痛和特殊的不适,愿意参与沟通过程;家属也能积极配合,并且能够给予及时的补充或说明。

(二)评估性沟通的开始阶段

1. 问候病人及家属并自我介绍　礼貌地称呼并问候病人及家属,主动自我介绍,营造融洽的交谈氛围。

2. 为病人安置舒适的卧位　舒适的卧位能够减少病人体力的消耗,保证沟通的效果。护士应该结合病人的病情及实际情况,为其选择合适的卧位,如为体质虚弱的病人摇起床头支架,保持半坐卧位;为只能平卧的病人增加一个软枕,稍稍抬起头部等。

3. 介绍沟通时目的及大致所需的时间　主动介绍评估性沟通的主要目的,尤其要说明的是,病人及家属提供的信息是后续护理工作的主要依据,要强调其真实、准确、全面地提供信息的重要性。同时,要告知病人及家属大致所需要的时间,以使其有较充分的思想准备。

(三)评估性沟通的进行阶段

1. 评估性沟通的理论基础

(1) 马斯洛(Abraham H. Maslow)需要层次理论:评估性沟通中使用最广泛的理论模式就是马斯洛需要层次理论。例如爱与归属感的需要,人们在生理及安全的需要得到保证后,希望自己归属于某一群体(家庭、社会团体等),并与他人建立感情,渴望被他人或群体接纳、关心和爱护;同时也希望能够关爱他人、释放自己的爱心。这些需要就是爱与归属感的体现。

评估性沟通中,护士可以根据马斯洛需要层次理论来指导自己循序渐进地收集病人的材料。如先从病人的生理需要入手,重点了解病人有无疼痛、有无呼吸型态的异常、有无生命体征的异常改变、排便排尿是否正常等;然后了解其安全的需要(包括生理安全和心理安全两个方面)、爱与归属感的需要等等。

(2) 其他:除了马斯洛需要层次理论外,评估工作中还经常借鉴的是戈登(Gorden M, 1982)的"功能性健康型态整理分类"和北美护理诊断协会(North American Nursing Diagnosis Association, NANDA)的"人类反应型态分类"。这两种分类方法的提出最初都是运用在护理诊断的分类上,但在评估性护理中,护士也可以将其迁移到对病人信息的管理中来。戈登建议将信息按健康型态整理分类,分为健康感知—健康管理型态、营养代谢型态、排泄型态、活动—运动型态、睡眠—休息型态、认知—感受型态、角色—关系型态、自我感受—自我感念型态、性—生殖型态、应对—压力耐受型态、价值—信念型态等11个维度。NANDA将人类的反应型态共计分为交换、沟通、关系、价值、选择、移动、感知、知识、感觉等9个维度。但相对而言,马斯洛的理论更易理解和记忆,也更符合国人的思维习惯,故其应用较后二者广泛。

2. 评估性沟通中的技巧　第八章已经详细介绍了多种沟通技巧,每一种技巧的使用都有其特定的情境,在评估性沟通中护士最常用的是倾听、提问与澄清。

(1)有效的倾听:沟通时,护士应与病人保持合适的距离,有礼貌地注视对方的眼睛以保持眼神的交流,不随意打断对方的谈话,适当地用"嗯"、"是的"、"没错"等语言或点头等非语言的行为表示你在认真地倾听。这样友好的交流氛围使病人及家属愿意说出更多的信息,而这些信息对护士真实、生动地理解病人这一独特的个体有着很大的帮助。

在开篇的情境中,护士通过认真倾听产妇小张的哭诉才知道,小张为了成功怀孕经历了很长时间的努力,怀孕之后因先兆流产卧床保胎长达3个月;婆婆希望小张能生个男孩,对生下来是个女婴感到非常不满意。这所有的情况都使小张十分珍爱这个小生命,婆家人的不满甚至更激发了她对孩子的怜爱与保护。所以,当小张发现自己因为未能泌乳而导致小宝宝饿得哇哇大哭时,心里非常委屈、非常自责、非常焦急和无助。不难发现,若护士没有和产妇建立良好的护患关系,没有给产妇充足的时间和耐心让其倾诉的话,仅仅依靠一般的评估和交流,是没有办法获取上述信息的。

(2)提问:病人提供信息的思路是根据护士的提问进行的,所以循序渐进的提问十分必要,这样不容易遗漏重要的信息;追问式问题的提出,可以帮助护士对某一重要信息进行深入了解;另外,病人在叙述某一问题时有时容易过于投入,以致大大偏离了交谈的主题,而直接打断往往会使病人感到尚未尽兴或有些尴尬,这时护士可以通过提问的方式来转移病人的注意力。这样的话,既结束了没有太多实际意义的谈话,又帮助病人将注意力放到下一个话题上,使其交流的需要得以继续满足。

例如,在与某病人进行评估性交谈时,护士希望了解病人家属对其理解和支持情况。病人谈及家人后显得比较兴奋,告诉护士她的孩子们都十分孝顺,不论是物质上和精神上都十分关心她,并且每个人的家庭和事业都发展得很好,接着又展开对每个孩子性格、家庭和工作情况的详细描述。这些信息对于病人此次住院的诊疗而言,有些过于冗余,所以护士可以适时地这样提问:"有这么好的儿女,您真是位幸福的母亲啊。既然孩子们那么关心爱护您,您一定要健健康康的才是,那您对自己疾病的治疗和康复有信心吗?"通过这样巧妙的小结与提问,护士将病人完全带出了先前的情境,使其转而开始对自身疾病的认知展开思考,护士也开始继续收集其关于疾病认知方面的信息。

(3)澄清:当病人提供的信息比较含混不清时,护士需要运用澄清这一沟通技巧。例如,病人说"我抽烟有些年头了"、"最近我总觉得哪儿都不对劲"等。这些信息对于正确认知病人生理、心理和社会功能有很大作用,所以护士应对其中模糊的信息予以确认,如"这么说,您抽烟很久了。那您说'有些年头'大概是多久呢?另外,能不能告诉我您每天大概吸多少支烟";"您能不能描述一下都是哪些地方不舒服,又是哪种不舒服呢"。

(四)评估性沟通的结束阶段

1. 约定治疗性沟通的时间和地点并安置病人　在充分了解病人的相关信息后,护士需要和病人及家属约定治疗性沟通的实施时间和地点。考虑到治疗性沟通所需要的时间更长、也更需要病人及家属的全心投入,护患双方应共同协商恰当的时间和地点。

此外,较长时间的交谈可能会使病人感觉到有些疲惫,评估性沟通结束后,护士应酌情将病人重新安置一个舒适的体位。同时,对于病人及家属予以的大力配合,护士应表示真诚的感谢,道别后离开。

2. 整理分析材料　护士回到办公室后,应整理、分析刚才所获得的资料与信息,马斯洛的基本需要层次理论也可为该过程提供指导。

护士应注意,马斯洛所概括的五个基本需要层次,就某一个独立的个体而言,从发生和发展顺序上并不是按部就班的。例如,大家都熟知的"党的好干部"焦裕禄同志,在肝癌晚期仍忍着剧烈的病痛坚持在工作岗位上。对他而言,生理的需要已经早已置之度外,支撑他的是"为人民服务"的崇高理想,是自我实现的最高需要。医院里也不乏这样的病人,如一位母亲在得知孩子生病后义无反顾地要求出院;某个病人忍着口渴也不愿喝水,为的是减少排尿次数以减轻自己对别人的依赖。所以,护士在运用马斯洛的理论对病人的信息进行整理、分析时,一定要充分从病人的角度出发,结合病人的实际情况来排列问题的先后顺序。

3. 确定治疗性沟通的主题　治疗性沟通的主题是整个治疗性沟通必须紧紧围绕的核心,一旦确定下来,后续的很多工作都将围绕其展开,所以确定主题非常重要,要遵循以下几个要求:

(1)主题所包括的内容是治疗性沟通系统范畴内能解决的问题。

治疗性沟通系统是以沟通为主要手段来增进病人及家属对某些观念、某方面的知识、某些医疗手段的理解;以沟通为手段来改变病人及家属对某一错误理念或行为的认知;以沟通为手段来改善病人及家属的某些不良情绪。如护士在评估时发现一位糖尿病病人对于饮食控制存在错误的理解,那么可以以"糖尿病病人的饮食控制"为主题进行治疗性沟通,改变其对于饮食控制的错误理念和行为;如护士在评估时发现一位阑尾炎术后的病人因为害怕切口疼痛拒绝下床活动,那么可以以"阑尾炎术后运动指导"为主题与其进行沟通。这些主题的拟定,是可以通过以沟通为主要手段来解决的。如果出现"体温过高"、"切口疼痛"、"进食障碍"等问题,那么就不能通过治疗性沟通系统来解决了,必须依靠其他物理或化学等诊疗手段予以解除。

因此,对于临床工作者而言,治疗性沟通的主题可大致归纳如下:入院指导、各类一般及特殊检查指导、各类术前或产前指导、各类术后或产后指导、各类留置管道的使用指导、用药指导、饮食指导、功能恢复及训练指导、各种负性情绪的心理疏导及出院指导等。

(2)主题所包括的内容是病人急切想要了解的,或经过护士评估后认为是病人目前需要尽快予以解决的。

例如,经评估发现,一位病人拟择期进行"胃大部切除术",他因为完全不了解即将接受的手术方式及预后情况而过分焦虑,以致连续两夜无法入睡,情绪表现较为激动。那么,这种情况对于术前准备来说,无疑有着重大的影响,如果病人不能保持良好的生理和心理状况,他将无法按时接受手术治疗,对疾病的控制将会产生很坏的影响。所以,护士可以以"胃大部切除术的手术方式及预后"为主题来详细告知病人麻醉的方式、手术进展的大致过程以及预后情况,同时可以告知病人,医院在此类手术治疗方面有高超的医疗技术水平,还可以简要介绍成功手术的案例,以增强其信心,安抚其焦虑的情绪。

(3)所拟定的主题要充分考虑病人的理解和接受能力,大小合适。

通常情况下,病人对于自身的疾病存在很多的认知缺陷,而且这些问题都会严重地影响疾病的诊疗,尤其是病人出院后的家庭治疗和自我监控。若一下子将知识传递给病人,考虑到病人的理解和接受能力以及对护士自身知识储备的挑战,不一定能充分发挥治疗性沟通的作用。所以,对于这种情况,护士应分次、少量地进行沟通,每次拟定的主题要大小合适,既保证护士传递信息的准确性和严谨性,又使病人能充分地消化和吸收。

四、评估性沟通对护士的要求

除了关系性沟通中对护士的要求外,评估性沟通以其特定的工作任务要求护士做到理论扎实、态度细致、灵活地掌握沟通技巧。

(一)扎实的理论基础

护士需要有相关的理论知识。评估工作的进行需要有理论知识的指导,如前所述的马斯洛基本需要层次理论等,这些理论知识的运用为评估工作构建了框架。护士需要熟知这些理论模式,以便在实际工作中灵活运用。

护士应该具备过硬的专业基本功。有了理论框架之后,护士应该在框架内深层次挖掘与该病人相关的信息,并且能够利用专业基础知识辨别病人目前的状态是正常的还是异常的,产生的原因可能是什么,如何帮助其解决。

(二)细致而耐心的态度

与关系性沟通不同,护士在与病人的沟通中应该全心投入,耐心地倾听病人及家属的表达,细致入微地体察一些语言信息背后的潜在含义,并且能够真正站在对方的角度进行思考。

(三)娴熟的沟通技能

人际关系的建立与人际沟通中有很多的技巧,护患沟通中一些常用的技巧已在上一章中进行了重点阐述。在其他形式的沟通中,技巧的应用目的是如何更好地保证沟通的效果,可以说是"锦上添花";而在评估性沟通中,恰当地使用沟通技巧所起到的作用是"雪中送炭",关系到有些信息能否准确地获取。所以护士应该在学习到相关技巧之后反复练习,在实践中运用,在实践中思考,直到能够熟练地在任何沟通情境中使用。

第四节 治疗性沟通

治疗性沟通是治疗性沟通系统中的核心内容,以沟通为治疗手段来解决病人现存的或潜在的认知问题,丰富了护理工作的职业内涵,也增加了护士的职业认同感。

一、治疗性沟通的概念

治疗性沟通是护士为解决病人现存的或潜在的健康问题所进行的特定的护患沟通。根据治疗性沟通的相关要素,从集合的观点来理解,治疗性沟通是应用系统理论、现代医学模式、整体护理理论、人际沟通和人际关系的基础理论、医学基础理论、心理学、伦理学、护理学等相关专业知识;以护士为主导,以病人及家属和相关社会人员为主体的双向互动;参照护理程序的方法和步骤;根据病人在疾病诊疗与护理不同时间和不同需求确定每次的沟通主题;在约定的时间和环境中,为解决病人客观存在的生物、心理、精神、文化及社会支持系统中变化的或动态的健康相关问题所进行的一系列护患沟通活动。

二、治疗性沟通的原则

(一)目的性原则

治疗性沟通与评估性沟通一样,有着非常明确的目的。在关系性沟通所构建的和谐护患关系的基础上,根据评估性沟通所获得的信息拟定好主题,治疗性沟通就是要通过沟通这一治疗手段来解决病人急需了解的问题,通过对情绪状态的改善和对疾病与健康的正确认知来达到辅助正常诊疗的效果。

(二)整体性原则

治疗性沟通常会以病人及家属共同作为沟通对象。沟通中,护士应首先以病人为中心,充分理解其生理、心理和社会角色对沟通过程可能产生的影响。同时,护士也应重视家属对病人的影响。良好的家庭支持有利于病人健康问题的解决,可将病人与家属视为同一整体;而貌合神离的支持关系则可能会影响到后续的沟通质量。如果护士在评估性沟通或是治疗性沟通中发现这一问题,则应该在沟通过程中加强对家属的引导,使他们意识到病人及家属所构成的统一整体对病人的重要意义,鼓励他们共同参与到病人疾病的诊疗和康复过程中来。

本章开篇案例中的产妇小张,由于身边的照顾者是丈夫的姐姐,所以在评估性沟通进行时,对某些情况的回答,尤其是问到产妇的家庭支持状况时,小张总是有些闪烁其词。了解到这样的情况后,在治疗性沟通过程中,护士有意强调家庭支持对产妇身体恢复、保持良好情绪的重要作用,并不时地夸奖家属已经做出的努力,鼓励他们再接再厉。

(三)个性化原则

临床上,很多病人罹患同一种疾病。例如内分泌科,可能一半以上的住院人群都是2型糖尿病病人;而普外科,需要做同一种手术治疗的病人也不在少数。尽管入住同一科室、尽管罹患的是同一种疾病,但病人在诊疗过程中存在的或潜在的健康问题却会因为其年龄、性别、职业、个性特征、价值观、知识文化水平、社会支持系统等因素的不同而存在很大的差异。

例如,同样是糖尿病,一个职业是中学教师、大学学历、个性乐观、约50岁左右的男性病人,和一个靠外出打工谋生、中学文化、家庭境遇比较窘困、同样约50岁左右的男性病人,这两者在患病后的心态上、对疾病和健康知识的需求上、在理解和接受水平上,都是有差异的。前者可能会较快地接受患病的事实,然后将注意力转移到如何加强自身保健来将疾病的威胁降到最低;而后者可能会因为疾病对自身劳动力的影响、给家庭经济收入带来的负担等感到沉重的压力。那么,护士在给这两位病人进行治疗性沟通时,同样是要告知糖尿病的自我保健知识,对于后者,护士可能要先进行一次心理疏导,消除其心理负担后,再进行相关知识的传授。

三、治疗性沟通的过程

(一)治疗性沟通的准备阶段

1. **熟悉背景资料** 一般而言,治疗性沟通距离关系性沟通和评估性沟通可能有一天左右的时间间隔。由于临床护理工作量大,护士接触的病人多,所以在准备治疗性沟通所需的材料时,护士一定要进一步熟悉病人基本的背景信息,确保自己所准备的就是病人急需或需要尽快解决的生理、心理、社会等相关健康问题。

2. **进一步明确主题**

(1)根据评估性沟通结束期所确定的主题来明确主要沟通内容及目的。举例如下:

入院指导。该主题旨在帮助病人更好地应对生病与住院这两个生活事件对其生理和心理带来的影响,使病人通过对环境的熟悉、对医院规章制度的熟悉、对主治医生和责任护士的认识和了解来消除对医院环境的陌生感。

各类一般及特殊检查指导。病人在整个疾病诊疗过程中需要接受多种检查,有些是常规的,如留取尿液及粪便标本、配合护士留取血标本等;有些专科性很强,如胆囊造影、脊髓穿刺等。护士需要借助评估性沟通了解病人对于该项检查的知晓情况,根据病人及家属的需要将注意事项告知清楚。如尿标本需要留取病人晨起后第一次排出的尿液;胆囊造影检查前一天中午,病人需要进食高脂肪餐以刺激胆囊收缩和排空,晚餐进食无脂肪、低蛋白、高糖类的清淡饮食,晚餐后服造影剂,服药后禁食、禁水、禁烟至检查日上午。

(2)**列出沟通提纲** 提纲可以帮助护士在沟通中把握进度与节奏,也可以帮助病人更好地记忆和理解全部沟通内容。例如,在给病人及家属做入院指导时,护士可列出以下沟通提纲:

①问候并再次主动介绍自己,告知此次沟通需要多长时间;
②介绍医疗及护理组的成员;
③介绍病房环境及家具的使用,如卫浴设施的使用方法、衣柜的分配、如何保持病室整洁等;
④介绍病区环境,重点介绍医生办公室和护士办公室的位置;
⑤介绍餐饮的安排及热水的供应情况;
⑥介绍医院的作息时间安排;
⑦介绍医院的探视制度;
⑧询问病人及家属有无其他疑问与需要。

又如,向一长期卧床的病人及家属介绍"压疮及防治方法"时,可列出以下提纲:

①问候并告知此次沟通所需时间及重难点;
②压疮的概念及发生原因(可展示几幅图片);
③压疮易发生的部位;
④压疮的分期和临床表现;
⑤根据每一分期的特点进行护理;
⑥归纳预防的重点方法:勤擦洗、勤翻身、勤观察、勤按摩、勤更换、勤整理;

⑦询问病人及家属有无其他疑问与需要。

3. 准备沟通资料　大多数病人是不了解自己所罹患疾病的诊疗及自我保健方法的,医护人员的介绍是他们最主要的信息获取途径,而治疗性沟通是最常用的沟通方式。所以,治疗性沟通所传递的信息要求有很高的准确性。为了确保准确性,信息的获取通常需要经过以下几种途径:

(1)教科书:书本里的知识一般较为经典而严谨,可以作为信息获取的主要来源之一。但同时需要注意的是,书本的知识又往往滞后于临床工作的快速发展。

(2)学术期刊、杂志:这些实效性很强的知识来源渠道可以有效地弥补书本知识的不足,大大拓宽临床护理工作的知识视野。

(3)专业网站:普通网页中所提供的信息一般不能作为治疗性沟通的内容传递给病人及家属。需要指出的是,这里的网站并非一般的网站,指的是经过专业认证的权威的网站,例如世界卫生组织的官方网站(http://www.who.int/zh/)、循证医学中心的 Cochrane library(http://www.cochrane.org)等。

(4)以往的经验:"经验"是个中性词。过于依赖经验,有时候会让护士的思维限于定势的困境,无法扩展也无法更新对问题的认知。但有时候,护士审慎地运用经验,往往能够更快、更清楚地发现问题,同时也能尽快地用更好的方法解决问题。

(5)医疗协作组的讨论:为了使传递给病人的信息更准确,尤其是与医生的步调一致,护士应与病人的主治医生共同讨论沟通的提纲及重要的信息,再次确保其权威性与准确性。

(6)以往成功的案例:护士可整理和病人情况类似的成功治疗的案例来增强病人及家属对诊疗及预后的信心。

4. 环境准备　根据所选择的沟通地点做环境准备,以环境整洁、舒适、安静、明亮为宜。

(二)治疗性沟通的开始阶段

治疗性沟通开始阶段的工作内容基本同评估性沟通,主要是问候病人及家属,为病人安置舒适的卧位,介绍此次沟通的主题及大致所需要的时间。

值得注意的是,治疗性沟通比评估性沟通需要病人和家属更多的参与,他们需要理解、记忆其中很多的内容,并且要掌握重难点知识。所以,在开始阶段,护士应提醒病人及家属要集中注意力,如果遇到不懂的或是没听明白的,可以随时打断护士的谈话进行提问。

(三)治疗性沟通的进行阶段

治疗性沟通的进行阶段是护士根据主题具体向病人及家属进行讲解的过程,是实质阶段。根据治疗性沟通主体内容发挥作用的方式,可将沟通过程大致归纳为三种状态:指导性交谈、非指导性交谈和混合性交谈。

1. 指导性交谈　指导性交谈是指护士为病人确定问题并提供解决办法的沟通方式,是治疗性沟通最主要的沟通方式之一。病人向护士寻求指导是因为护士具有特别的知识、经验和专长,而这些可以帮助他们应付目前的情况。

如前面所说的以入院指导、各类一般及特殊检查前的指导、术前指导、术后指导等为主题的沟通形式,都属于指导性交谈。

指导性交谈的优点在于能充分发挥医护人员的专业知识与技能,能使病人有一个清楚的概念和明确的方向,知道自己现在是怎么了、需要怎么做。这样的交谈效率非常高,病人的依从性较好。

指导性交谈的缺点在于一定程度上降低了病人对问题的自我评估能力,护士处于较强的支配地位,信息的不对称(即护患在对诊疗知识的掌握上存在着明显的差异)和角色的相对不平等,容易使病人失去辨别和反对的意识和能力,从而大多处于服从状态。

2. 非指导性交谈 又称为"合作性交谈",最初是心理学家罗杰(Roger)在"以病人为中心"的心理治疗法中提出的。非指导性交谈是指护士在充分调动病人认识并解决自己健康问题潜能的前提下,鼓励病人积极参与治疗和护理过程,主动改变对自身健康不利的行为和生活方式。

前文中所提及的对病人各种负性情绪的心理疏导即属于此种交谈方式,同时也包括对不正确观念和行为方式的纠正。

例如,大多数病人在住院期间都伴有不同程度的焦虑情绪,如担心经济状况不能负担、担心工作无人接手、担心家人无法得到照顾、担心疾病的预后等。而大多数病人都清楚,焦虑情绪对于自己的疾病诊疗是有百害而无一利的,但他们作为"当局者",自己却很难从这种负性情绪中走出来。护士可以在这时提供以心理疏导为主题的治疗性沟通来帮助病人积极应对。护士在其中起到的主体作用是通过倾听、提问、积极的反馈等沟通方式促使病人主动表达内心的情绪,甚至可以通过哭泣等方式进行发泄,待平静之后再思考该如何面对或解决问题。

再如,随着生活节奏的加快,很多人都无法做到按时、保质地进餐,这对于有消化性疾病或营养代谢疾病的病人来说,是非常不利的。护士可以采用非指导性治疗性沟通的方式来使病人自己分析并认识到规律饮食对自身的重要性,从而在今后的生活中自觉、自愿地形成正确的生活方式。

3. 混合性交谈 其实任何一个治疗性沟通的进行都不能简单地将其划为指导性交谈或非指导性交谈。因为在经典的治疗性沟通中,护士一定会充分考虑病人及家属的特点及需求,鼓励其尽可能地参与到沟通的整个过程中来。

例如,对于焦虑的病人,除了允许其充分表达外,还可以引导病人采取一些缓解焦虑的措施,如渐进性肌肉放松训练或想象放松法。

> **链接**
>
> **想象放松法范例**
>
> 想象放松法，要求被试保持舒适的体位和姿势，由指导者给予语言指导，进而让被试自行想象。指导者需事先了解被试在什么情境感到最舒适与轻松。若被试常见的舒适情境是在大海边，那可以这样给出：
>
> "我静静地俯在海滩上，周围没有其他人，清风轻轻地吹着，我感觉风吹过草地和我的耳旁，我感受到了阳光温暖的照射，触到了身下海滩上的沙子，我全身感到无比的舒适，微风带来一丝丝海腥味，海涛在有节奏地唱着自己的歌，我静静地，静静地聆听着这永恒的波涛声。
>
> 我坐上了小船，在平静的水面上慢慢荡漾，小船轻轻地摇，它有节奏地向我梦想最美丽的地方摇去，我的呼吸渐渐慢而深，合着小船的节奏，在这个美丽的世界里，我尽情地享受着。
>
> 天上的白云倒映在镜子一样的水面上，不知哪是水面，哪是天空。几只海鸥在贴近水面掠过，翅膀几乎触到水面，一会儿它们又飞向蓝天，尽情地运用它们的飞行技巧，非常轻巧，潇洒自如。"

（四）治疗性沟通的结束阶段

1. **总结治疗性沟通的主要内容**　结束期，护士需小结本次治疗性沟通的主要内容，借以加深病人及家属对该部分知识的掌握。最好同时指出重、难点，并尝试用较为简短的语言对重、难点进行简要叙述。

2. **及时评价病人及家属的掌握情况**　在总结主要内容之后，可以用提问的方式，或是请病人复述的方式，让其说出在此次治疗性沟通中的主要收获。护士应根据病人的回答或复述，对其掌握情况做及时的短期评价，这样的评价也是对治疗性沟通效果的评价。

3. **酌情约定下次交谈的时间与内容**　大部分病人都要接受有计划的、多次的治疗性沟通。根据评估性沟通所拟定的主题，若还有后续的交谈安排，护士应与病人及家属约定下次交谈的时间与地点。

4. **致谢并安置病人舒适卧位**　每次治疗性沟通结束时，病人及家属总要向护士道谢。其实护士也应该真诚地致谢，为他们认真的参与和认可护士所付出的努力表示感谢。结束交谈后，护士应为病人安置一个舒适的卧位，叮嘱其好好休息。

5. **建立治疗性沟通效果的远期评价体系**　结束期的短期评价最主要的目的是为了了解病人及家属对于所传递信息的掌握情况。但治疗性沟通的真正目的是通过对于信息的掌握、对于信念的更新，使病人能自觉、主动地采取改善生活方式的措施。有了这些观念和行为的改变，才能充分证明治疗性沟通的价值。

四、治疗性沟通对护士的要求

治疗性沟通对护士的要求与关系性沟通和评估性沟通对护士的要求基本一致，但更强调护士应具备严谨、认真的工作作风。在治疗性沟通中,护士需要向病人及家属提供大量的信息,考虑到个体差异,护士需要花费大量的时间准备才能有针对性地、完整地完成沟通任务。有的护士为了使病人及家属更好地理解和记忆,还会将所讲授的知识形成图片和文字赠送给病人。

经常会有护士抱怨社会地位低、抱怨病人用两样态度对待医生和护士、抱怨无法充分发挥自己的才能……治疗性沟通系统所倡导的理念、所教授的工作方法,可以帮助护士改善病人对自己的态度,帮助护士充分发挥自己的才能而拥有较高的社会地位,实现护患沟通中真正的双赢。

第五节　治疗性沟通系统的工作范例

下文将从开篇所描述的案例入手,展示如何应用治疗性沟通系统与产妇小张沟通,解决她所遇到的问题。

护士小宋是产妇小张的责任护士,经过待产期间的接触,小宋与小张已经建立了良好的护患关系。小宋和小张年龄相当,她个性开朗乐观,自己有个2岁的女儿,常与小张交流自己怀孕及分娩时的体验。

这日清晨,休息了两天的小宋一接班就看到因小宝宝哭闹不止而显得非常焦急的小张。小张一看见小宋走进病房,眼泪就刷刷地流了下来:"我真是世界上最失败的妈妈,连喂奶这个小小的要求都不能满足我的孩子,我实在太糟糕了!"小宋原本以为会看到一个满心欢喜的小张,所以眼前的情形让其决定立即进一步了解这两天都发生了哪些事情。

小宋麻利地用小勺给小宝宝喂了20ml牛奶,很快,疲惫的小宝宝在小床上进入了梦乡。小张这时也平静了很多,趁给自己帮忙的姐姐不在,向小宋说出了实情。原来婆婆一心想抱孙子,知道生下来的是女孩后一直就没来医院探望。这让小张非常伤心,越发珍爱自己的孩子,并希望用自己的爱来弥补小宝宝奶奶疼爱的缺失。可是直到分娩次日早上仍然没有"开奶",小宝宝又不愿意吸吮奶嘴,加上切口的疼痛和身体的不便,小张感到非常委屈和自责。

再次查阅了小张病历中关于剖宫产分娩的记录之后,小宋向小张的主治医生王医生请教为何产妇还没有泌乳。王医生给予了解答,小宋又查阅了几篇文献资料加以佐证。经过充分的准备,小宋如约来到小张床前进行治疗性沟通,帮助其应对目前的境况。下面所呈现的就是此次实践过程的完整记录。

第九章 治疗性沟通系统

实践报告

治疗性沟通系统实践报告

护士姓名：__宋××__　　　　　　　所在医院：__××医院__
所在科室：__产科__　　　　　　　　实践时间：__2011.3.2__ 至 __2011.3.7__

一、关系性沟通：目的是与沟通对象建立良好护患关系并了解沟通对象的一般资料及文化社会背景等。

　　(一)沟通时间与地点：1.__2011.3.2 10AM　病房__　2.__2011.3.3 3PM　病房__
3._____

　　(二)沟通方式：1.√专题面对面沟通；2.√利用治疗、护理间隙沟通；3.其他_____

　　(三)沟通内容记要：

　　1.姓名：__张××__　　2.性别：(男、女√)　　3.年龄：__32y__

　　4.民族：__汉__　　5.职业：__营业员__　　6.婚姻：(已√、未)

　　7.文化程度：①硕士以上　②本科或大专　③高中或中专√　④初中以下　⑤文盲

　　8.家庭月收入：①2000元以上√　②1000－2000　③500－1000　④500元以下

　　9.家庭所在地：__安徽__省__长丰__(市、县)__下东__(乡、镇)_____村

　　10.主要家庭成员及职业：__丈夫－教师　哥哥－机关干部　婆婆－农民__

　　11.家庭成员目前健康状况：__体健__

　　12.其他：__产妇自怀孕第2个月开始停职、专心待产__

　　(四)效果：护患双方已建立了良好的人际关系(是√,否)

二、评估性沟通：目的是了解沟通对象的一般诊疗情况、进行护理评估、提出主要护理问题等，以利于确定治疗性沟通的主题和方案等。

　　(一)沟通时间与地点：1.__2011.3.5 10AM 病房__　2._____

　　沟通方式：　1.√与病人面对面；2.与家属面对面；3.查找医疗文件；4.其他

　　沟通内容纪要：

　　1.病房床号：__5__　　　　　　　　2.入院时间：__2011.3.2 9;30AM__

　　3.入院原因：__孕39周,待产__

　　4.既往史：__先兆流产,卧床保胎3月余__

　　5.本次住院医疗诊断：__孕39周,待产__

　　6.病人目前所处时期：①刚入院　②诊疗阶段　③药物治疗

　　④手术治疗或分娩(a.术前/产前　b.√术后/产后)　⑤康复期　⑥即将出院　⑦其他

　　7.现行的治疗方案(新入院病人,此空可不填)　__抗炎、抗感染__

　　8.目前专科情况：

　　①生命体征：T:__36.8℃__　P：__72次/min__　R：__18次/min__　BP：__125/80mmHg__

　　②主要症状：__手术伤口疼痛、尚未泌乳__

　　③阳性体征：__无__

　　④实验室检查：__无异常__

9. 准备采用的治疗方案：__继续给予抗炎治疗__

10. 病人生活能力：①完全自理　　②√部分自理　　③完全不能自理

11. 病人睡眠习惯：①正常　②入睡困难　③√易醒　④多梦　⑤失眠　⑥需用药才能入睡

12. 病人情绪：①平静　②√焦虑　③恐惧　④忧郁　⑤易激动　⑥无反应

13. 病人对自身疾病的认识：①充分认识　②√部分了解　③完全不了解

14. 家庭对病人治疗的态度：①√全力以赴　②克服困难　③一般　④其他

15. 评估性沟通过程记录（包括所有沟通参与者沟通的主要内容、表现出的反应和情绪等）

交谈内容	评析
N:你好小张,我休息了两天,刚上班就听说小公主出生了,恭喜你有了贴心的小棉袄哦!（面带微笑)	主动打招呼并祝贺
P:我一点儿也高兴不起来,心里烦透了（产妇怀抱着宝宝,半卧在床上,情绪十分低落)。	产妇情绪很不好
N:我看了你的病历,一切情况都挺好的,宝宝也十分健康。我想和你花10分钟左右的时间聊一聊。你为什么这么难过?能说给我听听吗?	
P:我准备了快两年才怀上这个孩子,后来又因为先兆流产在家保了3个多月的胎,一直到怀孕5个月都吐得厉害。全家人都对我特别好,我婆婆说,反应这么重一定是个男孩,天天都喜滋滋的。	
N:呵呵,这是老人家的想法,其实是不科学的。	
P:可她就是这么想的啊!她一直劝我去做B超,找人看了两次都没能看出性别。婆婆就更加坚信自己的想法了,说一定是个孙子。	护士认真倾听产妇叙述,对产妇所说的境况感同身受
N:看来你婆婆是太希望有个孙子。	
P:3号下午开始肚子疼,可是疼了一天一夜也没见动静。后来羊水也破了,徐医生说羊水太少会影响孩子,于是就将宝宝剖出来了。可一听说生的是个女孩,我婆婆气得厉害,到现在都没来医院看我和孩子一眼（眼泪流下来,开始哽咽、抽泣)。	
N:那你爱人是什么态度呢?	
P:他倒还好,一直对我说,女儿也很好,说他喜欢女儿。可婆婆毕竟是他妈妈,妈妈气成那样,他心里也非常不好受。	进一步了解其他家庭成员对其支持情况
N:哦,原来是这样。今早宝宝大哭是因为没有吃饱吗?	
P:是啊,我最没用了,到现在也没有奶水。我宝宝又不愿意用奶嘴,全家人都不敢用小勺子喂。可怜我的宝宝,早上饿得哇哇大哭。幸亏你给她喂了点牛奶。（怜爱地看着宝宝,眉头紧皱)	了解早上孩子大哭的原因

交谈内容	评析
N:没关系的,你放心。大家都不会让你宝宝饿到的。	坚定产妇信念,给予其社会支持
P:谢谢,我就是着急我的奶水什么时候能下来。看着宝宝每次吸得满头大汗却什么也吸不到,我心里难受极了,都不忍心让她再吸了。(用手抹了一下眼角的泪水,显得非常疲惫)	产妇情绪仍然低落
N:还是应该坚持让宝宝吸一吸,这样也好尽快下奶。我知道你现在的情况了。我看你也很累了,趁着宝宝在睡觉也赶紧休息一下吧。我回去准备一下,下午再来陪陪你,好吗?	关心爱护产妇,并约定下一次沟通的时间
P:好的,你忙吧!不耽误你时间了,和你说说话我觉得好多了。	
N:没有耽误,很高兴能帮到你。那我下午4点钟再过来看你,好吗?	
P:好的,好的。	
N:现在是你丈夫的姐姐在照顾你,是吧?如果她下午不忙,也让她一起过来我们说说话,好吗?那我先走了,再见。	邀请产妇家属也尽量一起参加治疗性沟通
P:好的,再见。	

16. 问题明确:目前诊疗阶段病人应该了解但不了解的与疾病相关的内容主要是: 剖宫产术后负性情绪的排解与早泌乳

17. 拟采用治疗性沟通的方式:①指导性交谈 ②非指导性交谈 ③√混合性交谈

(四)效果:是否已达到评估性沟通的目的(是√,否)

三、治疗性沟通:目的是为沟通对象提供与疾病诊疗护理相关的生物、心理、社会、文化、环境等认知支持等。

(一)沟通准备阶段纪要

1. 明确治疗性沟通主题及提纲。

主题:剖宫产术后负性情绪的排解与早泌乳

目的: 使产妇意识到负性情绪的危害,并鼓励其战胜其影响,促进产妇早泌乳

提纲:①使产妇意识到负性情绪的存在,并感知其对自身状态的影响

②告知产妇及家属剖宫产对负性情绪及泌乳可能造成的影响

③告知产妇及家属积极情绪对泌乳、对宝宝身心健康的重要性

④告知产妇及家属如何促进早泌乳、如何在奶水不足的情况下喂哺小宝宝

2. 做沟通内容准备时,所用参考文献:

①陶芳标.妇幼保健学.合肥:安徽大学出版社,2003,10.

②张青.剖宫产对产妇乳汁分泌的影响.山东医药,2006,46(20):98.

③王佳,廖建梅,殷国平.剖宫产术后不同镇痛方法对产妇泌乳的影响.临床麻醉学杂志,2009,25(7):606—607.

④李茹燕,赵新霞,汪红艳等.早期乳房按摩对剖宫产术后泌乳的影响.中国妇幼保健,2010,25(22):3101—3102.

⑤张欣,席薇,苗汝娟.产后抑郁妇女抑郁状况的追踪.中国心理卫生杂志,2004,18(6):376-379.

  3.向其他医护人员或有诊疗经历的病人请教内容记录:请教主治医生王医生剖宫产分娩对泌乳反射的影响,共同讨论负性心理情绪对泌乳可能造成的影响

  4.与沟通对象约定交谈的时间: 2011.3.5 4PM 地点: 病房

  参加人员: 产妇、产妇丈夫、产妇丈夫的姐姐 方式: 本人主讲与示范

  5.你对交谈的环境所做准备:协助安顿好小宝宝,将产妇床铺整理干净,房间宽敞明亮

(二)沟通开始阶段记录

  1.实施沟通时间: 2011.3.5 4PM 地   点: 病房

  环   境:(安静√、不安静)   采取的体位: 半坐卧位

  病人的情绪:①平静√ ②焦虑 ③恐惧 ④忧郁 ⑤易激动 ⑥无反应

  2.是否说明此次交谈的目的、内容和所需要的时间。①是√ ②不全 ③否

  3.你觉得与病人开始交谈顺利吗?(如选①,可直接做(三))

  ①√顺利 ②不顺利(原因是   )

  4.若开始过程不顺利,你是如何处理的?

  ①不理会,继续交谈。   ②与病人约好换个时间再谈。

(三)治疗性沟通过程记录(包括所有沟通参与者沟通的主要内容、表现出的反应和情绪等)

交谈内容	评析
N:你好,小张,中午睡得好吗?(面带微笑) P:不大好,只睡了20分钟不到就被宝宝吵醒了。	了解午睡情况,可以在关心的同时评估产妇是否有精力
N:哈哈,你这个小家伙,一定是睡好了,想起来活动活动吧!(转身察看宝宝)我觉得你现在的状态有些问题,所以想和你聊聊,看能不能给你些帮助,好吗? P:好的!我这几天也觉得非常难受,身体难受、心里也难受。	主动意识到负性情绪的存在
N:我们大概需要聊20~25分钟,主要是想和你聊聊剖宫产术后不良情绪的排解与如何促进早泌乳。 P:好的,这正是我想要知道的。	
N:你觉得你最近感觉这么难受的原因是什么? P:我觉得可能是因为奶水太少,宝宝总是吃不饱,加上伤口还在一直疼,也因为婆婆不喜欢我的女儿。(产妇难过得低下头,眼泪很快夺眶而出,坐在一边的丈夫伸出胳膊揽住她的肩膀安慰她)	鼓励产妇自己寻找原因
N:(沉默一会)可是你不能一直这么难过啊,该面对的事情总是要面对的。 P:(稍稍抬起头来)我也觉得现在的情况要改善。这两天一直伤心流泪,我妈妈说再这样下去,等出了月子,我的眼睛就废了。	

交谈内容	评析
N:呵呵,倒也没那么严重,但确实对你的身体状况有很不好的影响。 P:是的,这两天胃口很差,饭都吃不下。我知道这样很不好,但我不知道如何去调节自己,希望你能帮帮我。	已经能够意识到负性情绪对自己的影响
N:没问题,只要你愿意,我很乐意帮你。你目前的情绪状态有50%~80%的产妇都会发生。但大多数都是一过性的,就是出现一次,一般24小时即可恢复;也有少数发展成为产后抑郁症。剖宫产手术本身会影响乳汁分泌;用不同的镇静剂进行术后镇痛,也会影响产妇乳汁分泌。也就是说,你现在乳汁分泌得不足可能与手术方式本身和镇静剂的使用有关。	传递相关健康知识
P:哦,这样啊。(认真地听,认真地思考) N:是的。另外,也有研究表明,剖宫产这种分娩方式会导致产妇出现伤口的疼痛、活动受到限制等而产生一些负性情绪,而难过的心情也会延迟乳房的泌乳。这三者之间的关系有些互为因果,环环相扣。	
P:确实挺复杂的。那有没有什么方法改变呢? N:有啊!首先你要积极摆脱掉不良情绪。既然消极的情绪延迟泌乳,那么积极的情绪一定能促进乳汁的分泌。更重要的是,小宝宝已经能感知妈妈的情绪变化了。如果妈妈心情很平稳、很高兴,小宝宝也会变得乖巧;如果妈妈烦躁不安,小宝宝也会哭闹不停。所以,为了你和宝宝的身心健康,你要变得积极乐观起来。 P:(产妇若有所思)	帮助产妇变更自己的控制类型,由原来的内控型(认为一切事物的原因在于自己)转为外控型(很多问题的原因在病人以外)
N:可能奶奶现在是不大能接受小宝宝是个女孩,因为她一直都坚信你怀的是个男孩。可能事实对她的冲击太大了。你要给奶奶一点时间,等宝宝长大了点,会笑、会"咿咿呀呀"的时候,奶奶一定会非常疼爱她。你还有这么疼爱你的丈夫,他给你的安慰是比任何其他人都重要的啊! H(产妇的丈夫):我们的女儿长大后一定像妈妈那样善良、漂亮,奶奶一定会喜欢她的!你放心吧! S(丈夫的姐姐):妈就是刀子嘴豆腐心。你看吧,以后最疼宝宝的人就是她。 P:(产妇点了点头)我也觉得妈以后一定会喜欢宝宝的。 N:是的,都说孩子是生命的延续,隔代亲着呢!所以你一定要乐观起来。多看看可爱的宝宝,多想想她长大的样子,可以和你一起逛街、一起吃麻辣串,多开心啊! P:是哦,我现在就盼着她长大呢!(产妇笑了)	帮助产妇思考已有的社会支持,并且将着眼点放在未来
N:不过话说回来,要想奶水下得快,一定要让宝宝多吸。吸吮是促进乳汁分泌的最好方法,一定不要怕宝宝累着,这对她来说也是一种非常好的体育锻炼呢! P:吸不到奶,宝宝自己也着急、也生气呢! N:没关系。先让宝宝尽力吸,能有一点都尽量让她吃下去,这是初乳,里边含有丰富的营养物质,可以增强孩子的免疫力,预防新生儿感染。慢慢地就越吸越多了。另外,这几天也可以多喝些汤水,骨头汤、黄豆猪蹄汤都能帮助下奶。	分步教授产妇如何促进乳汁的早分泌

交谈内容	评析
P:好的,我记住了。 N:这几天奶水不足的话,可以给宝宝喂些配方奶。如果她不吸奶嘴,可以尝试换个不同形状、不同质地的奶嘴试试。如果还不行,就辛苦些用小勺子喂喂看。 P:好的,我知道了。希望奶水早点能下来,这样宝宝就能吃饱了! N:好的,那我今天讲的几点你们都记住了吗? P:记住了。(产妇复述其中重要的知识点) N:呵呵,记得挺好的,不过更重要的是要去控制自己,要去努力地实施。还有什么需要我帮忙的吗? P:暂时没有了。谢谢你,我心里真是舒服多了。要不然总觉得自己被闷在里边绕不出来。 N:不客气,我也应该谢谢你对我工作的支持。那就这样吧,我走了,明天再来看你和小宝宝。 P:好的,随时欢迎你来!	教产妇在母乳不足的情况下如何喂养小宝宝

(四)沟通结束阶段记录及效果评价

1.你实际与病人沟通的时间约 __25__ 分钟。

2.沟通结束时你向病人表示感谢了吗? ①√是 ② 否

3.总结实际沟通的重点内容,与计划沟通的全部内容相比,你完成了
①√绝大部分内容　　②一半内容左右　　③仅仅一小部分内容

4.沟通结束时,病人的精神状态:①√饱满　　②有点疲劳　　③很疲劳
病人的情绪状态:①√高兴　　②一般　　③不高兴

5.你是否与病人约定下次交谈的时间与内容? ①√是 ② 否

6.你评价与病人沟通的效果采取的主要形式是
①√请病人复述计划中指导的知识内容或技术操作　② 观察病人表情和言行
③使用心理测评量表　　　　　　④其他＿＿＿＿＿＿＿＿＿＿＿

7.你在交谈过程中应用的交流技巧有(可多选)
①√移情　②√控制　③信任　④√自我暴露　⑤确认　⑥√倾听
⑦√提问　⑧复述　⑨澄清　⑩反应沉默　⑪其他＿＿＿＿＿＿

8.沟通效果病人评价　①√非常有效　②有些效果,但不显著　③无效

(四)效果:是否已达到治疗性沟通的目的(是√,否)

三、沟通体会

成效:产妇在经过治疗性沟通后有明显的情绪改善,并且能充分意识到积极情绪对自身、对小宝宝的积极影响。同时,产妇也坚定了坚持让小宝宝吸吮来促使乳汁分泌的想法。

缺憾:治疗性沟通中过分关注产妇的情绪,没有充分调动家属的积极性。

改进措施:应多肯定家属在产妇住院期间的表现,以增强家属对产妇的积极引导。

报告时间　2011.3.6 10AM

本章小结

本章主要介绍了治疗性沟通系统及其三个要素:关系性沟通、评估性沟通及治疗性沟通的概念、沟通原则、内容与形式,以及对护士的要求,重点阐述了评估性沟通和治疗性沟通的实施过程。

本章关键词:治疗性沟通系统;关系性沟通;评估性沟通;治疗性沟通

课后思考

1. 关系性沟通与评估性沟通、治疗性沟通相重合的部分体现在哪里?

2. 案例分析:李某,男,40岁,大专文化,销售公司部门经理。因近日来多饮、多尿、消瘦明显、体检提示空腹血糖13.6mmol/L入院。入院诊断:高血压、糖尿病。病人体型肥胖,平时工作压力大,饮食和睡眠都很不规律。现因住院导致工作延误感到十分焦急。

   如果你是该病人的责任护士,你还需要了解哪些资料?初步拟定的治疗性沟通主题可能是哪些?

3. 课间见习:每4~5人为一小组,全班分成若干小组,利用教学见习或课余时间,分别进入门诊或病房,在临床带教老师的帮助下,选择一位病人,以治疗性沟通系统的理论为指导,为其解决一个与健康相关的问题。

4. 角色扮演:可2~3人一组,扮演第五节中护士与产妇沟通的情形,增进对治疗性沟通系统实践过程的了解。

(胡燕　王维利)

第十章 护理工作中与特殊病人的沟通

案例

王某,女,65岁,因高位截瘫在某二甲医院住院治疗,由于护士人数少、任务重,护士不能每天定期给病人翻身,于是交代病人的陪护人员每2小时给病人翻身一次。陪护人员是病人家属雇用的临时工,因为没有任何陪护经验,觉得给病人翻身太麻烦,就很少给病人翻身,病人和家属对此也没有要求和检查。病人住院一周后,在受压部位出现了压疮,病人家属投诉护士,并要求医院予以赔偿。

问题:
1. 护士在与老年病人和陪护人员沟通时应该注意哪些方面?
2. 这个案例给你哪些启示?

本章学习目标

1. 掌握与各种特殊病人沟通的要点。
2. 熟悉各种特殊病人的需求。
3. 了解各种特殊病人的特点。
4. 学会运用各种沟通技巧,有针对性地与特殊病人有效沟通。

随着社会的进步与发展,护理工作的内涵不断充实。护士在工作中和病人、家属接触的时间最多,每个病人所患疾病种类、经历、文化背景都存在差异,患病后的表现也千差万别,特别是一些患病的年龄、疾病的类型和所处时期具有特殊性的病人,需要护士了解其特点、需求,把握与其沟通的要点。做好与特殊病人的沟通是建立和发展良好护患关系的基础,有助于加强护患之间的理解、配合,提高护理质量和病人的满意度。

第一节 与特殊年龄病人的沟通

一、与儿童病人的沟通

由于儿童处于生长发育过程中,生理、心理方面的发育尚不成熟,语言表达能力有限,认识和分析问题的能力尚未形成,因此,与儿童病人的沟通具有独特性。儿童病人的心理、行为变化与其自身、父母、护士均有密切关系,护士需要了解儿童病人的特点和需求,发挥想象力和创造性,掌握沟通技巧,帮助患儿、父母和家庭其他成员克服不良情绪和行为,积极配合治疗,促使儿童病人身心的康复。

（一）儿童病人的特点

1. 语言表达能力差　婴幼儿病人不会通过语言来表达其身体不适和要求,多以不同音调、响度的哭声表示身心需要,如饿了、渴了、需要更换尿布、需要爱抚等;3岁以上儿童病人也不能完整、准确地自我表达需求和表述病情,常常借助肢体动作,但这很容易掺杂个人想象、夸大事实,缺乏条理性和准确性,经常需要家长来代述。因此,家长对患儿病情的陈述往往是病史的关键部分,由于家长自身个性特点不同,对患儿病情陈述的准确性也有很大差异,需要医护人员明辨或仔细观察。

2. 情感控制能力低　儿童病人的心理活动往往随诊疗情景的变化而变化。学龄前和学龄期儿童认识事物时常以自我为中心,情绪变化快,情感控制能力较成人明显低下。特别是3岁以下的婴幼儿病人,缺乏理解能力和对因果关系的判断辨别能力,无法对情感进行控制。如婴幼儿病人在就诊时,一看见穿白大衣的医护人员,往往立刻精神紧张、哭闹不安。

3. 对疾病的耐受力低、反应性强　婴幼儿处于生长发育初期,其中枢神经系统发育不完善,对外界刺激的反应较强,对疾病的耐受力低,稍有不适和疼痛,就会表现出烦躁不安或哭闹。如婴儿生病时,通常表现为精神不振、易激惹、食欲差,甚至长时间啼哭。

4. 患病后心理变化大　儿童患病后常常表现出恐惧、焦虑、烦躁不安等情绪,经常哭闹、拒食、不愿配合治疗和护理,有的患儿甚至发生夜惊、遗尿等现象。学龄期儿童患病后常常会受到学业因素的影响,表现出焦虑、抑郁、孤独、饮食睡眠不佳等。有过就诊和注射体验的患儿,面对医护人员时,会因害怕而哭闹,产生莫名的紧张或恐惧,不能配合诊治。

5. 检查、治疗时不易配合　儿童的注意力相对不集中、转移较快,容易被外界事物所吸引。医护人员询问病史时经常很难控制与他们的谈话,在体格检查和治疗时,部分患儿表现出不合作,医护人员必须要有足够的耐心,有时甚至需反复多次才能获得正确的检查结果。

6. 自尊心与心理承受能力不相适应　随着年龄的增长,儿童的独立性和自尊心也逐渐增强。学龄期儿童患病后不喜欢别人把自己当小孩子看待,有时会表现出勇敢、合作、忍耐和无所畏惧的气概,但对限制其活动的要求有抵触和反抗情绪。在面对疾病和治疗所产生的痛苦时,儿童病人的心理承受能力有限,常常会将自身的弱点暴露出来,显示出与自尊心不相符的承受能力。

7. 患病后对家长的依赖性增强　现实生活中的儿童大多是独生子女,患病就诊时几乎都由父母或其他家人陪同前来,家长格外紧张、焦虑。大多数家长对患儿照顾过度,往往对医护人员提出过高要求。多数患儿认为生病就可以得到更多的关怀与照顾,有时故意夸大病情的严重性,满足其对家长的依赖心理需要,表现为心理年龄与生理年龄不符。

（二）儿童病人和家长的需求

1. 希望精心呵护　儿童患病后,对家长比较依赖,原来在家里养成的饮食、睡眠、排便习惯希望保持不变。年龄稍大的儿童病人希望能带喜爱的玩具到病房,喜欢有人陪他们玩游戏或画画,以缓解紧张、焦虑,释放不良情绪。

2. 希望了解病情　儿童患病时,由于家长对孩子所患疾病缺乏了解、对医院环境的陌生,家长易产生紧张、焦虑的心理,希望医护人员严密观察,担心遗漏病情变化而影响治疗效果,表现为反复询问病情和预后,希望得到经验丰富的医护人员的诊治。

3. 渴望得到安全感　家长由于对孩子所患疾病预后的担心而产生恐惧感,表现为对类似疾病患儿的预后敏感和关注,尤其是急、危重患儿的家长,特别渴望得到来自医护人员的鼓励和安慰。由于心疼孩子而对各种注射、侵入性的检查和药物治疗的副作用产生担忧和恐惧,在护理操作时不断提醒护士"轻点"、"找准了"、"让有经验的护士做"等等,对护士由于年龄、性别、着装等外在条件差异和技术水平表现出不信任,操作稍有失误,家长的不满情绪就会立刻表现出来。

4. 自责和急于求成心理　每位家长都不愿意孩子生病,出于对患儿的怜爱,家长往往表现为自责或责怪他人对患儿照顾不周,对患儿不正确的行为予以容忍或纵容。为尽快减轻患儿痛苦,甚至对护士提出无理要求,对患儿的不合理要求也尽量满足。家长的心理状态对患儿产生了较多的负面影响,有时对医护人员的合理解释与沟通不理解和不配合。

(三) 与儿童病人沟通的要点

1. 根据不同年龄阶段患儿的特点,有针对性地进行沟通　儿童在不同的年龄阶段其心理发育不一,因此,在患病时的反应也不一样。新生儿易哭闹,护士在接触新生儿病人时,应动作轻巧、敏捷、熟练,以减少刺激,并用语言和抚触等给予关爱和呵护。婴幼儿病人有爱抚的需求,只能通过肢体语言表达其舒适、愤怒、惊恐。护士在接触婴幼儿病人时,应语气温和,动作轻柔,多给予爱抚,消除患儿的陌生感和内心恐惧感。

学龄前儿童病人大多依恋家庭,疾病的痛苦可引起患儿抑郁、焦虑、恐惧,甚至出现退缩行为,护士要给予他们耐心、细致、周到的关怀和呵护,允许他们携带自己喜爱的玩具和物品,使他们尽快适应环境变化。适当的游戏可以很快缩短护士和患儿的距离,通过游戏,还可以鼓励、帮助、教育患儿,消除其不良情绪和行为。

学龄期患儿,理解能力开始增强,但由于内心情绪波动大,易出现对抗、挑剔、任性、不遵医嘱,甚至攻击性行为,医护人员在接触学龄期患儿时应感情细腻,注意方式方法,语言要体现平等,说话的口吻、问诊的话语要符合孩子的年龄特点,切不可伤害其自尊心。在进行检查时,应作必要的遮挡。

2. 学会解读婴幼儿病人的哭声　婴幼儿患病不能诉说感受,主要通过面部表情和声音同成人建立联系。医护人员在诊疗时,要以看和听的方式为主,学会解读患儿的哭声。啼哭是婴幼儿表达自己需要的重要手段,不同的哭声表示不同的需求:需要爱抚的哭是清脆、响亮、圆润的;饥饿、排尿引起的不适哭声很大,除非满足需求、解除不适,哭声才会停止;当婴儿感到身体不适时,会用长时间的啼哭来寻求帮助,婴幼儿在疾病严重时哭声是不成调的尖叫或哭声低弱,采取一般措施不能使哭声停止。医护人员应从患儿的面部表情、动作、哭声中进行细致的观察、辨别,及时发现病情变化和需求,找出病症所在。

3. 帮助儿童病人克服恐惧心理　疾病引起的疼痛和各种治疗(如打针、吃药、插胃管等)

会给患儿带来疼痛和不适,也给他留下不愉快的记忆,产生对疾病的恐惧感。对年龄稍长的患儿,医护人员在为其检查治疗前,应该反复地讲解需要做哪些检查治疗、为什么要做、可能会有哪些不舒服和疼痛,有针对性地消除他们的疑虑和恐惧,使患儿积极配合诊疗工作。在与患儿交谈时,要面带微笑,视线与之平齐,注意语言的亲和性(可称呼患儿的名字或乳名);也可以通过搂抱患儿、抚摸其头部、轻拍其上肢和背部,来满足其爱抚的需求,使患儿感到亲切,增强患儿的信任和安全感。

4. 重视与患儿家长的沟通　尽管孩子是病人,但家长在医患关系中起着举足轻重的关键作用。与患儿的良好沟通是对其家长最大的安慰和鼓励。家长带孩子来就诊的目的是为了解除孩子的病痛,希望了解孩子患的什么病、为什么会患病、有无最佳治疗方案等。医护人员要及时将自己对疾病的判断,拟采取的治疗方案、措施,各种方案的利弊等信息,以疾病事实为基础,本着实事求是的原则向家长作通俗易懂的解释和说明,鼓励家长表达真实的感受和想法,正确对待疾病。如果患儿病情严重,如白血病、恶性淋巴瘤等,虽然对家长会造成很大的思想负担,但是医护人员必须如实交代病情,实事求是地讲解疾病的严重性,解除家长的疑虑和侥幸心理,使家长对疾病有正确的认识和较充分的心理准备。医护人员与家长之间的谈话有些情况下应避免让患儿听到,不能在患儿面前流露出消极情绪,对家长担心的问题要给予耐心解答,消除顾虑,尽量满足其合理要求。和家长沟通最好从一般的话题开始,如"孩子现在怎么样?"可以帮助家长在轻松的气氛下表达自己关心的问题。为了鼓励家长的交谈,护士可用"是的"、"哦"等表示专心倾听。对治疗护理过程中需要注意的事项,要向家长作认真、仔细的交代,说明理由,并定期督促、检查实施情况,防止发生纠纷。

二、与老年病人的沟通

进入老年期,由于外界环境和生理上的改变,老年人在思想上、情绪上、生活习惯上和人际关系等方面往往不能迅速适应而产生心理上的变化。而一旦患病,这些变化则更加突显,需要护士全面准确了解老年病人的特点和需求,掌握并运用恰当的沟通技巧与老年病人进行沟通,建立和谐护患关系,促进老年病人心理和身体的康复,从而提高其生活及生命质量。

(一)老年病人的特点

1. 孤独、无价值感　老年病人常因自己年资高、对家庭和社会贡献大,喜欢周围的人尊重并恭顺他们。但是,随着年龄的增长,生理机能明显衰退,对周围事物反应迟钝,他们易有被抛弃感,内心容易产生孤独和无价值感。若患病在身,有的则会感到生活痛苦、孤独寂寞,表现为固执己见、自以为是、性格较暴躁、顺从性较差、易激怒、好挑剔、责备他人。

2. 焦虑、恐惧　老年人因为各种生理功能衰退,患病后日常生活规律被打乱,在饮食、睡眠等方面难以适应,从而产生焦虑,表现为烦躁不安、痛苦呻吟、睡眠不佳、不思饮食。由于对所患疾病及治疗缺乏认识,对病情估计较为悲观,加上对治疗费用的担忧,疾病迁延不愈给家人造成的经济和精神负担所致的内疚,对死亡的恐惧等,老年病人会产生一系列复杂的心理活动,容易产生焦虑和恐惧情绪。

3. 自尊心强、敏感、猜疑　由于社会角色的改变,一些老年病人心理上很难接受,加上内心的孤独和无价值感,病人变得感情脆弱、敏感,表现为自尊心过强,特别在意家人及医护人员对其态度,稍有不如意就反应激烈,甚至暴跳如雷,不听解释。有的老年病人敏感多疑,怀疑医生、护士甚至家人对其隐瞒病情,一个细小的动作、一句无意的话语,都可能引起猜疑,加重其心理负担。

4.对疾病的极端态度和抗药心理　老年人患病时经常出现两种情况:一种是不把自己当病人,认为感觉不适只是身体老化过程中的必然现象,忽视必要的检查和治疗,使病情不断发展;另一种是过分重视,小病大养,终日忧心忡忡,要求进行各种检查和治疗。老年病人常常身患多种慢性疾病,如动脉粥样硬化、糖尿病及骨质疏松症等,因长期服药,饱尝疾病之苦和药物不良反应的刺激,加之对疾病的发生、发展和预后均有不同程度的了解,往往对疾病的康复缺乏信心,经常产生沮丧和抗药心理,有的主观想放弃治疗,甚至有轻生的念头。

5.疾病的临床表现不典型、药物不良反应多　因机体衰老、病残和疾病交织在一起,老年人所患的疾病临床表现往往不典型,看似轻微症状的背后可能隐藏着严重的疾病。如老年肺炎可能仅有纳差、乏力等症状,而缺乏呼吸道症状;老年心功能衰竭表现为精神症状、味觉异常、腹胀、腹痛等症状。老年病人由于生理、病理特点,以及药物吸收代谢等情况的变化,用药时更容易产生药物不良反应,因此,对老年病人更要注重用药安全,避免不规范用药。

6.宽容大度、体恤医护人员　有很多老年病人经历坎坷,阅历丰富,性格温和、宽容大度,比较关注自身的健康,能够体恤医护人员的辛苦,在治疗和护理工作中能给予积极的配合。

(二)老年病人的需求

1.消除寂寞、孤独的心理　老年病人最害怕寂寞与孤独,社会信息被剥夺和对亲人依恋的不能满足是病人产生孤独感的主要原因。大多数老年病人住院期间,子女均不能长期守在身边,这便加剧了病人的寂寞、孤独心理。医护人员在工作时要多和老年病人攀谈,耐心倾听其心声,帮助其摆脱孤独的境地;同时在条件许可的情况下,允许家属探视或陪护,让病人感受家人的关爱、亲情的温暖,保持乐观的态度接受治疗。

2.解除焦虑、恐惧情绪　老年病人大多有焦虑、恐惧情绪。入院后,护士应主动热情地迎接他们,了解其个性、爱好、饮食起居、习惯等,注意全面收集病人的资料,针对病人个体差异,耐心细致地做好入院宣教,利用语言技巧及实际行动赢得病人的信任,使其明白心情舒畅有利于身体早日康复,引导病人乐观对待疾病的预后、转归,解除焦虑、恐惧情绪。

3.满足自尊心理　老年病人在健康、精力、能力、亲人、朋友、社会关系等方面渐有所失的情况下,表现为孤独、寂寞、精神萎靡,需要得到更多的尊重和帮助。护士在和老年病人沟通中,对老年病人的称谓要得当,尽可能听取和采纳其合理的意见,对老年病人的健忘和反复唠叨要给予谅解。护士可通过关心问候,了解病人的文化程度、兴趣爱好、家庭情况、工作经历中引以自豪的闪光点等,再根据其个体特点予以肯定,减少其失落感,帮助病人树立新的生活目标,感悟新的生活乐趣,满足其自尊心理。

4.帮助克服依赖心理　大多数老年人患病后都受到家人的极大关注,日常生活受到全面照顾。如果老年病人在心理上认为自己有病,就逐渐进入了病人角色,家人的照顾会不断强化这种角色,病人可能沉溺于这种患病带来的优待中。因此,要求老年病人在安心养病的同时,也要进行适当的活动,生活尽量自理,摆脱心理依赖,唤起要"康复"的动机,为今后恢复生活和参加社会活动做好准备,使其尽快达到心理康复。

5.树立战胜疾病的信心　老年病人入院后常常把康复的希望寄托在医护人员身上,非常关心疾病的转归及预后。在遵守医疗保护性原则的前提下,医护人员要向老年病人详细解释说明,并列举同类疾病病人康复的情况,这有利于消除病人思想顾虑、增强信心。同时护士要注意观察病人的情绪、行为等异常变化,帮助克服消极情绪,鼓励参加一些力所能及的活动,培养其对生活的适应能力,树立战胜疾病的信心。

(三)与老年病人沟通的要点

1.关爱老年病人,留下良好的第一印象　老年病人入院后,面对陌生的医院环境以及对疾病的担心,易表现出焦虑、恐惧和疑惑。护士应主动接近病人,热情地介绍住院须知、病区环境、床位医生、责任护士等,同时询问病人及家属的要求,并尽可能满足其合理的需求,解答病人的疑问,陪同或指导其做各种辅助检查,使病人入院后安心放心,留下好的第一印象。

2.通过非语言沟通,缩短和病人的距离　弗洛伊德说过:"没有一个人守得住秘密,即使他缄默不语,他的手指尖都会说话,他身体的每个汗孔都泄露他的秘密。"因此,护士应善于通过非语言沟通缩短与病人的距离。比如老年病人行动多有不便,入院时护士应主动搀扶,给病人以亲近感。在与老年病人沟通时注意保持前倾体态,以温和友善的目光正视病人,耐心倾听他们的倾诉,以对动作不便者轻轻翻身变换体位、搀扶病人下床活动等非语言沟通,对病人进行鼓励、支持,增强其疾病康复的信心。

3.尊重老年病人、建立信任关系　只有尊重病人的权力,进行平等、真诚的交流,才能有效地实施护理。老年病人喜欢受人尊重,护士在工作中可以根据不同的性别、职业、文化程度等给病人一个恰当的尊称,使病人感到亲切、心情愉快、自尊心得到满足。同时,老年病人希望得到关怀和体贴,护士要用热情的语言、周到的服务、娴熟的技术给病人以慰藉。对长期卧床、恢复过程缓慢、信心不足的老年病人,要多给予鼓励和帮助,逐步建立信任关系。

4.运用沟通艺术、取得病人和家属支持　与老年病人沟通首先要采取包容的态度,护士要善于运用语言艺术,主动与病人交谈,了解他们心中的疑问。回答病人病情有关的问题时,在不影响保护性医疗的情况下,护士适当给予通俗的解释,使病人能正确认识自身的疾病。在进行各项护理操作过程中,护士应指导病人如何配合,并用安慰性的语言,转移其注意力,减轻不适;操作后询问病人的感觉、交代必要注意事项等,使每次护理操作都成为护患沟通的一种特殊形式。

在沟通过程中,护士要面带微笑,距离近些,说话声音大些,用建议和商量的语气,尽可能满足病人的生理和心理上的需要。对不能满足的,也要耐心诚意地解释清楚,使病人产生安全感、舒适感和信任感。

护士应重视与老年病人和家属的沟通。在案例中,护士只简单地告诉病人和家属要每2小时给病人翻身一次,而没有认真、清晰地解释定期翻身的原因和意义,更没有每天去检查实施情况、了解病人的感受,以致出现压疮的后果。本案例启示我们,在和病人及家属交流沟通中,尤其是要求病人家属或陪护人员配合护士做一些护理工作时,不仅要告诉病人、家属或陪护人员为什么要这样做,还要教会病人、家属和陪护人员具体操作方法,同时注意每天检查实施情况和效果,防止出现差错,引发医疗纠纷。

5. 有针对性地和有特殊缺陷的老年病人沟通

(1)听力缺陷者:护士进入病房可轻轻触摸病人让其知道自己的到来,应面对老年人,让其看到你的面部表情和口型等,对有文化的病人也可以用书写的方式进行交流。

(2)视力不好者:护士一进病房就应该轻轻呼叫病人的名字,并告之自己的姓名,让其熟悉你的声音,避免使用非语言信息进行交流。

(3)对记忆力差者:护士在告知住院规章制度及用药饮食相关知识时,要不厌其烦地多说几遍或发放健康宣教手册,并在适当的时候对病人进行询问。

第二节 与特殊病情病人的沟通

一、与传染病病人的沟通

传染病是一种特殊的病种,传染病的形成、发展与转归有其特殊性,而传染病病人更有与其他疾病病人不同的特点。因此,护士了解和掌握传染病病人的特点和需求,采取有效的沟通技巧与传染病病人进行交流,对促进传染病病人的康复具有重要意义。

(一)传染病病人的特点

1. 敏感多疑、隐瞒病情 病人被确诊患传染病后,不仅自己要忍受疾病之苦,还要容忍周围人对一些特殊传染病的歧视,其自我价值感突然失落,感到自卑。有的人患病后开始格外注意周围人对自己疾病的反应,对他人的一举一动、一言一行都特别敏感。医护人员和家属在病人面前的言谈举止,对病人的心理有着直接的影响。随意说的一句话就可能被认为是"病情恶化的暗示",毫无意识的一个动作也可能被病人看成是嫌弃自己的表现。在外界的种种压力下,有些病人因为惧怕别人的歧视和厌恶,如乙肝和艾滋病的病人往往会选择隐瞒和躲避。由于传染病病人隐瞒病情,不能使周围的人及时采取有效预防措施,从而容易造成人为的传播。

2. 自我诊治,盲目治疗 一些性病、艾滋病的病人,由于受传统思想影响,或因有过不洁性史,害怕家人、邻居和同事知道而被孤立、耻笑、歧视,甚至毁掉家庭,所以经常自己查找书籍或到非法诊所就诊,盲目治疗。在不得已去正规医院就诊时,羞于启齿、避重就轻,不愿详述病史或编造病史,影响医生做出诊断和治疗,往往造成延误治疗,导致病情迁延不愈,也加重了病人的心理负担。

3. 忧郁沮丧、焦虑紧张 大多数传染性疾病病程较长,且容易反复发作,需要长时间、多次治疗,病人内心充满忧郁、感到沮丧。由于对自己的健康前景感到担忧,病人过分关注自身身体状况,往往对一些细微的变化表现得紧张不安。传染病病人往往有着矛盾的心态,既怕自己所患疾病传染给亲朋好友,更怕感染其他传染病而加重病情,同时又担心别人因为自己患有传染病而疏远自己。尽管国家已经出台了《公务员录用体检通用标准》,但是慢性传染病病人在升学和就业上仍然受到一些限制,如果再影响到恋爱、婚姻和家庭,则会使病人更加紧张、焦虑不安。

4.孤独无助、自责内疚 传染病病人由于害怕家人、同事、邻居知道自己的病情,特别是性病病人,独自承担着对疾病的疑虑、恐惧、担忧等痛苦,甚至产生羞耻感、负罪感,却不愿把自己的病情告知家人和同事,也得不到家人和社会的理解和支持,常常处于孤独无助的境地。病人的亲人、同事和朋友在与其交往过程中,有些人因为恐惧心理,不敢与其共同就餐,对病人接触过的物品也不敢去触摸,甚至不敢和病人说话,使病人感到既自卑又孤独。对由于自己行为不当而感染艾滋病、性病等传染性的疾病,病人往往因为自己给家人和单位带来的不良影响而内疚,疾病的长期治疗又增加了家庭的经济负担,更使病人感到深深的自责。

5.心理失衡、报复社会 传染病病人如果因疾病的原因遭受不公正待遇,生活、工作和家庭会受到很大的影响,自己不仅要承担恐惧、焦虑和疾病本身带来的痛苦,还要忍受长期治疗带来的经济负担加重、人际关系紧张、心理严重失衡的压力,有的病人可能会认为是社会对自己不公平,于是自暴自弃、迁怒于社会、报复社会,甚至走向犯罪的道路。如患有传染性肝炎的病人故意到公共餐饮场所就餐、患有艾滋病的病人故意把带有传染病病原体的针头刺向陌生人等,造成传染病疫情扩散,危及他人生命健康安全。

(二)传染病病人的需求

1.克服自卑和自责心理 对于传染病病人,护士应保持足够的耐心和同情心,严格为其保密,使其放心地讲述病史和病情变化情况,以便及时得到正确的治疗。对于有自卑和自责心理的病人,要给予理解、同情和帮助,耐心倾听其诉说,及时进行心理疏导,帮助病人克服自卑和自责心理,使病人走出心理误区,同时做好心理干预,防止自杀心理和行为倾向的出现。

2.消除忧郁和恐惧 对于忧郁和恐惧的病人,除耐心解释外,应给予心理安慰,加强沟通,体察病人的心理需要,帮助缓解心理压力,耐心听取病人的诉说,做好保密工作,同时以轻巧、娴熟的技术护理病人,使其产生安全感。及时向病人详细介绍所患传染病的原因及预后,使其对疾病有客观全面地了解,消除忧郁和恐惧,树立战胜疾病的信心。

3.满足病人家属对相关知识的了解 由于对传染病相关知识的不了解,病人家属经常感到紧张,反复向护士询问如何消毒隔离、如何预防感染等。护士除了为病人做好疾病护理工作,还需要消除病人家属的思想顾虑。针对病人家属的不同特点和需求,采取不同的形式开展健康教育,通过耐心细致地解释,使病人家属了解预防传染病、切断传播途径及实施消毒隔离措施的意义与方法等。

(三)与传染病病人沟通的要点

1.消除病人和家属的恐惧 由于对传染病相关知识缺乏了解,对疾病的风险程度认识不足,一旦患病,病人及家属都非常紧张、恐惧。因此,在诊疗过程中,要充分尊重病人的知情权,及时告知病人及其家属所患疾病的病情、发展程度及其预后,有哪些医疗措施可以选择、各有什么利弊、可能存在的风险,让病人及其家属做到心中有数,消除恐惧心理,避免遇到问题时,因毫无思想准备,而产生怨恨、责怪。

2.缩短医患之间的心理距离 慢性传染病病人在社会上往往受到歧视,如果再得不到医护人员的理解和关心,将会使他们更加悲观。因此,在诊疗过程中,医护人员要充分尊重病人,平等地对待病人,要有意识地通过语言(柔和的、缓慢的)和非语言(一个会意的眼神、一个微笑、一个表示理解的神态、动作等)的沟通方式,拉近医护人员和病人之间的距离,让病人感到亲切、温暖,主动敞开心扉,及时反映自己的病情和想法。

3. 引导病人配合治疗　慢性传染性疾病需要长期观察、治疗,病人的遵医性对疗效和预后影响很大,因此,要争取病人的积极配合,以期达到预期的目的。针对不同的病人应采取不同的方式,比如文化层次较高者,患病后往往会去翻阅书籍、查阅资料或是通过和病友交流来了解病情,对病情的变化和医嘱的调整非常敏感。护士在沟通中应对医嘱的变动和病人的提问作出合理解释,必要时告知此类疾病的治疗进展状况,以示医护人员的专业功底及对疾病的把握能力,进一步赢得病人的信任、取得实效;而对文化层次较低、缺乏医学常识的病人,在沟通中则尽量不用专业术语,而用通俗易懂、简单明了的语言和病人交流,让病人了解自身的病情及治疗措施,争取其配合治疗。

4. 重视对病人及家属的健康教育　传染病病人最害怕的就是传染,既怕自己的病传染给家人、朋友,又怕别人的病传给自己。因此,无论在医院,还是家庭,健康教育都应贯穿始终。健康教育的对象,不仅是病人,还应该包括病人的家属。告诉他们传染性疾病的传播途径及防护知识,以及如何与他人正常交往。如艾滋病毒,主要是通过输血、血液制品、肌肉注射、静脉注射、性接触和母婴传播等方式侵入人体,谈话、握手等日常交往不会传播。案例启示我们,对性病、艾滋病等病人的家属,在教给他们防护知识的同时,也要劝慰他们宽容、理解病人,减少对病人的排斥和歧视,为病人提供心理支持。同时,也要教育传染病病人要尊重和保护他人利益,意识到疾病在特定的条件下是会传染给他人的。因此,在日常生活中,应尽量避免与他人共用餐具、牙具、剃须刀等日常生活用品,同时也要学会理解他人对传染病病人存在的恐惧心理。

二、与精神疾病病人的沟通

精神疾病是指在各种生物、心理以及社会环境因素影响下,大脑功能失调,导致认知、情感、意志和行为等精神活动出现不同程度障碍为临床表现的疾病。对精神疾病病人,护士要密切观察其病情变化、了解其存在的心理问题与需求,掌握沟通技巧,尽量减轻和消除精神病病人的不安心理,融洽护患关系,使他们体会到医护人员的关心,积极配合治疗。

(一)精神疾病病人的特点

1. 对治疗不接受、不合作　精神疾病病人由于对所患疾病缺乏认识,往往不承认自己患病,或受幻觉、妄想支配,以及不能适应住院环境、思念家人等因素影响,不愿住院接受治疗。有的病人由于担心服药后影响身体健康以及不能忍受药物的副作用,表现出对治疗的极度不合作。

2. 自理能力下降、饮食睡眠障碍　由于受精神症状的影响,精神疾病病人大多缺乏自制能力。病人大脑功能紊乱,多数会有感觉、知觉、思维、注意、记忆、智能、意志行为等方面的障碍,出现拒食、乱食或暴饮暴食等异常行为,有些病人入睡困难,生活自理能力下降,甚至不能料理个人卫生。

3. 抑郁、焦虑、易发生意外　疑病症病人,坚信自己患有重病或不治之症,反复陈述躯体症状,不断要求给予医学检查,整天处于抑郁或焦虑状态。强迫症病人,明知自己的动作和思维毫无意义,想控制但又控制不了,常常表现出焦虑,痛苦不堪。由于受幻觉、妄想支配,以及精神运动性兴奋,或精神药物的副作用,一部分病人表现为易冲动、伤人和毁物,甚至发生自伤、自杀和伤人等意外事件。

4. 心理负担重　由于社会上存在着对精神疾病病人的偏见,认为患精神疾病是不光彩的,病人往往不愿见人,怕别人会嫌弃自己;有的病人会考虑今后能否恢复正常智力,能否恢复原来的学习和工作,能否结婚过正常生活,疾病会不会遗传给下一代,是否会复发等,因此,心理负担很重。

5. 躁狂型、抑郁型病人的特点　躁狂型病人典型心境是情绪高涨,易激惹、敌意以及脾气暴戾。常常表现为兴高采烈、浮夸奢华、服饰艳丽,采取居高临下的态度,语速快,语言滔滔不绝。由于缺乏自知,精力过分充沛,病人可处于危险、冲动的精神病性状态。抑郁型病人无精打采,反应迟缓,感觉整个世界都是悲哀的,自感处于孤立无援的境地,回避交往,疏远亲友,大有度日如年、生不如死的感觉,表现为焦虑、悲观、绝望。

(二)精神疾病病人的需求

1. 正确对待精神疾病病人　精神疾病是由于大脑功能紊乱引起的认知、情感和意志等精神活动的异常,它和躯体疾病一样,是客观存在的。因此,不能把患精神疾病看作一种耻辱的事情。精神疾病病人不能因为怕社会歧视而背上沉重的思想包袱,不去看医生;病人如果不及时治疗,贻误治疗时机,可能会付出惨重代价。因此,全社会应当消除歧视,正确对待精神疾病病人。

2. 消除家属的各种担忧　由于精神病病人住院期间采取封闭式管理,除治疗外,饮食、睡眠、洗漱等都在医院工作人员的管理和协助之下,家属常担心医院工作人员照护不周而使病人受委屈或伤害,以致病情加重。抗精神病药物在改善精神症状的同时,也引起锥体外系副反应,表现为运动减少、手抖、肌张力增高、急性肌张力障碍或静坐不能等,家属担心抗精神病药会对病人的智力有不可逆的影响。因此,护士要主动介绍、详细解释,消除病人家属的各种担忧。

3. 尊重病人的人权、知情同意权　医疗法规要求应该保护病人的人身安全,尊重病人的人格尊严。对确实需要实施保护性约束的病人,医护人员须尊重病人的人格,客观地向病人及家属说明约束的目的和必要性,使病人消除恐惧和敌对心理。有些病人可能因认知能力受损而无法对医护人员的决定做出正确的判断,可以通过和家属的沟通来取得理解和配合,有效地避免误解和纠纷的发生。

4. 加强健康教育,减少复发　对治愈出院的病人,需要进行如何预防疾病复发、识别复发先兆和诱发因素、家庭护理方法等方面的健康教育。护士要教育病人学会自我调控,正确对待来自各方面的负性压力;同时要向病人家属传授精神疾病相关知识,使病人出院后能及时获得家庭和社会的理解、支持和尊重,建立良好的遵医行为,从而减少疾病的复发。

(三)与精神疾病病人沟通的要点

1. 态度和蔼,理解、接受病人　由于受病情的影响,精神疾病病人在沟通中有很多行为是令人不快的,甚至是古怪、无礼的。护士要理解、接受病人的异常行为,不歧视和嘲笑病人,以平静、温和、诚恳、坚定的态度接纳病人,使病人慢慢降低焦虑感,增加安全感。与病人的谈话,应注意语言简短清晰,语调高低适中,直接回答或讨论问题,避免冗长的说理或大声的命令,防止病人出现逆反心理和攻击行为。

2. 促进病人自我暴露,慎对病人的要求　在一般的社会交往中,沟通双方在对等的情况下,都会有自我暴露。而在护患沟通中,尤其是与精神病病人的沟通过程中,促进病人的自我暴露是重点,其目的在于增加病人对自身问题、感受、行为的洞察。护士过多的自我暴露则是不恰当的,会增加病人的心理负担,影响沟通效果。护士在护理病人过程中,要耐心、和蔼、不激惹、不刺激病人,对病人提出的无理要求,护士要以诚恳的态度给予适当的拒绝或拖延。对病人在妄想状态下出现的过激行为,不能迁就,要及时疏导和阻止。

3. 尊重病人,给予希望和鼓励　精神疾病病人一般都比较敏感,担心别人看不起自己,所以每次与病人谈话时,护士首先应该认真地介绍自己,让病人在认识自己的同时要直接称呼病人的姓名,这样不仅使病人有平等的、被尊重的感觉,而且可以避免对他们产生较大的刺激。由于多数精神病病人都有自卑的心理,护士在与其沟通的过程中应多给予关心和鼓励,帮助病人维持希望,增加病人恢复健康的自信心,以获得良好的沟通效果。病人自知力恢复后,给病人介绍疾病知识及健康教育的内容,教会病人如何表达自己的需要,以非暴力行为方式处理问题,提高病人与周围人及亲属建立良好关系和遵守社会规范行为的能力,帮助病人树立重返社会的信心。

4. 要善于引导,集中内容、控制速度　有些精神病病人因思维障碍,说话往往比较零乱,常常让人难以理解。面对这样的病人,护士应掌握交谈的主动权,让病人跟着自己的思路,引导病人围绕着与治疗、护理有关的内容进行沟通。因此,沟通前护士应做好必要的准备,以保证交谈的针对性。护士要根据病人的不同状况来控制交谈的速度。对思维敏捷的病人,交谈的速度可以适当地放快,话题也可以稍微灵活些;而遇到思维缓慢或有思维障碍者,则应该放慢速度,逐渐展开话题。比如:"谢谢您给我介绍了这么多情况,可是我还是有一些地方不太明白。您能把刚才说的再按时间顺序说一遍吗?"

5. 验证理解,给予必要的回应　为了保证交谈的有效性和准确性,护士在和病人交谈的过程中应不时地验证自己对病人的话语理解是否准确,可以采取重复病人话语的办法来验证,也可以用自己的语言来重复病人的意思,待病人给予肯定的答复再继续下面的话题。护士在和病人交流的过程中应针对病人的讲述,用点头或应声来鼓励病人继续交谈,用"是啊"、"对"、"您继续往下说"等回应病人,增强病人表述的信心。

6. 顺藤摸瓜,不争论　护士在和病人沟通中,应特别留心病人无意间流露出的一些重要信息,善于发现这些线索并及时抓住时机以进一步了解情况。如有的病人在交流中无意间流露出自杀的念头,护士应特别重视并进一步了解情况,可以继续询问:"您的经历让您十分痛苦吗?您想过自杀吗?"如果病人的回答是肯定的,则应该围绕"自杀"这个话题具体了解,并由此来评估病人自杀的危险程度,必要时采取相应的防范措施。在和精神病病人沟通时往往会出现意见不一的情况,护士应采取"不争论"的原则,不与病人发生正面的争论,不用评论性的语言来表示赞同或反对,可以求同存异保留自己的不同意见,否则容易使病人对护士产生戒备心理。比如:对有幻视症状的病人,就不宜与病人讨论他看的事物是否真实存在,可以告诉病人:"您看到的东西我和其他的人都没有看到,但我们十分的理解。"

7. 对不同的精神症状,有针对性地沟通 对幻觉妄想的病人,护士应保持适当的沉默、仔细倾听,接受其真实感受(这里的接受是指以稳定、清楚的态度简明陈述事实,同时也告诉他,他的这些想法是症状之一),不加批评,不要过多地加以解释和干涉,也不要与病人争辩,可适时提出自己没有同样感受或没有听到这些声音或没有看到等事实。对有被害妄想的病人,不能轻易地接触其身体,以免病人误以为带有敌意而产生攻击。对疑心重的病人,切勿在其面前或看得到却听不到的地方,与别人窃窃私语或动作神秘,以免引起不必要的误会。对沉默不语、行为退缩的病人,可运用非语言沟通技巧,传达对病人的关心。

8. 尊重病人家属,减轻恐惧心理 亲人患精神疾病,家属本身就承受巨大的心理压力,护士应以多种形式向病人家属提供疾病的相关知识,让他们了解精神疾病的特点、注意事项及疾病的预后,鼓励其正确对待病人,以改善病人的不良心态。注意尊重病人家属的人格,引导病人家属正确对待精神病病人,给病人以亲人的关怀,帮助病人安心住院,从而有效地减轻他们承受的精神压力,消除其恐惧心理。同时为病人出院后创造良好的家庭护理环境,改善其精神状态,从而避免病人因长期住院与社会隔绝而引起的精神衰退。

第三节 与特殊时期病人的沟通

一、与急诊病人的沟通

急诊病人大多数是急性病、慢性病急性发作、外伤、急性中毒、急腹症、高热等急危重病人,病人或陪送人员多因病情重、医院环境陌生而心烦意乱,如何尽快了解病人的心理状况和所需的信息,减轻病人身心痛苦,缓解矛盾,对提高抢救成功率、减少护患纠纷具有十分重要的意义。

(一)急诊病人的特点

1. 焦急和期盼救治 急诊疾病往往见于意外事故、突发疾病或慢性病急性发作,如车祸、火灾、溺水、急性心肌梗死、急性呼吸衰竭、急性脑血管意外等。发病急、病情重、变化快、病势险恶,病人和家属缺乏思想准备,对疾病的预后不明确,病人随时处于死亡的威胁中,往往会产生焦急的心理和强烈的求生欲望。他们希望医护人员不仅要具备高超的医疗技能,及时为他们解除躯体上的痛苦;而且也希望医护人员以良好的服务态度与行为来表达对他们的真诚关心,并且提供快速有效的救治。

2. 疼痛和不适 无论是意外事故还是突发疾病,对机体组织的损伤都不可避免。伤口疼痛和器官病变除直接引起病人痛苦,影响病人休息、睡眠和饮食外,还影响一些器官的正常生理功能,使病人感到不适。

3. 抑郁悔恨或悲观绝望 有的急诊病人由于自己的过失造成身体的伤害或伤残,他们往往悔恨交加,十分懊恼,情绪低落,呈抑郁状态。慢性病的急性发作和服毒病人,由于对疾病的绝望及对生活失去信心,从而产生悲观厌世心理,表现为不与医护人员合作,拒绝各种治疗和护理。有些病人因为学习、情感、家庭等不利因素意外打击时,表现为表情淡漠,情绪极度低落,沉默寡言,对周围的刺激无反应,不愿被别人打扰,甚至产生绝望、轻生行为。

(二)急诊病人的需求

1. 消除焦虑、紧张心理 护士接诊时,应积极主动观察病人的病情,同时了解其心理状态,使病人尽快适应急诊环境,放下思想包袱,以积极的心态接受治疗。抢救工作要做到忙而不乱,有条不紊,医护人员要在病人面前沉着、冷静,动作敏捷到位,以消除病人的焦虑、紧张的心理。

2. 抢救及时、有效 急诊病人大多是急危重症病人,抢救工作必须争分夺秒,这就使得急诊工作时刻处于一种紧张的待命状态。为了做好急诊救治工作,特别是突发事件中成批病人的救治工作,急诊医护人员需要具有快速的反应、应急能力,工作紧张而有序。疑难危重病人的抢救和治疗需要多科室的协作,各科室之间要密切而有效地配合,确保抢救及时、有效。

3. 病人及家属的心理疏导 尊重和理解病人,让病人倾诉苦衷,解除紧张焦虑情绪,使病人从烦躁易怒、消极沉闷、悲伤痛苦中解脱出来,积极地配合治疗。急诊病人大多病情严重,家属常表现为惊恐,不知所措,烦躁不安。护士在抢救病人的同时,要重视病人家属的心理需求,给予适当的安慰和必要的心理疏导,使其积极配合医护人员,保证抢救工作的顺利进行。

(三)与急诊病人沟通的要点

1. 理解宽慰病人及家属 有些病人因突发疾病或病情恶化,预后不佳,常常不能接受事实,乱发脾气,不接受护理和治疗。对此,护士应给予充分的理解,尽可能地保持平和的心态,以稳定病人的情绪,并用娴熟的操作技术和严谨的工作作风来给病人以心理暗示,让病人有被支持、鼓励和依靠的感觉,使病人感到护士可信、可敬,从而获得安全感。如遇到病人失去理智、情绪难以自控时,护士最好保持沉默,绝不可与其争吵,待其情绪基本稳定后,再进行耐心、细致的解释。同时,护士还应向病人的亲友和家属说明情况,劝慰他们了解病人,和医护人员合作,共同帮助病人渡过难关。

2. 通过及时救治赢得信任 由于急诊病人病情的危重性、突发性、紧迫性,病人及家属往往心情焦急,希望立刻得到救治。医护人员应积极果断,分秒必争,迅速投入到急救工作中去。在询问病情、查体和安排相关检查时,尽可能迅速、准确地采取急救措施,紧张而有序地实施各项救治措施。只有这样,才能满足病人急诊的迫切需要,及时挽救病人的生命,赢得病人及家属的信任和尊重。

3. 及时交代病情,避免纠纷发生 急诊科是医患矛盾比较突出和尖锐的地方,因而医护人员要充分认识急诊工作中潜在的纠纷和法律问题,提高执行各项规章制度的自觉性,要以高度的责任心投入工作。工作中语言、表情等要得当,要用恰当的语言、认真的态度及时向病人家属交代病情的变化情况和治疗方案,取得病人家属的理解和配合。同时,要及时、如实地记录抢救经过和措施。注意尊重病人的知情权和选择权,重要的检查治疗和危重病情交代,不仅要有书面记录,而且要有病人或家属的签字。

4. 讲究沟通艺术,注重人文关怀 现代急诊服务除了做到更快、更有效,还要求能更舒适、更人性化。案例启示我们,在病人病情严重或处于危重状态时,护士与病人沟通时应尽量缩短时间,不增加病人负担。提问以封闭式问题为宜,或更多地使用非语言的方式来进行沟通。护士应表现出愿意与病人接触、愿意提供帮助,对病人的情感、需求、行为和态度也应关注,使病人感到被尊重、被关心和被重视。对意识障碍的病人,护士可以尝试以同样的语调重复同一句话,以观察病人的反应。对昏迷病人可以根据具体情况增加刺激,如触摸病人、与病人交谈,以观察病人是否有反应。对重症绝望的病人,医护人员要耐心疏导,用自己的语言行动去感化病人,理解尊重病人,做好心理护理,消除其心理负担,促进病人早日康复。对意外死亡的病人家属,医护人员要用亲切的语言和温和的态度去关心帮助他们,使其感受到理解和关怀,从而更好地度过居丧期。

二、与孕产期病人的沟通

妊娠和分娩是人类繁衍后代的一种生理现象,所以一般情况下,孕产妇不是真正意义上的病人,而是医院里一群特殊的健康"病人"。在此过程中孕产妇的神经、内分泌及其他系统,都要经历生理和心理的适应性变化。但是,在病理状态下,这些变化将对孕产妇心理、情绪、行为产生影响,需要护士了解孕产期病人特点和心理需求,有针对性地做好沟通,维护胎儿和孕产妇的健康安全。

(一)孕产期病人的特点

1. 关注胎儿健康和性别产生的心理压力　妊娠是妇女和家庭中的大事,多数孕妇会因为怀孕感到高兴,并为孩子的出生积极做准备,但有时可能有情绪不稳定、好激动、易发怒等表现,需要家人给以关怀。家庭和单位对孕妇怀孕如果持积极的态度,易形成孕妇良好的社会支持,对妊娠经过有益。虽然目前人们重男轻女的生育观念有了很大改变,但仍有少数孕妇出于本人意愿或者受到来自家人的压力,希望生男孩,更多的孕妇则担心胎儿的发育是否正常。研究表明,孕妇对胎儿性别的期盼可能会加重其焦虑情绪,产生心理压力。

2. 妊娠不适引起的烦躁　绝大多数家庭对妊娠期的妇女都高度重视,对孕妇的每一个细微变化与要求都给予足够的关心和满足,从而使一些孕妇产生自骄自怜的心理,稍有不满就对家人发泄怒气。怀孕早期出现的早孕反应以及随着胎儿的生长给孕妇带来的行动不便,会使一些孕妇感到不适和难受,如果再感染其他疾病,或伴随其他妊娠期的病理症状和体征,孕妇会出现烦躁、乱发脾气,甚至迁怒于家人和医护人员。

3. 过度重视孕产期保健,拒绝孕产期治疗　"瓜熟蒂落"是民间形容妊娠、分娩的一句俗话,它反映了长期以来人们对妊娠和分娩的认知程度。但是,由于计划生育政策的实行,每个家庭都希望生育一个健康的宝宝,因此非常重视孕产期保健,孕妇往往被过度保护。有些妇女在妊娠和分娩过程中可能出现一些病理变化,需要进行治疗,比如有妊娠合并症的病人,由于担心用药对胎儿产生不利影响,为了胎儿的健康而忽略自身疾病的治疗,甚至拒绝任何孕期治疗,以致孕期的某些病理现象未能及时诊治,威胁胎儿和孕妇的健康和安全。

4. 盲目要求剖宫产　由于对胎儿健康的期望值很高,有些孕妇担心不能顺利分娩或不能生一个健康的婴儿,甚至担心在分娩时会发生意外,所以要求剖宫产。还有些产妇及家属因为惧怕分娩时的疼痛,或误认为剖宫产对胎儿和产妇有利,经常在无任何手术指征的情况下强烈要求剖宫产,对剖宫产可能出现的麻醉和手术并发症以及对胎儿的不良影响缺乏了解，不断给医护人员施加压力，以达到剖宫产的目的。

(二) 孕产期病人的需求

1. 加强孕期保健指导　妊娠期的妇女主要担心胎儿和自身的健康。在妊娠期间患病，孕产妇及家属迫切希望了解所患疾病对胎儿是否有影响、有哪些影响等。因此，护士要及时对孕产妇和家属进行孕期、分娩期、产褥期保健知识、合理用药知识及有关疾病的防治等方面的教育，提高孕产妇的自我保健能力。

2. 消除焦虑和紧张　妊娠期的妇女本身对周围的事物感知敏锐，反应强烈，情绪不稳定，喜悦之余又对胎儿性别、能否顺产、有无畸形等充满焦虑，容易导致精神紧张。一旦合并其他疾病，就会加剧这种紧张和焦虑。护士要及时与孕产妇进行沟通，帮助孕产妇尽快熟悉医院的环境，加强健康指导，让孕产妇对自己的病情发展和治疗有全面的了解，及时消除孕产妇的焦虑和紧张，增加孕产妇的信心。"十月怀胎，一朝分娩"是人类繁衍后代的自然规律，然而孕妇不同程度的心理紧张、焦虑，都会影响胎儿和分娩，医护人员的一言一行也会直接影响着孕妇的心理状态。因此，医护人员要态度和蔼、举止端庄，有针对性地实施心理护理，稳定孕妇的情绪，消除焦虑和紧张。

3. 关爱、呵护孕妇　孕产期妇女需要有温暖的家庭及社会环境，以便有一个平静、安详、幸福的心境，保证胎儿的健康发育。孕产期妇女的健康关系着下一代成长，怀孕期间保持平和、开朗、愉快的心理状态非常重要。护士要多给予孕妇关爱、呵护，家庭也要给予理解和支持，孕妇自身也应进行心理调节，保持健康的心理状态。

(三) 与孕产期病人沟通的要点

1. 营造氛围，缓解病人紧张情绪　孕产妇离开了熟悉的生活和工作环境住院后，面对的是陌生的环境和陌生的脸庞，以及将要做的各种检查，她不仅要承受孕期带来的各种不适，还时刻担心着胎儿的安全，因此会产生紧张、焦虑、恐惧等各种不良情绪。护士要态度和蔼、热情周到地接待病人，详细地介绍医院的规章制度和病区环境，注意营造家庭一样的氛围，通过体贴、细致的服务缓解孕产妇的紧张、焦虑心理，这有利于孕产妇安心地接受治疗和顺利分娩。

2. 以诚待人，尊重病人　孕产妇入院前社会地位虽然各不相同，但家庭地位比任何时候都高，入院后她们潜意识里仍需要受到各种优待，分娩的阵痛或剖腹术后的疼痛使她们的心理更加脆弱。因此，不管孕产妇的年龄、社会地位、文化程度如何，护士都要一视同仁，真诚地对待每一位孕产妇，分担她们的忧愁，分享她们的喜悦，用自然流露的真情和爱心温暖产妇和家属，使他们真切地感受到护士的关爱。

3. 加强与孕产妇和家属的沟通　目前我们国家实行计划生育政策，鼓励每对夫妇只生一个孩子，因此每个孕产妇和家属都把母婴安全看得最为重要，他们就诊或住院的目的就是想通过医护人员的治疗和护理，使孕妇顺利分娩、母婴安全。护士在与孕产妇及家属交流沟通中要用通俗易懂的语言向孕产妇及家属交代情况，对可能发生的不良情况应尽量事前交代全面，充分履行"告知义务"，避免事后交代孕产妇及家属不能够理解、接受，产生纠纷。同时通过开展健康教育，展现丰富的专业知识；运用娴熟的护理技能，为孕产妇提供优质服务，赢得孕产妇和家属的信任。

三、与临终病人的沟通

人体因各系统和器官生理功能减退、衰老,达到不可逆转的程度,或因疾病的严重程度已经达到不可治愈,距离生命过程的结束少于 6 个月,一般称为"临终"。临终也是生活,是一种特殊类型的生活,正确认识和尊重临终病人最后生活的价值,提高临终病人的生活质量,是对他们最有效的服务。

(一)临终病人的特点

1. 否认期　临终病人往往不愿承认自己病情的严重性,对可能发生的严重后果缺乏思想准备,总希望有奇迹出现以挽救死亡。有的病人不但否认自己病情恶化的事实,而且还谈论病愈后的设想和打算。也有的病人怕家人悲痛,故意保持欢快和不在乎的神态,以掩饰内心的极度痛苦。

2. 愤怒期　临终病人度过了否认期,知道生命岌岌可危了,但又心有不甘,往往埋怨自己命不好,表现出悲愤、烦躁、拒绝治疗,甚至敌视周围的人,或是拿家属和医护人员出气,借此发泄自己对疾病的反抗情绪。

3. 妥协期　临终病人接受了现实,由愤怒转入妥协,不再怨恨而是乞求家人和医护人员想尽一切办法来挽救生命,幻想出现奇迹,心理状态平静、安详、友善,沉默不语,能顺从地接受治疗,要求生理上有舒适、周到的护理,希望能延长生命。

4. 忧郁期　随着病情的进一步恶化,临终病人意识到自己将会永远失去热爱的生活、家庭、工作及宝贵的生命时,有巨大的失落感,表现出极度伤悲,出现全身衰竭、表情淡漠、心情忧郁,或暗自流泪,或沉默无语,尤其当知道同种疾病的病人死去时,更加剧了思想压力。有的急于安排后事,留下自己的遗言,希望多见些亲戚朋友,得到更多人的同情和关心。

5. 接受期　接受现实是临终病人的最后阶段,病人深知病情加重将面临死亡,却显得很平静安详,不心灰意冷,更不会抱怨命运,对死亡已做好充分准备,似乎需要时间独自思考和回忆往事。有的病人在临终前因疼痛难忍而希望快些死亡,有的病人病情虽很严重,意识却十分清醒,表现出留恋人生,不愿离去。

(二)临终病人的需求

1. 舒适、安全的环境　临终关怀的目标已由治疗为主转为对症处理和护理照顾为主。护士最需要提供给病人的是身体舒适、控制疼痛、生活护理和心理支持。因此,护士应态度和蔼、细心观察、精心护理、尽职尽责,及时给予心理援助和疏导。同时,要尽力满足病人的生理需要,给予精心照护,帮助病人做好基础护理,减少其身体的痛苦。

2. 尊严的维护　病人尽管处于临终阶段,但个人尊严并不应该因生命活力降低而递减,个人权利也不可因身体衰竭而被剥夺。医护人员应维护和支持其个人权利,如保留个人隐私和自己的生活方式、参与医疗护理方案的制定等,协助病人安详、肃穆地离开人世,使病人家属得到安慰。

3. 提供发泄的机会　临终病人的愤怒、生气是一种健康的适应反应。护士应尽量提供发泄机会,让病人表达、发泄其情感和焦虑,充分理解病人的痛苦,加以安抚和疏导,以缓解病人的怒气。

4. 疏导病人家属的悲伤　临终病人最难忍受的是孤独,最难割舍的是与亲人的不了情。家属亦为病人的病情悲伤、忧郁,不但经受着感情上的痛苦折磨,还要承受夜以继日照料病人的劳累,所以有时会抱怨医疗效果不佳、护理不当。护士应理解病人家属的心情,主动进行劝慰,帮助病人家属解除因病人即将死亡造成的忧郁,使其积极配合护士的工作,共同做好临终病人的临终护理。

(三) 与临终病人沟通的要点

1. 充分理解病人,减轻心理压力　临终病人最大的压力莫过于心理上的,所以与临终病人沟通的首要原则就是减轻和缓解病人的心理压力,也只有首先减轻和缓解了病人心理方面的压力,才可能很好地和病人进行沟通与交流。理解是与临终病人沟通的必要前提,护士要充分理解临终病人,不能因为其即将离开人世而忽略、远离甚至漠视他们。准确评估病人对死亡的理解,根据病人所处的不同心理阶段,采取不同的沟通策略。

(1) 否认期:面对处于该阶段的病人,护士不要急于告知病人实情,应根据病人的接受能力和心理准备情况选择合适的时间、场合和方式来告知。面对病人的疑问,护士应温和认真地回答,并与其他医护人员及病人家属保持一致。

(2) 愤怒期:在这个阶段,护士应主动提供时间和空间让病人表达害怕、恐惧的心理和对愤怒的发泄,应给予关心、陪伴和心理疏导。要注意保护病人的隐私和尊严,满足病人的心理需要。

(3) 妥协期:护士应主动关心、安慰病人,让病人认识到接受治疗的意义。在交谈中还应鼓励病人说出内心真实的感受,尽可能地满足病人提出的各种合理要求,并给予真诚的帮助,使病人可以更好地配合治疗。

(4) 忧郁期:护士应主动鼓励和安慰病人,帮助病人增强对生活的希望,并设法转移病人的注意力,允许其适度地发泄悲伤的情绪。护士和病人家属要多陪伴在病人身边,给予心理安慰,缓解病人的悲伤情感,注意防范病人的自杀心理倾向。

(5) 接受期:护士应尊重病人,不要强迫与其交谈,给临终病人提供一个相对安静的独处空间,减少外界的干扰。同时,应尽量帮助病人完成未了的心愿,不让病人留有很多遗憾。

2. 帮助病人减轻恐惧和痛苦　临终病人在不同的心理阶段都会对死亡产生不同程度的恐惧,这种恐惧不是直接来自死亡,而是对死亡的种种可怕想象。帮助临终病人减轻恐惧和痛苦是医护人员的主要任务之一。医护人员首先要弄清楚病人恐惧与痛苦的原因,有针对性地帮助病人解决。

3. 与临终病人家属的沟通　在临床工作中发现,临终病人的心理压力部分是由其家属造成的。每位病人都在家庭中有着重要的地位,有时甚至是家庭的经济支柱,或是家庭成员的感情寄托。当得知病人得了绝症或无法救治,其家属也不愿接受这个事实,他们会表现得十分痛苦,精神不振、情绪低落、意志消沉,有的时候他们的痛苦甚至会超过病人本人。病人家属的这些消极情绪反过来影响着病人,给病人造成很大的心理压力,以至于会形成不良情绪的恶性循环。所以在与临终病人沟通的同时,护士还应注意做好病人家属的思想工作,帮助他们正确地认识死亡,有效地缓解心理压力。

4. 多种方式与临终病人沟通 护士与临终病人沟通时,除了常用的口头语言、书面语言和体态语言方式以外,还可以应用视觉沟通、触觉沟通以及倾听等特殊沟通方式。如关爱的眼神可使病人感到愉快,鼓励的眼神可使病人感到振奋,安详的眼神则使临终病人获得安慰。触摸是一种无声的语言,是与临终病人沟通的一种特殊而有效的方式。护士坐在病人床旁,握住病人的手,耐心倾听对方诉说,通过皮肤的接触满足病人心理的需求,向病人表达理解和关爱。

5. 提高临终生活质量 有些人片面地认为临终就是等待死亡,生活已没有价值,病人也变得消沉,对周围的一切失去兴趣。正因为如此,护士更应认真做好基础护理,每天坚持做到勤翻身、勤擦洗、勤整理、勤更换,积极预防压疮、坠积性肺炎和泌尿系统的感染等。特别注意对各种"管道"的护理,保持其通畅并定期消毒,防止感染等并发症。弥留之际的病人已无食欲,医护人员不应强迫病人吃东西,不能按照自己的愿望增加病人的痛苦。通过认真且及时的基础护理技术操作,增加其舒适感,提高临终病人的生活质量。

6. 维护病人的尊严 护士要尽可能地使临终病人了解自己的病情和进展,协助病人安详、肃穆地离开人世,使病人家属得到安慰。因此,在生命走近尽头的时候,护士尽可能地守在临终病人身旁,维护临终者的尊严。有的病人来不及等到亲属到来就离开人世,护士要代替其亲人接受并保存遗物,或记录遗言。

本章小结

在临床护理工作中,护士会接触到不同的病人,尤其是一些特殊病人,他们在年龄、时期和疾病种类等方面具有特殊性,要求护士必须熟悉其特点,了解其需求,掌握与其沟通的要点,有针对性地做好沟通工作,不断提高护理工作质量和沟通能力。

本章关键词:特殊病人;特点;需求;沟通要点。

课后思考

1. 与特殊年龄时期的病人进行沟通的要点有哪些?
2. 与传染病病人沟通应注意哪些方面?
3. 与精神疾病病人沟通应注意哪些要点?
4. 针对不同的急诊病人如何沟通?
5. 与孕产期病人应如何沟通?
6. 如何与临终病人进行沟通?
7. 案例分析:李某,男,79岁,因高血压肾病急诊入院。三位家属神色紧张地用平车将病人推到护士站。值班护士说:"这里是护理站,不能入内。"其后带领家属将病人推到了病房,并对病人家属说:"这里不许抽烟,陪护不能睡病房里的空床……"此时,一位家属很不满意地说:"你还有完没完?"

这位值班护士应该如何与病人和家属沟通?为什么?

(陈刚)

参考文献

1. 田民,郭常安. 护理人际沟通. 杭州:浙江科学技术出版社,1999。
2. 李继平. 护理人际关系与沟通教程. 北京科学技术出版社,2003。
3. S. E. Taylor,L. A. Peplau,D. O. Sears. 社会心理学(第十版),谢晓非译. 北京大学出版社,2004。
4. 王斌. 人际沟通. 北京:人民卫生出版社,2004。
5. 冯兰. 人际关系学. 沈阳:辽宁大学出版社,2005。
6. 贾启艾. 人际沟通. 南京:东南大学出版社,2006。
7. 李小寒. 护理中的人际沟通学. 北京:高等教育出版社,2006。
8. 冷晓红. 人际沟通. 北京:人民卫生出版社,2006。
9. 王维利. 思维与沟通. 合肥:中国科学技术大学出版社,2007。
10. 戴卫东,刘新妹. 管理学. 北京:电子工业出版社,2007。
11. 张正河. 管理学原理. 北京:中国农业大学出版社,2007。
12. 李正良. 传播学原理. 北京:中国传媒大学出版社,2007。
13. 史瑞芬. 护士人文修养. 北京:高等教育出版社,2008。
14. 高燕. 护理礼仪与人际沟通(第二版). 北京:高等教育出版社,2008。
15. 陈刚. 护理与人际沟通. 合肥:安徽科学技术大学出版社,2009。